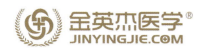

口腔执业（含助理）医师资格考试

超级大脑之思维导图

赵庆乐 ◎ 主编

金英杰医学教育研究院 ◎ 组织编写

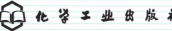

·北京·

内容简介

本书以口腔执业医师（含助理医师）资格考试大纲为基础，将系统性、实用性融于一体，以思维导图的形式构建口腔执业（含助理）医师资格考试知识框架，展现各章节的重点知识与知识内容之间的逻辑关系，用简明易懂的图示和色彩鲜明的标记，挖掘读者的思维潜能、记忆潜能，使学习更加轻松、更富成效。

本书适用于参加口腔执业（含助理）医师资格考试的备考人员。

图书在版编目（CIP）数据

口腔执业（含助理）医师资格考试超级大脑之思维导图 / 赵庆乐主编；金英杰医学教育研究院组织编写. —北京：化学工业出版社，2022.9（2025.1重印）

ISBN 978-7-122-41703-9

Ⅰ.①口… Ⅱ.①赵… ②金… Ⅲ.①口腔科学 - 资格考试 - 自学参考资料 Ⅳ.①R78

中国版本图书馆CIP数据核字（2022）第107657号

责任编辑：杨燕玲　邱飞婵　满孝涵　　　　　文字编辑：李　平
责任校对：田睿涵　　　　　　　　　　　　　　装帧设计：关　飞

出版发行：化学工业出版社（北京市东城区青年湖南街13号　邮政编码100011）
印　　装：河北京平诚乾印刷有限公司
880mm×1230mm　1/16　印张28½　字数1075千字　2025年1月北京第1版第5次印刷

购书咨询：010-64518888　　　　　　　　　　售后服务：010-64518899
网　　址：http://www.cip.com.cn
凡购买本书，如有缺损质量问题，本社销售中心负责调换。

定　价：149.00元　　　　　　　　　　　　　　　　　　版权所有　违者必究

编写人员名单

主　　编　赵庆乐

副 主 编　温　桐　　苏　静　　郭晓华　　赵　鑫　　乔　颖
　　　　　　郝立辉　　杨凯丽　　赵　哲　　袁　媛　　张　健
　　　　　　邓　斌　　郭晓娇　　吴泽秀　　郭　楠　　刘宇飞
　　　　　　夏阳丹　　李　宁　　马文妮　　翟丹妮

编　　者　赵庆乐　　温　桐　　苏　静　　郭晓华　　赵　鑫
　　　　　　乔　颖　　郝立辉　　杨凯丽　　赵　哲　　袁　媛
　　　　　　张　健　　邓　斌　　郭晓娇　　吴泽秀　　郭　楠
　　　　　　刘宇飞　　夏阳丹　　李　宁　　马文妮　　翟丹妮
　　　　　　赵博儿　　薛佳昕　　闫艺文　　詹　星　　郭　婧
　　　　　　曲潇雪　　韩凤首　　汪　洋　　朱　海　　康怀潮
　　　　　　王一茗　　王　恺　　陈凤金　　赵书怡　　陈杨阳
　　　　　　黄晓丹　　张国良　　武梦洁　　元子路　　安　欣
　　　　　　王继昆　　王　媛　　刘　洋　　王林未　　李　智
　　　　　　王文君　　要帅帅　　刘冰华　　马洪超　　张　双
　　　　　　张　翠　　刘一锦　　许　丽　　闫琳翘　　崔　彤
　　　　　　王金珠　　李　梅　　马海荣　　刘洋洋　　王海燕
　　　　　　王　睿　　杨超男　　李倩倩　　白晓磊　　李归平
　　　　　　孟繁强　　林子豪　　孙　平　　姚　丽　　邢　丽
　　　　　　依　琳　　刘金华　　韩志凯　　殷潮江　　张　乾
　　　　　　王怀升　　徐　维　　宋　毅　　杨丽艳　　成美恩
　　　　　　胡静杰　　陆艳芳

组织编写　金英杰医学教育研究院

编写说明

思维导图又叫心智图，是表达发散性思维的有效图形思维工具。

思维导图是通过使用一个中央关键词引起形象化的构造和分类来展现主要的知识框架和相关联的知识内容的图解方式。它运用图文并茂的技巧，把各级主题的关系用相互隶属与相关的层级图表现出来，利用记忆、阅读、思维的规律，协助人们在科学与艺术、逻辑与想象之间平衡发展，从而开启人类大脑的无限潜能。

"思维导图"概念的提出，标志着人类对大脑潜能的开发进入了一个全新的阶段。

随着口腔执业（含助理）医师资格考试难度逐年增加，金英杰医学教育研究院各教研室经过大量市场调研，为弥补医学教辅资料的空白区域，强力推出《口腔执业（含助理）医师资格考试 超级大脑之思维导图》。

本书将系统性、实用性融于一体，以思维导图的形式构建口腔执业（含助理）医师资格考试知识框架，展现各章节的重点知识与知识内容之间的逻辑关系，用简明易懂的图示和色彩鲜明的标记，挖掘读者的思维潜能、记忆潜能，使学习更加轻松、更富成效。

目录

第一章　口腔组织病理学	001
第二章　口腔解剖生理学	025
第三章　口腔预防医学	065
第四章　牙体牙髓病学	101
第五章　牙周病学	121
第六章　儿童口腔医学	139
第七章　口腔黏膜病学	145
第八章　口腔颌面外科学	157
第九章　口腔修复学	311
第十章　口腔颌面部影像诊断学	337
第十一章　生物化学	351
第十二章　药理学	359
第十三章　医学免疫学	367
第十四章　医学微生物学	373
第十五章　医学心理学	379
第十六章　医学伦理学	387
第十七章　卫生法规	397
第十八章　预防医学综合	417
第十九章　内科学　外科学　妇产科学　儿科学（助理不考）	423

第一章 口腔组织病理学

- 口腔颌面部发育（002-003）
- 牙的发育（003-004）
- 牙体组织（005-007）
- 牙周组织（008-009）
- 口腔黏膜（010）
- 唾液腺（011）
- 牙发育异常（012）
- 龋病（013）
- 牙髓病（013）
- 根尖周病（014）
- 牙周组织疾病（015）
- 口腔黏膜病（016-017）
- 颌骨疾病（助理不考）（018）
- 唾液腺疾病（019）
- 口腔颌面部囊肿（020）
- 牙源性肿瘤（021-022）
- 其他肿瘤及瘤样病变（023）

口腔颌面部发育（一）

鳃弓与神经嵴
- 第1对鳃弓最大，称为下颌弓；第2对鳃弓称为舌弓；第3对鳃弓称为舌咽弓
- 颈窦：第2鳃弓，覆盖3、4、5鳃弓和2、3、4鳃沟并在颈部融合形成的腔。如果囊肿与外部相通，即形成鳃瘘
- 神经嵴转化成外胚间充质，口腔的上皮组织、牙本质、牙髓、牙骨质等都来源于外胚间充质

★颌面部发育
- 胚胎3~8周发育完成
- 胚胎第3周　　额鼻突和下颌突——口凹
- 胚胎第24天　　额鼻突、下颌突、上颌突
- 胚胎4周　　口咽膜破裂
- 胚胎第4周末　　下颌突、上颌突、侧鼻突和中鼻突
- 胚胎第5周　　下颌突、上颌突、侧鼻突、中鼻突和球状突
- ★胚胎第6~7周，面部各突起如未能正常联合，则导致面部畸形：
  - 球状突与球状突未联合　　上唇正中裂
  - 球状突与上颌突未联合　　上唇唇裂
  - 上颌突与下颌突未联合　　横面裂
  - 上颌突与侧鼻突未联合　　斜面裂
  - 下颌突与下颌突未联合　　下颌裂
  - 侧鼻突与中鼻突未联合　　纵行的侧鼻裂
- 胚胎第8周颌面部发育完成

★腭的发育
- 胚胎第6周：前腭突（原腭突）形成
- 胚胎第7周：侧腭突（继发腭）形成
- 胚胎第8周：侧腭突向中线生长
- 腭裂——第9~12周

舌的发育
- 胚胎第4周　　第1、2、3、4鳃弓参与舌的发育
- 第1鳃弓
  - 侧舌隆突　　舌前2/3
  - 奇结节
- 第2、3、4鳃弓形成联合突、鳃下隆起→舌后1/3→舌根
- 盲孔
  - 胚胎第4周　　甲状舌管
  - 胚胎第7周　　甲状腺

唾液腺的发育（助理不考）（见后）

上、下颌骨的发育（助理不考）（见后）

口腔颌面部发育（二）

- 鳃弓与神经嵴（见前）
- ★颌面部发育（见前）
- ★腭的发育（见前）
- 舌的发育（见前）
- 唾液腺的发育（助理不考）
  - 上皮和间充质相互作用的结果
  - 腮腺　　　胚胎第6周
  - 下颌下腺　胚胎第6周末
  - 舌下腺　　胚胎第7~8周
  - 小唾液腺　胚胎第12周
  - 导管系统　胚胎第6个月
- 上、下颌骨的发育（助理不考）
  - 下颌骨
    - 发育自第1鳃弓　　Meckel软骨
    - 胚胎第7周——形成骨化中心
    - 胚胎第10周——发育基本完成
  - 上颌骨
    - 发育自第1鳃弓
    - 胚胎第8周——开始骨化

牙的发育（一）

- 牙胚的形成
  - 原发性上皮带
    - 前庭板　唇颊侧
    - 牙板　　舌腭侧
  - 乳牙牙胚发于胚胎第9~10周
  - 恒牙牙胚发于胚胎第4个月
  - 牙胚的组成
    - ★成釉器
      - 蕾状期8周
      - 帽状期9~10周
        - 外釉上皮层　细胞呈立方状
        - 星网状层　　营养和缓冲作用
        - 内釉上皮层
      - 钟状期11~12周
        - 外釉上皮层　细胞呈立方状
        - 星网状层
        - 中间层　　与牙釉质的形成有关
        - 内釉上皮层　形成牙釉质
    - 形成牙釉质
    - 牙乳头
      - 形成牙本质、牙髓
      - 决定牙齿形态
    - 牙囊　形成牙骨质、牙周膜和固有牙槽骨
- 牙体及牙周组织的形成（见后）

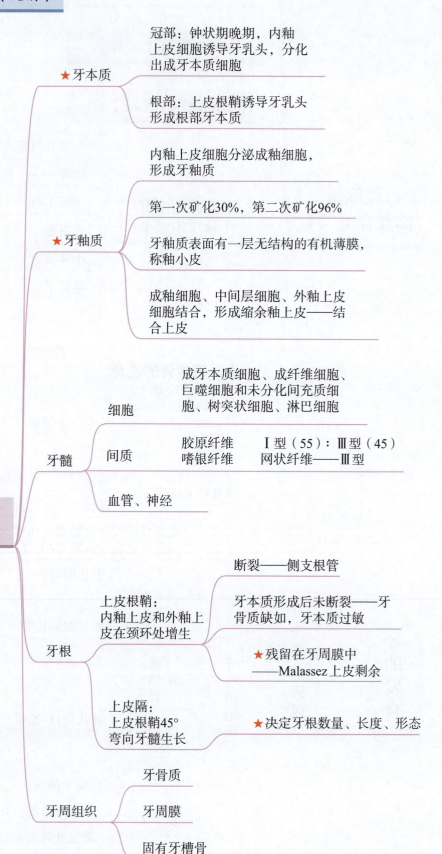

牙体组织（一）

牙釉质

★理化特性
- 重量：96%~97%无机物；体积：86%无机物
- 全身最硬——洛氏硬度296KHN
- 磨牙牙尖厚2.5mm；切牙切缘厚2 mm
- 无机物：$Ca_{10}(PO_4)_6(OH)_2$
- 有机物
  - 蛋白质
    - 釉原蛋白
    - 非釉原蛋白
    - 蛋白酶
  - 脂类

基本结构
- 釉柱
  - 扁六棱形晶体
  - 直径：4~6 μm
  - 近表面粗，近牙釉质牙本质界细
  - ★光镜下：鱼鳞状；电镜下：球拍状

特殊结构
- 牙釉质牙本质界　小弧形、凸本凹釉
- 釉梭　纺锤状，成牙本质细胞突起形成；牙尖、切缘多见
- 釉丛　草丛状，矿化不良蛋白酶含量最高
- 釉板　裂隙状，有机物多，易龋病

★与釉柱排列方向相关的结构
- 绞釉——内2/3（增加强度），直釉——外1/3
- 施雷格线　明暗带内4/5处
- 无釉柱牙釉质　最内侧及表面20~100 μm

★与牙釉质周期性生长相关的结构
- 横纹　牙釉质每天形成的量：4 μm
- 生长线（芮氏线）　间隔5~10天
- 釉面横纹　牙釉质表面生长线，间隔30~100 μm
- 新生线　乳牙和第一恒磨牙见明显间歇线，因出生时环境变化所致

牙本质（见后）

牙骨质（见后）

牙髓（见后）

口腔组织病理学－牙体组织

牙体组织（二）

牙釉质（见前）

牙本质

组织结构

一般结构
- 牙本质小管　　近髓端：近表面端数量及直径=2.5:1
- 成牙本质细胞突起　　小管内长度1/3~1/2
- 细胞间质　　主要为Ⅰ型胶原

特殊结构
- 管周牙本质　　矿化程度最高，纤维少
- 管间牙本质　　矿化程度低，纤维多
- 球间牙本质　　矿化不良时多见
- 生长线
- 5天生长线——埃布纳线
- 托姆斯颗粒层　　根部透明层内侧的颗粒状未矿化区
- 前期牙本质　　矿化最低，成牙本质细胞和已经矿化牙本质之间未钙化的牙本质
- 髓周牙本质　　位于罩牙本质（15~20μm）和透明层内侧（5~10μm）
- 继发性牙本质　　牙发育完成后形成的牙本质

反应性改变 ★
- 修复性牙本质　第三期牙本质　反应性牙本质　　小管数目少且弯曲
- 骨样牙本质　　形成速度过快
- 透明牙本质　硬化性牙本质　　牙本质受刺激，矿物盐沉积而封闭小管
- 死区，呈黑色　　牙本质受刺激，小管被空气充满

临床意义
- 最敏感处　　牙釉质牙本质界及近牙髓处
- 牙本质的疼痛传递机制　　流体动力学说

理化特性（助理不考）
- 淡黄色，硬度低于牙釉质，高于骨质
- 重量：无机物70%，有机物20%，水10%
- 体积：无机物50%，有机物30%，水20%

牙骨质（见后）

牙髓（见后）

牙体组织（三）

- 牙釉质（见前）
- 牙本质（见前）
- **牙骨质**
  - 分布
    - 牙颈部　20~50 μm
    - 根尖及根分叉　150~200 μm
  - ★类型
    - 无细胞无纤维牙骨质（覆盖牙釉质）
    - 无细胞外源性纤维牙骨质（含穿通纤维）
    - 有细胞固有纤维牙骨质（无牙周膜纤维插入）　有修复作用
    - 无细胞固有纤维牙骨质（外力的适应性反应）
    - 有细胞混合性分层牙骨质（不规则交替）　分布在根尖与根分叉处
  - 理化特性
    - 无机物45%~50%，有机物和水50%~55%
    - 主要为Ⅰ型胶原
    - 类似于骨组织，无神经、血管分布
  - 结构
    - 无细胞牙骨质（自牙颈部到近根尖1/3）
    - 细胞牙骨质（根尖1/3）
    - ★牙釉质牙骨质界
      - 60%牙骨质少许覆盖牙釉质
      - 30%牙釉质和牙骨质端端相连
      - 10%不相连
    - 牙本质牙骨质界　较平坦
  - 临床意义（助理不考）　正畸基础；生理情况下，不吸收，只新生

- **牙髓**
  - 组织结构
    - 牙髓是疏松结缔组织
    - ★层次：成牙本质细胞层、乏细胞层（无细胞层、Weil层）、多细胞层、髓核
    - 细胞
      - 成牙本质细胞：形成牙本质
      - 成纤维细胞：呈星形，又称牙髓细胞，合成Ⅲ型胶原纤维
      - 未分化间充质细胞：可分化任何一种细胞
      - 树突细胞：抗原呈递作用
      - 淋巴细胞：主要有免疫作用
    - 牙髓间质
      - 胶原纤维　Ⅰ型：Ⅲ型=55:45
      - 嗜银纤维（网状纤维）　主要是Ⅲ型
  - 主要功能　形成牙本质、营养、感觉、防御及修复
  - 临床意义（助理不考）
    - 增龄性变化——髓室根管形态变化
    - 牙体变脆、变色——牙髓坏死后
    - 疼痛缺乏定位能力
    - 受弱刺激形成修复性牙本质；受强刺激剧烈疼痛

口腔组织病理学－牙体组织

牙周组织（一）

牙龈

解剖
- 游离龈：龈沟：0.5~3 mm，大于3 mm 称牙周袋
- 附着龈：橘皮样凹陷成为点彩；炎症水肿时，点彩消失
- 牙间乳头
- 龈谷：后牙邻接区下方，不易清洁

组织结构
由上皮和固有层构成，无黏膜下层，属于咀嚼黏膜

牙龈上皮的结构
- 牙龈上皮：有角化，有上皮钉突
- 龈沟上皮：无角化，有上皮钉突
- 结合上皮：无角化，无上皮钉突
- 龈谷上皮：无角化，有上皮钉突

★ 牙龈固有层纤维
- 龈牙组：最多，起自牙骨质，止于固有层
- 牙槽龈组：起自牙槽嵴，止于固有层中
- 环形组：最细小
- 牙骨膜组：越过牙槽突外侧皮层骨骨膜，进入牙槽突、前庭肌和口底
- 越隔组：只存在邻面

牙槽骨

部位
- 牙槽突
- 牙槽窝
- 牙槽嵴

解剖部位

★ 固有牙槽骨
- 又称筛状板、束状骨；X线上称硬骨板
- 位于牙槽窝内壁

密质骨
- 表层为平行骨板；深层为哈弗系统
- 上颌：唇面，尤其前牙区薄；舌侧增厚
- 下颌：舌侧骨板比颊侧厚，但在前磨牙和磨牙区颊侧也增厚

松质骨
- 由骨小梁和骨髓组成，位于密质骨和固有牙槽骨之间

特性（助理不考）
- 高度可塑、不断改建、受压吸收、受牵增生
- 增龄变化：红骨髓变为黄骨髓

牙周膜（见后）

牙周组织（二）

- **牙龈**（见前）
- **牙槽骨**（见前）
- **牙周膜**
  - **定义**
    - 又称牙周韧带，连接牙骨质与牙槽骨之间的致密性结构
    - 厚度0.15~0.38 mm，在根中1/3最薄
  - ★**纤维**
    - 牙槽嵴组：邻面无牙槽嵴纤维，保持牙直立
    - 水平组：维持牙直立的主要力量
    - 斜行组：数量最多，力量最强。除牙颈部和根尖部均是斜行组，防止转动
    - 根尖组：固定根尖，保护进出根尖孔的血管和神经
    - 根间组：存在于多根牙，有防止牙根向冠方移动的作用
  - **细胞**
    - 成纤维细胞：数量最多，功能最重要，合成和分解胶原蛋白
    - 成牙骨质细胞：形成牙骨质
    - 上皮剩余：Malassez上皮剩余可增殖为颌骨囊肿和牙源性肿瘤
    - 成骨细胞：形成牙槽骨
    - 破骨细胞：存在Howship陷窝，胞浆嗜酸性的多核巨细胞
    - 牙周膜干细胞：参与牙周组织的再生
  - **功能**
    - 支持功能
    - 感觉功能
    - 营养功能
    - 形成功能

口腔组织病理学—牙周组织

口腔组织病理学－口腔黏膜

口腔黏膜

基本结构

- **上皮层**
  - 角化上皮 由表及深 ★
    - 角化层
      - 正角化——核消失，粒层明显；
      - 不全角化——核残留
    - 颗粒层：嗜碱性颗粒
    - 生发层
      - 棘层：层数最多，细胞之间刺突相接称细胞间桥，桥粒相连
      - 基底层：最深层，一层立方状或矮柱状的细胞
  - 非角化上皮 由表及深：表层、中间层、棘层、基底层
  - 非角质形成细胞（透明细胞）
    - 黑色素细胞：含黑色素颗粒；位于基底层
    - 朗格汉斯细胞：与免疫功能有关；位于棘层；源于造血组织
    - 梅克尔细胞：与压力、触觉有关；位于基底层
- **基底膜区**
- **固有层**：致密的结缔组织；Ⅰ型胶原纤维
- **黏膜下层**
  - 疏松的结缔组织，为固有层提供营养及支持
  - 牙龈、硬腭大部分及舌背无黏膜下层

分类及结构特点

- **咀嚼黏膜**
  - 牙龈和硬腭
  - 有角化，细胞间桥明显，钉突细长，胶原纤维粗大
  - 无黏膜下层，直接附于骨膜，形成黏骨膜
- **被覆黏膜**
  - 除咀嚼黏膜和特殊黏膜外的口腔黏膜
  - 无角化，有黏膜下层
  - ★唇红：有角化，含许多毛细血管袢，黏膜下层无小唾液腺及皮脂腺，易干裂
  - ★颊黏膜：成簇淡黄小颗粒，即异位皮脂腺，称为福代斯斑
  - 口底黏膜：较软、松弛地附着在口底
  - 舌腹黏膜：黏膜下层不明显
  - 软腭黏膜：有弹力纤维分割
- **特殊黏膜 即舌背黏膜**
  - 丝状乳头：位于舌背、舌尖，体积小，数目多；剥脱（地图舌）
  - 菌状乳头：丝状乳头之间，位于舌尖和舌侧缘；水肿（草莓舌）
  - 轮廓乳头：体积大，数目少；上皮内有许多卵圆小体——味蕾——味觉感受器
  - 叶状乳头：位于舌侧缘后部；退化为皱襞

唾液腺

结构

实质

腺泡
- 浆液性腺泡：球形，嗜碱性，酶原颗粒，α-淀粉酶
- 黏液性腺泡：管状，微嗜碱性，黏原颗粒，透明网状
- 混合性腺泡
  - 浆液性+黏液性
  - 半月板：浆液细胞呈新月形排在盲管末端

★ 导管
- 闰管
  - 单层矮立方上皮细胞，是导管最细小的终末分支
  - 干细胞作用
- 分泌管（纹管）吸钠排钾转运水，维持唾液渗透压
- 排泄管
  - 发挥干细胞作用，可分化分泌管细胞
  - 位于小叶间

肌上皮细胞：又称篮细胞。有收缩功能，协助腺泡或导管排出分泌物

间质

皮脂腺：位于闰管和/或纹管壁内，腮腺比较常见，占42%，下颌下腺较少，只有5%；舌下腺没有。皮脂腺为全浆分泌

三大唾液腺组织学特点

腮腺
- 最大，纯浆液性，内含淋巴结和脂肪
- 1种腺泡：浆液性腺泡
- 新生儿可有少量黏液细胞，闰管长

下颌下腺
- 以浆液为主的混合性腺体，有淋巴组织
- 3种腺泡：浆液性腺泡、黏液性腺泡、混合性腺泡，分泌管长

舌下腺
- 以黏液为主的混合性腺体
- 2种腺泡：黏液性腺泡、混合性腺泡

★ 分类

- 纯浆液性：腮腺、味腺
- 纯黏液性：舌腭腺、舌后腺、腭腺
- 以浆液为主的混合性腺体：下颌下腺
- 以黏液为主的混合性腺体：舌下腺

牙发育异常

牙釉质结构异常

牙釉质发育不全
- 形成不全型：牙釉质基质沉积量少，已形成的基质矿化正常
- 成熟不全型：釉基质正常，晶体结构成熟障碍
- 钙化不全型：最常见类型

氟牙症
- 又称斑釉、氟斑牙
- 主要见于恒牙列，发生于乳牙的病变很少（胎盘屏障）
- 镜下可见牙釉质矿化不良，尤其是在釉柱之间及有机物较多的薄弱处
- 牙釉质表层过度矿化，深层矿化不良
- 耐酸不耐磨，牙釉质牙本质界弧线较正常明显

先天性梅毒牙
- 梅毒螺旋体 感染开囊
- 切牙——Hutchinson牙，切缘中间有新月形凹陷
- 第一恒磨牙——桑葚牙

Turner牙
- 乳牙创伤或感染，损伤继承恒牙成釉细胞，致使其牙釉质发育不全

牙本质结构异常

牙本质形成缺陷症Ⅱ型
- 又称遗传性乳光牙本质，为常染色体显性遗传性疾病
- 牙本质小管稀疏、紊乱
- 球间牙本质增多
- 牙釉质牙本质界呈直线形，罩牙本质正常

牙变色

四环素牙
- 妊娠29周至出生服药　乳牙变色
- 出生至8岁服药　恒牙变色
- 四环素沿牙本质生长线沉积

形态异常
- 畸形中央尖
- 畸形舌侧窝
- 牙中牙（助理不考）

口腔组织病理学—牙发育异常

龋病

牙釉质龋 ★

平滑面龋
- 倒三角
- 透明层——病变最前沿，树胶充填致透明，孔隙容积1%
- 暗层——脱矿和再矿化同时进行；孔隙容积2%~4%
- 病损体部——病损最重，无机物流失最多，孔隙容积5%~25%
- 表层——脱矿和再矿化同时进行；孔隙容积5%

窝沟龋
- 正三角：顶在牙釉质表面，底在牙釉质牙本质界

牙本质龋 ★
- 倒三角
- 透明层——又称硬化层，病变最前沿；成牙本质细胞脂肪变性
- 脱矿层——无细菌，酸导致，有死区存在，与再矿化同时进行
- 细菌侵入层——小管扩张呈串珠状，有裂隙和坏死灶存在
- 坏死崩解层——最表浅

牙骨质龋
- 浅碟状，多见于老年人
- 主要沿穿通纤维侵入，还可沿生长线扩散

牙髓病

急性牙髓炎

牙髓充血
- 生理性牙髓充血
- 病理性牙髓充血

急性牙髓炎
- 急性浆液性牙髓炎——浆液渗出；严重水肿
- 急性化脓性牙髓炎——大量中性粒细胞；组织液化、坏死

慢性牙髓炎
- 慢性闭锁性牙髓炎——肉芽组织、大量中性粒细胞、胶原纤维包绕、脓肿形成
- 慢性溃疡性牙髓炎——肉芽组织、溃烂坏死、穿髓孔较大
- 慢性增生性牙髓炎（肉芽组织、息肉、穿髓孔极大）
  - 溃疡型
    - 表层：炎性渗出及坏死物
    - 深层：炎性肉芽组织
    - 探诊易出血
  - 上皮型
    - 表层：复层鳞状上皮
    - 深层：息肉由成纤维细胞和胶原纤维构成
    - 探诊不易出血

牙髓变性（助理不考）
- 牙髓钙化
  - 髓石——钙化团块、同心圆
  - 弥散性钙化——弥散性钙化颗粒
- 成牙本质细胞空泡性变——细胞间稻草束状

牙髓坏死（助理不考）
- 牙齿变色——血红蛋白分解
- 继发感染伴腐败气味——坏疽

口腔组织病理学－龋病／牙髓病

口腔组织病理学-根尖周病

根尖周病

急性根尖周炎
- 急性浆液性根尖周炎：浆液渗出、严重水肿
- 急性化脓性根尖周炎：大量中性粒细胞、组织液化坏死、小脓肿形成

慢性根尖周炎

慢性根尖周脓肿
- 病理改变：肉芽组织中央的细胞液化坏死，散在炎症细胞和新生毛细血管，周围包绕纤维结缔组织
- 上皮来源：Malassez上皮；肉芽组织内；口腔上皮或皮肤表皮

★根尖周肉芽肿
- 肉眼观：根尖软组织，表面光滑有被膜
- 病理改变：肉芽组织、泡沫细胞、含铁血黄素、胆固醇晶体
- 上皮来源：
  - Malassez上皮
  - 口腔黏膜上皮、皮肤上皮
  - 呼吸道上皮
  - 牙周袋上皮

根尖周囊肿
- 颌骨内最常见的牙源性囊肿，又称残余囊肿
- 病理改变：透明小体，嗜伊红染色
- 形成：
  - 根尖肉芽肿内上皮团块，中央无营养坏死液化
  - 上皮小脓肿融合
  - 牙槽脓肿上皮增生，炎症减退

根尖周致密性骨炎

牙周组织疾病

慢性牙龈炎
- 炎症水肿型 —— 严重水肿、炎症细胞浸润
- 纤维增生型 —— 纤维增生

剥脱性龈病损（助理不考）
- 疱型
  - 天疱疮
  - 类天疱疮
- 苔藓型
  - 扁平苔藓
  - 红斑狼疮

慢性牙周炎

病理变化 ★

活动期
- 牙面：菌斑，软垢，牙石堆积
- 袋内：炎性渗出物，免疫球蛋白，补体
- 沟内上皮：糜烂溃疡，部分上皮向结缔组织内增生
- 结合上皮：根方增殖形成深牙周袋，密集炎症细胞浸润
- 胶原纤维：水肿变性丧失，被炎症细胞取代
- 牙槽骨：破骨细胞活跃，吸收破坏
- 牙周膜：基质及胶原变性降解，牙周膜间隙增宽
- 牙骨质：暴露，牙石附着

静止期
- 上皮周围炎症减少，纤维新生
- 破骨细胞消失，新骨形成
- 牙骨质新生，粗大胶原附着

发展分期
- 始发期：中性粒细胞、胶原纤维开始破坏
- 早期病变：T淋巴细胞为主、纤维丧失
- 病损确立期：B淋巴细胞、浆细胞；浅牙周袋、无牙槽骨吸收
- 进展期：深牙周袋、牙槽骨吸收、破骨细胞活跃

口腔组织病理学－口腔黏膜病

口腔黏膜病（一）

基本病理变化

- ★ 过度角化
  - 过度正角化：细胞核消失
  - 过度不全角化：细胞核残留
- 角化不良（又称错角化）：棘层或基底层出现一个或多个细胞角化
- ★ 上皮异常增生
  - 上皮
    - 上皮浅表1/2出现有丝分裂
    - 棘细胞层出现角化
    - 基底样细胞一层以上；极性消失
    - 上皮层次紊乱
  - 细胞
    - 细胞出现多形性
    - 细胞核浓染、核仁增大、核浆比增加
    - 有丝分裂增加
  - 其他
    - 细胞黏着力下降
    - 上皮钉突呈滴状
- 棘层内疱：天疱疮、病毒性水疱
- 基层下疱：类天疱疮、多形渗出性红斑
- 基底细胞空泡性变及液化：扁平苔藓和慢性红斑狼疮
- 糜烂：上皮浅层破坏，不留瘢痕
- 溃疡
  - 浅溃疡：破坏上皮全层，愈合后不留瘢痕——复发性阿弗他溃疡
  - 深溃疡：病变会波及黏膜下层，愈合后留瘢痕——复发性坏死性黏膜腺周口炎

常见口腔黏膜病（见后）

艾滋病的口腔表现（助理不考）（见后）

口腔黏膜病（二）

基本病理变化（见前）

★ 常见口腔黏膜病

- 口腔白斑：过度角化，钉突伸长、粒层明显、棘层增厚，可有上皮异常增生
- 扁平苔藓：上皮钉突，不规则延长，少数呈锯齿状。基底细胞液化变性、固有层见淋巴细胞浸润带、Civatte小体、PAS染色阳性呈玫瑰红色
- 慢性盘状红斑狼疮：角质栓塞、基底细胞液化变性、上皮下疱、管周淋巴细胞浸润、绿色荧光带、上皮萎缩
- 红斑（助理不考）：天鹅绒样的红，颗粒型多为原位癌或早期浸润癌，上皮萎缩
- 天疱疮（助理不考）：棘层松解、上皮内疱、天疱疮细胞（Tzanck细胞）、翠绿网状荧光图形
- 类天疱疮（助理不考）：基层下疱、翠绿色的荧光带沿基底膜区伸展
- 念珠菌病（助理不考）：微小脓肿、菌丝和孢子
- 口腔黏膜下纤维化（助理不考）：癌前状态、结缔组织纤维性变，上皮萎缩
- 肉芽肿性唇炎：梅-罗综合征、结节样聚集、上皮样细胞、多核巨细胞

艾滋病的口腔表现（助理不考）

- 口腔毛状白斑：气球样细胞、病毒颗粒
- 念珠菌病
- HIV龈炎及HIV坏死性龈炎
- HIV牙周炎
- Kaposi肉瘤
- 非霍奇金淋巴瘤

口腔组织病理学 - 颌骨疾病（助理不考）

颌骨疾病（助理不考）

颌骨骨髓炎

- **急性化脓性骨髓炎**：牙源性感染、金黄色葡萄球菌、链球菌、大量中性粒细胞、少量死骨
- **慢性化脓性骨髓炎**：虫蚀状骨吸收、窦道流脓经久不愈、大量死骨
- **慢性骨髓炎伴增生性骨膜炎**：Garré骨髓炎、青少年、反应性新骨形成（双层骨皮质）
- **慢性局灶性硬化性骨髓炎**：骨小梁比周围正常组织致密，不规则的骨小梁
- **结核性骨髓炎**：X线颌骨膨胀、结核性肉芽组织、干酪样坏死
- **放射性骨髓炎**：骨的变性和坏死，骨陷窝空虚，骨小梁边缘可见骨的沉积线

颌骨的非肿瘤性疾病

- **骨纤维结构不良**：磨砂玻璃样改变——棉絮状、细胞性纤维组织替代正常骨
- **★朗格汉斯细胞组织细胞增生症**
  - **嗜酸性肉芽肿**：多发于儿童及青少年；慢性局限性；嗜酸性粒细胞最多见
  - **汉-许-克病**：多发于儿童；慢性播散型；大量泡沫细胞
  - **勒-雪病**：多发于婴幼儿；急性播散型；大量朗格汉斯细胞
- **巨细胞肉芽肿**：由纤维结缔组织构成，含有多核巨细胞

唾液腺疾病

唾液腺非肿瘤性疾病（助理不考）

- **慢性化脓性唾液腺炎**：炎症细胞浸润，腺泡萎缩，淋巴细胞浸润，形成淋巴滤泡，主导管呈腊肠状，末梢导管呈点球状扩张
- **慢性复发性腮腺炎**：腺泡萎缩，形成淋巴滤泡，末梢导管呈点状或斑片状扩张
- **慢性硬化性下颌下腺炎（küttner瘤）**：
  - 导管周围纤维化，小叶间玻璃样变性、腺泡消失，导管扩张，形成淋巴滤泡
  - 较多IgG₄阳性浆细胞
- **坏死性唾液腺化生**：
  - 发于软硬腭交界区，火山口样，6~8周可自愈
  - 腺小叶坏死，鳞状化生，形成黏液池，可见鳞状化生，形成上皮岛
- **舍格伦综合征**：从小叶中心开始，腺泡消失，腺小叶轮廓完整，缺乏结缔组织修复，主导管扩张，边缘不整齐呈羽毛状、花边状；末梢导管呈点球状扩张

唾液腺肿瘤

- **★多形性腺瘤**：
  - 组织结构多形性：腺上皮、肌上皮、黏液样和软骨样组织
  - 细胞形态多样性：肌上皮细胞可为浆细胞样、梭形、透明和上皮样形态
- **★黏液表皮样癌**：
  - 黏液细胞、中间细胞、表皮样细胞
  - 高分化：黏液细胞占50%以上
  - 低分化：黏液细胞低于10%
  - 中分化：介于两者之间
- **★腺样囊性癌**：
  - 实质细胞为导管内衬上皮细胞和变异肌上皮细胞
  - 组织类型：腺性型、管状型、实性型（预后差）
- **★腺淋巴瘤/沃辛瘤（助理不考）**：主要位于腮腺后下极，肿瘤由上皮和淋巴样组织构成，腔面侧细胞大，基底侧细胞小，胞质含嗜伊红颗粒
- **恶性多形性腺瘤（助理不考）**：生长突然加快，形状不规则，表面呈结节状。癌变部分呈鱼肉状
- **基底细胞腺瘤（助理不考）**：基底样细胞。排列成实性、梁状、管状、膜性结构
- **腺泡细胞癌（助理不考）**：微嗜碱性酶原颗粒。排列为实体型、微囊型、滤泡型、乳头囊状型
- **分泌癌（又称乳腺样分泌癌）**：肿瘤无包膜，偶尔累及周围神经，表现为纤维间隔分成小叶结构，肿瘤细胞排成微囊，管状和实体结构

口腔颌面部囊肿

牙源性囊肿

- **上皮来源：牙源性上皮剩余**
  - 发育性根侧囊肿、牙龈囊肿——牙板上皮剩余、Serres上皮剩余
  - 含牙囊肿——缩余釉上皮
  - 根尖周囊肿、残余囊肿、炎性根侧囊肿——Malassez上皮剩余

- **含牙囊肿**
  - 又称滤泡囊肿；包含一个未萌牙的牙冠，囊壁附着于牙颈部
  - 内衬2~5列扁平细胞，似缩余釉上皮
  - 囊壁通常无炎症，可见牙源性上皮岛
  - 内含淡黄色透明液体

- **萌出囊肿**（助理不考）

- **根尖周囊肿**
  - 最常见，囊壁内见铁血黄素和胆固醇晶体、透明小体

- **牙源性★角化囊性瘤**
  - 衬里上皮较薄，常由5~8层细胞组成，一般无上皮钉突
  - 上皮呈波浪或皱褶状，表层多呈不全角化
  - 棘层较薄，常呈细胞内水肿
  - 极性倒置（细胞核染色深，呈栅栏状排列且远离基底膜）
  - 纤维性囊壁薄　合并感染时囊壁变厚，角化消失
  - 微小子囊和上皮岛
  - **易复发原因**
    - 囊壁薄、易破碎，手术难以完整摘除
    - 微小子囊或卫星囊，残留可继续形成囊肿
    - 侵袭性指状外突生长、手术不彻底易复发
    - 口腔黏膜上皮的基底细胞未彻底切除，具有高度增殖能力的基底细胞可引起复发

- **痣样基底细胞癌**
  - 眶距过宽、下颌前突、分叉肋、多发性角化囊肿

非牙源性囊肿

- **鳃裂囊肿**
  - 颈部淋巴上皮囊肿
  - 胸锁乳突肌上1/3前缘，第二鳃裂最好发
  - 囊壁形成淋巴滤泡

- **甲状舌管囊肿**
  - 甲状舌骨区多见，随吞咽上下活动
  - 近口腔为复层鳞状上皮，靠下方为纤毛柱状上皮
  - 纤维性囊壁内见甲状腺或黏液腺组织

- **黏液囊肿**
  - 外渗性　没有衬里上皮，可见泡沫细胞
  - 潴留性　有衬里上皮，结缔组织被膜

- **鼻腭管囊肿**
  - 腭中线前部肿胀。邻近口腔为复层鳞状上皮，近鼻腔为呼吸性上皮
  - 可见神经和血管

- **鼻唇囊肿**（助理不考）
  - 源自鼻泪管剩余或成熟管；内衬无纤毛的假复层柱状上皮

- **球上颌囊肿**（助理不考）
  - 内衬复层鳞状上皮或纤毛柱状上皮

牙源性肿瘤（一）

良性牙源性肿瘤（一）

成釉细胞瘤 ★

实性或多囊性
- 滤泡型：孤立性上皮岛、极性倒置、上皮岛中央囊性变
- 丛状型：网状上皮条索，囊性变在肿瘤间质而不是上皮内
- 棘皮瘤型：鳞状化生、角化珠
- 颗粒细胞型：颗粒样变性、充满嗜酸性颗粒
- 基底细胞型：呈树枝状、基底细胞多
- 角化成釉细胞瘤：充满角化物的微小囊肿伴乳头状增生

骨外或外周型：发生于牙龈和牙槽黏膜且局限，术后无复发

促结缔组织增生型：结缔组织显著增生

单囊型
- Ⅰ型：单纯囊性型，一般不复发
- Ⅱ型：囊腔内瘤结节增殖，一般不复发
- Ⅲ型：纤维囊壁内出现肿瘤浸润岛，可复发

牙瘤
- 混合性牙瘤：好发于儿童和青年，后牙区多见。无典型牙结构。可见放射阻射性结节状钙化物
- 组合性牙瘤：年龄较小，前牙区多见。由牙样结构组成。牙釉质、牙本质、牙骨质和牙髓排列同正常牙

牙源性钙化囊性瘤（助理不考）
影细胞团块，可钙化

牙源性腺样瘤（助理不考）
好发于女性，上颌尖牙区为好发部位，玫瑰花样结构、腺管样结构、梁状或筛状结构

牙源性钙化上皮瘤（助理不考）
Pindborg瘤；嗜酸性物质沉积，淀粉样物质、钙化物呈同心圆沉积

……（见后）

恶性牙源性肿瘤（助理不考）（见后）

与骨相关的病变（助理不考）（见后）

牙源性肿瘤（二）

良性牙源性肿瘤（二）

- ……（见前）

- **成釉细胞纤维瘤（助理不考）**
  - 牙源性上皮和间叶组织同时增殖
  - 不伴牙釉质和牙本质形成；可见无细胞带或呈玻璃样透明带

- **牙源性黏液瘤（助理不考）**
  - 瘤细胞呈星形或梭形。有大量淡蓝色黏液基质

- **成牙骨质细胞瘤（助理不考）**
  - 由牙骨质样组织所组成，可见嗜碱性反折线

恶性牙源性肿瘤（助理不考）

- 成釉细胞瘤——原发型：恶性特点，细胞多形性，非典型性核分裂、上皮岛
- 成釉细胞癌——继发型：发生转移

与骨相关的病变（助理不考）

- **骨化纤维瘤**
  - 胶原纤维旋涡状排列
  - 骨小梁周围可见成排的成骨细胞

其他肿瘤及瘤样病变

- **良性肿瘤及瘤样病变**
  - 鳞状细胞乳头状瘤和寻常疣
    - 口腔任何部位均可发生，最常见的部位是腭、唇、舌和牙龈黏膜
    - 外生性增生上皮呈指状突起
  - 尖锐湿疣
    - 感染6、11、16、18型人乳头瘤病毒
    - 上皮增生呈短钝状的叶状；凹空细胞团
  - 免疫缺陷患者的乳头瘤和乳头瘤病

- **牙龈瘤**
  - 血管性
    - 化脓性肉芽肿或妊娠期牙龈瘤
    - 血管上皮增生呈实性片状、条索状，小血管或大的薄壁血管增多
  - 纤维性：由富于细胞的肉芽组织和成熟的胶原纤维束组成
  - 巨细胞性：多核破骨细胞样细胞灶聚集；时漏状外观

- **嗜酸性淋巴肉芽肿**：嗜酸性粒细胞、淋巴细胞增多；洋葱皮样外观

- **血管瘤**
  - 婴儿血管瘤
    - 增生期、退化期、末期
    - 无包膜，可复发
  - 分叶状毛细血管瘤：生长迅速

- **口腔黏膜癌**
  - ★鳞状细胞癌：舌最多见；形成角化珠；分化根据角化和细胞间桥判断
  - 疣状癌（助理不考）：高分化鳞癌、边缘推压式生长；不易复发、转移
  - 恶性黑色素瘤（助理不考）：由上皮样黑色素细胞构成，向表面侵犯
  - 恶性淋巴瘤（助理不考）
    - 弥漫性大B细胞淋巴瘤：大B细胞；结内、结外均发生
    - 黏膜相关淋巴组织结外边缘区B细胞淋巴瘤：小B细胞；结外发生
    - 结外NK/T细胞淋巴瘤：鼻型；结外发生
    - HPV相关口咽鳞状细胞癌：非角化鳞状细胞癌图像，肿瘤呈巢状或结节状生长，癌巢中心常见粉刺样坏死，呈凹空细胞样异型性，即细胞核周光晕样改变

口腔组织病理学－其他肿瘤及瘤样病变

第二章 口腔解剖生理学

- 牙体解剖生理（026-039）
- 殆与颌位（040-044）
- 口腔颌面颈部解剖（045-056）
- 口腔生理功能（057-063）

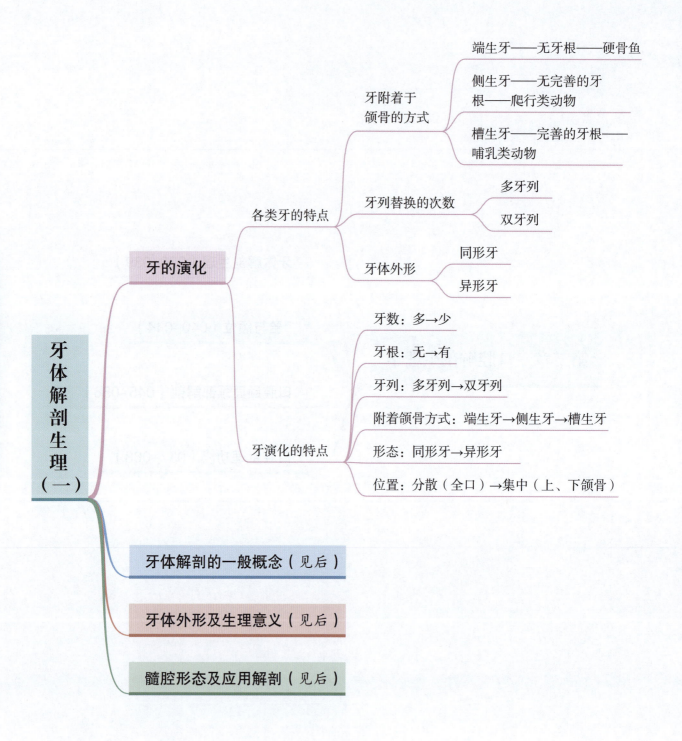

牙体解剖生理（二）

- **牙的演化**（见前）

- **牙体解剖的一般概念（一）**
  - 牙的组成
    - 外部形态
      - 牙冠
        - 解剖牙冠——牙釉质覆盖，颈缘为界
        - 临床牙冠——暴露于口腔，龈缘为界
      - 牙根
        - 解剖牙根——牙骨质覆盖
        - 临床牙根——口内看不见
      - 牙颈：颈线、颈缘、颈曲线
    - 纵剖面
      - 牙釉质（最硬）
        - 恒牙：切缘2 mm，磨牙牙尖2.5 mm
        - 乳牙：0.5～1 mm
      - 牙本质（牙主体）
      - 牙骨质（牙根表面）
      - 牙髓（唯一软组织）
  - 牙的分类
    - 根据形态、功能
      - 切牙：8颗、切割
      - 尖牙：4颗、穿刺撕裂
      - 前磨牙：8颗、协助
      - 磨牙：8～12颗、捣碎+磨细
    - 根据存留时间
      - 乳牙：6个月萌出至2岁半萌出完全；20颗
      - 恒牙：6岁开始萌出和替换，28～32颗
    - 根据位置：前牙：口角之前；后牙：口角之后
  - 牙的功能：咀嚼；发音、言语；美观
  - 牙位记录方法（见后）
  - 牙齿萌出与乳恒牙替换（见后）
  - 牙体解剖的应用名词（见后）
  - 牙冠的解剖标志（见后）

- **牙体外形及生理意义**（见后）

- **髓腔形态及应用解剖**（见后）

口腔解剖生理学－牙体解剖生理

牙体解剖生理（三）

口腔解剖生理学 - 牙体解剖生理

- 牙的演化（见前）
- 牙体解剖的一般概念（二）
  - 牙的组成（见前）
  - 牙的分类（见前）
  - 牙的功能（见前）
  - 牙位记录方法
    - 部位记录法：目前最常用以"+"分区：上、下、左、右四区
      - 恒牙：1~8
      - 乳牙：I~V
    - Palmer记录系统：以"+"分区
      - 恒牙：1~8
      - 乳牙：A~E
    - 通用编号系统：每颗牙均有固定编号，前面加#号
      - 恒牙：1~32、顺时针
      - 乳牙：A~T、顺时针
    - 国际牙科联合会系统
      - 十位数：所在区域
        - 恒牙：1（右上）、2（左上）、3（左下）、4（右下）、5（右上）、6（左上）、7（左下）、8（右下）
        - 乳牙：5、6、7、8
      - 个位数：具体牙位
        - 恒牙：1~8
        - 乳牙：1~5
  - 牙齿萌出与乳恒牙替换
    - 概念
      - 萌出：出龈到咬合接触的全过程，时长1.5~2.5个月
      - 出龈：牙胚破龈而出的现象
    - 萌出的规律
      - 一定时间内，一定的顺序
      - 左右对称萌出
      - 下颌早于上颌
      - 女性早于男性
    - 乳牙的萌出
      - 顺序：I→II→IV→III→V
      - 存留时间：5~10年
    - 恒牙萌出
      - 上颌：6→1→2→4→3→5→7 或 6→1→2→4→5→3→7
      - 下颌：6→1→2→3→4→5→7 或 6→1→2→4→3→5→7
      - 第三磨牙：20岁左右、智齿
      - 最短5~6年；最长10年左右
  - 牙体解剖的应用名词（见后）
  - 牙冠的解剖标志（见后）
- 牙体外形及生理意义（见后）
- 髓腔形态及应用解剖（见后）

牙体解剖生理（四）

牙的演化（见前）

牙体解剖的一般概念（三）

- 牙的组成（见前）
- 牙的分类（见前）
- 牙的功能（见前）
- 牙位记录方法（见前）
- 牙齿萌出与乳恒牙替换（见前）

牙体解剖的应用名词

- **应用名词**
  - 中线：将颅面部左右两等份的一条假想线
  - 牙体长轴：沿冠根方向通过牙体中心的一条假想线
  - 接触区：相邻两牙邻面接触的部位
  - 线角：两面相交所成的角
  - 点角：三面相交所成的角
  - 外形高点：牙冠各轴面上最突出的部分
  - 牙体三等分：将牙轴面在一个方向分为三等份

- **牙冠各面的命名**
  - 唇面(La)、颊面(B)、舌面(L)、腭面(P)、近中面(M)、远中面(D)、𬌗面(O)、切嵴（I）

牙冠的解剖标志

- **突起部分**
  - 牙尖：牙冠表面近似锥体形的显著隆起
  - 舌隆突：前牙舌面近颈1/3处的半月形隆起
  - 结节：牙釉质过度钙化而成的小突起
  - 嵴（细长形的牙釉质隆起）
    - 切嵴：切牙切端舌侧长条形的牙釉质隆起
    - 边缘嵴：前牙舌面窝的近远中边缘和后牙𬌗面边缘的长条形的牙釉质隆起
    - 牙尖嵴：牙尖顶端斜向近、远中的嵴
    - 三角嵴：后牙牙尖顶端伸向𬌗面中央的嵴
    - 横嵴：相对牙尖的两条三角嵴横过𬌗面相连形成的嵴
    - 斜嵴：𬌗面两牙尖三角嵴斜形相连形成的嵴
    - 轴嵴：轴面上从牙尖顶端伸向牙颈的纵形隆起
    - 颈嵴：颈缘部位微突的牙釉质隆起

- **凹陷部分**
  - 窝：牙冠表面不规则的凹陷
  - 发育沟：两生长叶相融合所形成的浅沟，其形态规则
  - 点隙：3条或3条以上发育沟的汇合处（发育沟的末端）
  - 副沟：发育沟以外的任何沟，其形态不规则
  - 裂：钙化不全的沟，龋病好发部位

- 生长叶：牙生长发育的钙化中心，4~5个
- 斜面：组成牙尖的各面

牙体外形及生理意义（见后）

髓腔形态及应用解剖（见后）

口腔解剖生理学 - 牙体解剖生理

牙体解剖生理（五）

- **牙的演化**（见前）
- **牙体解剖的一般概念**（见前）
- **牙体外形及生理意义（一）**
  - **切牙组**
    - 上颌中切牙
      - 切牙中体积最大，近远中径最宽的牙
      - 唇面：近中切角似直角，远中切角略圆钝，2条纵形发育沟，3个切缘结节，外形高点在颈1/3处
      - 舌面：小于唇面，外形高点在颈1/3处
      - 邻面：
        - 近中接触区靠近切角
        - 远中接触区离切角稍远
      - 切嵴：位于牙体长轴唇侧
      - 牙根：大、圆三角形、唇侧>舌侧；冠根比1:1
    - 上颌侧切牙
      - 形态变异多，常见锥形或先天缺失
      - 唇面：近中切角似锐角，远中切角呈圆弧形
      - 窄小而圆突
      - 舌面：舌窝窄而深
    - 下颌中切牙
      - 全口恒牙中体积最小的牙，牙冠宽度约为上颌中切牙宽度的2/3
      - 离体后难以区分左右
      - 牙根：近颈部的横断面呈葫芦形，根远中面凹陷比近中面深
    - 下颌侧切牙
      - 牙冠比下颌中切牙稍宽
  - **尖牙组**
    - 上颌尖牙
      - 口内牙根最长的牙
      - 近、远中斜缘在牙尖顶处的交角约呈直角
      - 唇面：
        - 似圆五边形
        - 外形高点在中1/3与颈1/3交界处
      - 舌面：舌轴嵴明显，将舌窝分成近中舌窝和远中舌窝
      - 邻面：近中接触区靠近切角，远中接触区距切角稍远
      - 牙尖：
        - 由4条嵴和4个斜面组成
        - 牙尖顶偏近中
      - 牙根：大、圆三角形、拔除时多用旋转力；冠根比1:2
    - 下颌尖牙
      - 比上颌尖牙窄而薄，牙体显得细长
      - 唇面：
        - 近中缘长，基本与牙体长轴平行
        - 近中牙尖嵴与远中牙尖嵴比例为1:2
        - 两牙尖嵴的交角大于90°
        - 发育沟不如上颌尖牙明显
      - 牙根：牙冠的近中缘与根的近中缘呈直线
  - 前磨牙组（见后）
  - 磨牙组（见后）
  - ……（见后）
- **髓腔形态及应用解剖**（见后）

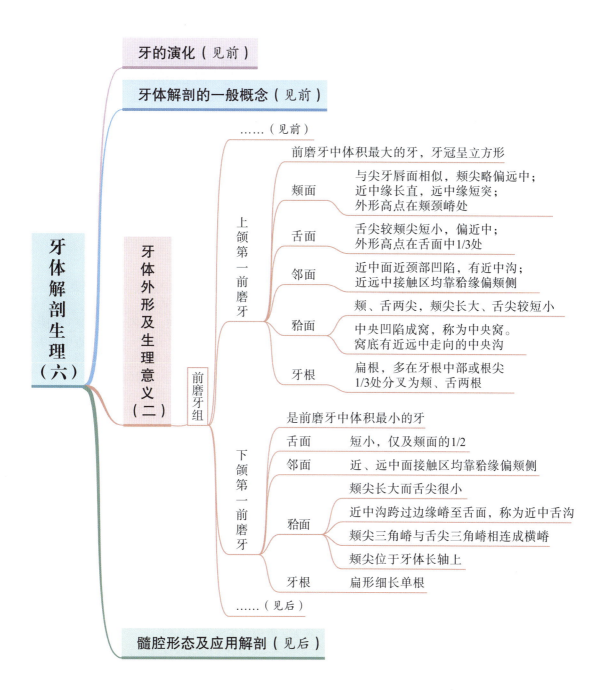

口腔解剖生理学 - 牙体解剖生理

牙体解剖生理（七）

- 牙的演化（见前）
- 牙体解剖的一般概念（见前）
- 牙体外形及生理意义（三）
  - ……（见前）
  - ……（见前）
  - 前磨牙组
    - 上颌第二前磨牙
      - 𬌗面
        - 颊、舌两尖均偏向近中，两尖大小相似
        - 近中面无近中沟
        - 中央沟短，近、远中两点隙相距较近
    - 下颌第二前磨牙
      - 牙冠呈方圆形，其长度、宽度和厚度几乎相等
      - 舌面
        - 与颊面大小相等
        - 二尖型者可见1个舌尖
        - 三尖型者可见2个舌尖，舌面较颊面大
      - 𬌗面
        - 颊尖与舌尖高度相近
        - 三尖型通常是1个颊尖和2个舌尖，发育沟为"Y"形
        - 二尖型的发育沟多为"H"形和"U"形
  - 磨牙组
    - 上颌第一磨牙
      - 上颌牙中体积最大的牙
      - 斜方形
      - 𬌗面
        - 牙尖
          - 4个牙尖，近中舌尖＞近中颊尖＞远中颊尖＞远中舌尖
          - 颊侧牙尖锐利，舌侧牙尖较钝（功能尖）
        - 嵴
          - 斜嵴：远中颊尖三角嵴与近中舌尖三角嵴在𬌗面中央相连
          - 4条边缘嵴，近中边缘嵴短而直，远中边缘嵴稍长
        - 窝、点隙
          - 窝：𬌗面中部凹陷成窝，主要的窝有3个，中央窝、近中窝和远中窝。中央窝较大，远中窝较小，又称远中三角窝；近中窝又称近中三角窝
          - 点隙：中央点隙、近中点隙、远中点隙
        - 沟：3条发育沟：颊沟、近中沟和远中舌沟
      - 邻面
        - 近中接触区：𬌗1/3与颊1/3、中1/3交界处；
        - 远中接触区：在𬌗1/3与中1/3交界处
      - 外形高点 𬌗1/3处
      - 颊面
        - 似梯形；外形高点在颈1/3处
        - 近中缘长直，远中缘短突；𬌗缘宽度长于颈缘宽度
        - 2个颊尖，近中颊尖略宽于远中颊尖，两尖之间有1条颊沟通过
      - 舌面
        - 2个舌尖，近中舌尖宽于远中舌尖；外形高点在中1/3处
        - 卡式尖 近中舌尖的舌侧有时可见第五牙尖
      - 牙根
        - 由3根组成：近中颊根、远中颊根和舌根。舌根最大最圆
        - 两颊根间分叉度较小，颊根与舌根间分叉度较大，远中颊根短小
    - ……（见后）
    - ……（见后）
- 髓腔形态及应用解剖（见后）

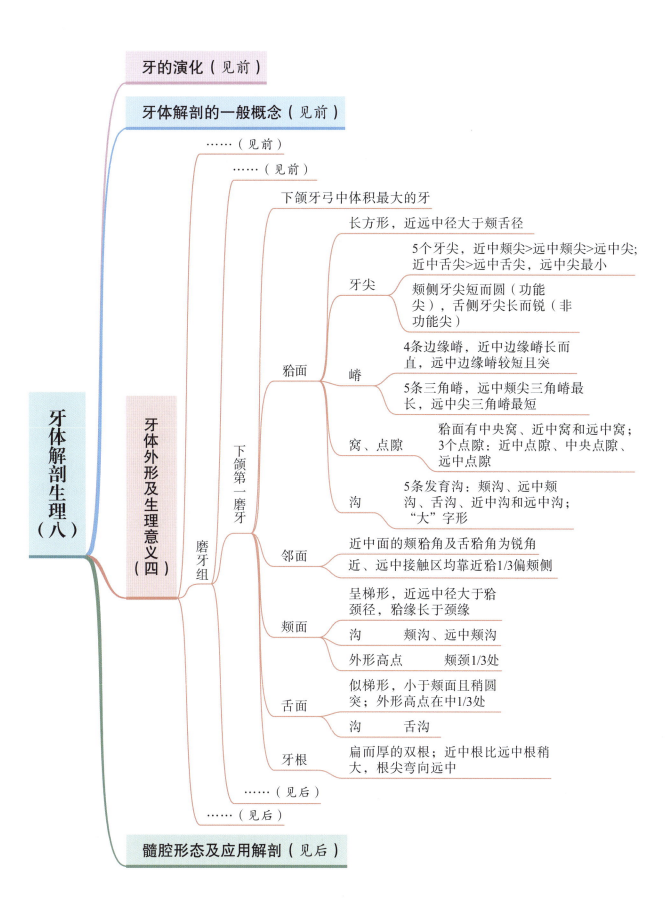

牙体解剖生理（九）

牙体解剖生理

- 牙的演化（见前）
- 牙体解剖的一般概念（见前）
- **牙体外形及生理意义（五）**
  - ……（见前）
  - 磨牙组
    - ……（见前）
    - 上颌第三磨牙 — 近中舌尖占面积最大
    - 上颌第二磨牙
      - 体积稍小于上颌第一磨牙
      - 斜嵴不如上颌第一磨牙明显
      - 极少有第五牙尖
      - 远中舌尖更小，近中舌尖占舌面的大部分
    - 下颌第二磨牙
      - 根据形态可分为
        - 5尖型
        - 4尖型（主要）
      - 𬌗面
        - 方圆形，4个牙尖，呈"田"字形
        - 4条发育沟，呈"十"字形
      - 牙根　2根皆偏远中，根分叉度小于下颌第一磨牙
  - 牙体临床应用解剖
    - 切牙
      - 上颌切牙
        - 缺损后对发音和美观有直接影响
        - 邻面接触区为龋病的好发部位
        - 拔除时可用旋转力
      - 下颌切牙
        - 有牙垢、牙石沉积
        - 拔除时不可用旋转力
      - 上颌侧切牙
        - 上颌侧切牙舌窝顶点为龋病的好发部位
        - 外形常有变异（牙内陷）或先天缺失
    - 尖牙
      - 位于口角处，其根长大粗壮，起支撑口角的作用
      - 牙冠各面光滑，自洁作用较好，发生龋齿的机会少
      - 牙根长、稳固，通常是口内留存时间最长的牙
      - 上颌尖牙拔除时可用旋转力
    - 前磨牙
      - 𬌗面的点隙、沟和邻面均为龋齿的好发部位
      - 颏孔　下颌前磨牙
      - 前磨牙面中央窝内出现畸形中央尖，下颌第二前磨牙多见
    - 磨牙
      - 第一磨牙牙冠形态与第二乳磨牙相似，在拔牙时应注意鉴别
      - 上颌磨牙根尖与上颌窦底壁仅以薄骨质相隔
      - 腮腺管口　上颌第二磨牙牙冠相对的颊黏膜上
      - 第三磨牙常有先天缺失、错位萌出或阻生
      - 腭大孔　上颌第三磨牙
  - ……（见后）
- 髓腔形态及应用解剖（见后）

牙体解剖生理（十）

- 牙的演化（见前）
- 牙体解剖的一般概念（见前）
- 牙体外形及生理意义（六）
  - ……（见前）
  - 牙体形态的生理意义
    - 牙冠形态
      - 切端与殆面 —— 切割、压碎、磨细；提高咀嚼效率
      - 唇（颊）、舌面突度
        - 正常突度——牙龈生理性按摩
        - 突度过小——牙龈创伤性萎缩
        - 突度多大——牙龈废用性萎缩
        - 颈1/3突度——扩张龈缘
      - 邻面突度 —— 防止食物嵌塞；以分散咬合压力，有利于牙的稳固
      - 楔状隙（外展隙）
        - 食物的溢出道
        - 邻间隙，被牙龈乳头充填，可保护牙槽骨
      - 边缘嵴 —— 将食物局限在殆面窝内
    - 牙根形态
      - 多根牙较单根牙稳固
      - 长根牙较短根牙稳固
      - 粗根牙较细根牙稳固
      - 扁根牙较圆根牙稳固
      - 根分叉大，根尖面积大的牙稳固
  - 乳牙
    - 外形特点
      - 体积小、色乳白、冠短，冠根分明、颈嵴突出；根干短、根分叉大
      - 上颌乳中切牙 —— 牙冠短而宽，似铲形，根长约为冠长的2倍。宽冠宽根
      - 上颌乳尖牙 —— 牙尖偏远中
      - 下颌第一乳磨牙 —— 形态不同于任何恒牙
        - 颊面：类似一个近中缘为底的三角形
        - 近中面：近似一个以颈缘为底的三角形
        - 殆面：似一个以远中边缘嵴为底的三角形
      - 下颌第二乳磨牙 —— 近中颊尖、远中颊尖及远中尖的大小约相等
    - 临床应用解剖
      - 位置正常而健全的乳牙，可引导恒牙的正常萌出
      - 乳磨牙的根分叉下有恒牙牙胚，治疗操作时应注意
      - 颌骨的生长发育起生理性刺激作用
- 髓腔形态及应用解剖（见后）

口腔解剖生理学－牙体解剖生理

牙体解剖生理（十一）

口腔解剖生理学 - 牙体解剖生理

- 牙的演化（见前）
- 牙体解剖的一般概念（见前）
- 牙体外形及生理意义（见前）
- 髓腔形态及应用解剖（一）
  - 髓腔组成及增龄性变化
    - 根管系统
      - 髓室组成
        - 髓室顶与髓室底
        - 六壁
        - 髓角 —— 髓室向牙尖方向突入呈角状的部分
        - 根管口 —— 髓室与根管移行处
      - 根管
        - 根尖孔 —— 根管末端开口处
        - 根尖孔以位于根尖舌侧者最多，其余依次为远中、近中、唇颊侧
        - 四型：单管型、双管型、单双管型、三管型
        - 根管最狭窄处不在根尖孔，而是距根尖孔约1 mm处
      - 侧副根管
        - 管间侧支 —— 相邻根管间的交通支，根中1/3多
        - 根尖分歧 —— 根管在根尖发出的细小分支，此时主根管仍存在（侧孔）
        - 根尖分叉 —— 根管在根尖发出的细小分支，主根管不存在（侧孔）
        - 副根管 —— 发自髓室底至根分叉处的通道（磨牙）
          - 副孔 —— 副根管通向牙周膜的孔
        - 根管侧支 —— 根管的细小分支，与根管接近垂直，其开口称为侧孔，根尖1/3多
    - 增龄性变化
      - 乳牙 —— 髓腔比恒牙相对大，髓角高，根尖孔大
      - 青少年恒牙 —— 髓腔比老年者大，表现为髓室大、髓角高、根管粗、根尖孔大
      - 老年人 —— 继发性牙本质向心性沉积，髓腔的体积逐渐缩小，髓角变低平，根管变细，根尖孔窄小
      - 继发性牙本质沉积方式
        - 上颌前牙 —— 主要沉积在髓室舌侧壁，其次为髓室顶
        - 磨牙 —— 主要沉积在髓室底，其次为髓室顶和侧壁
  - 恒牙髓腔（见后）
  - 髓腔应用解剖（见后）
  - 乳牙髓腔形态特点（见后）

牙体解剖生理（十二）

牙的演化（见前）
牙体解剖的一般概念（见前）
牙体外形及生理意义（见前）

髓腔形态及应用解剖（二）

髓腔组成及增龄性变化（见前）

恒牙髓腔

前牙组

单根管，髓室和根管之间没有明显的界限，上颌尖牙最不明显

- **上颌切牙**
  - 唇舌剖面观：梭形，平颈缘处髓腔唇舌径最大；尖接近牙冠中1/3处
  - 近远中剖面观：三角形，髓室顶接近牙冠中1/3处
  - 横剖面观：
    - 圆三角形
    - 唇侧比舌侧宽

- **上颌尖牙**
  - 近远中剖面观：唇舌径＞近远中径
  - 唇舌剖面观：唇舌径：颈缘最大，根尖1/3变窄，根尖孔显著缩小
  - 横剖面观：根径横剖面：椭圆形

- **下颌前牙** 唇舌双根管
  - 下颌中切牙——4%
  - 下颌侧切牙——10%
  - 下颌尖牙——4%

前磨牙组

- **上颌**
  - 髓室
    - 立方形，颊舌径＞近远中径
    - 髓室顶最凸处与颈缘平齐
  - 第一前磨牙
    - 横剖面观：肾形
    - 单双管型：28%
    - 单管：7%
    - 双管：65%
  - 第二前磨牙
    - 横剖面观：椭圆形
    - 单双管型：41%
    - 单管：48%
    - 双管：11%

- **下颌**
  - 第一前磨牙
    - 颊侧髓角高，位于牙冠中1/3；舌侧髓角矮小
    - 横剖面观：椭圆形
    - 单根管：83%；双根管：17%

磨牙组（见后）
髓腔应用解剖（见后）
乳牙髓腔形态特点（见后）

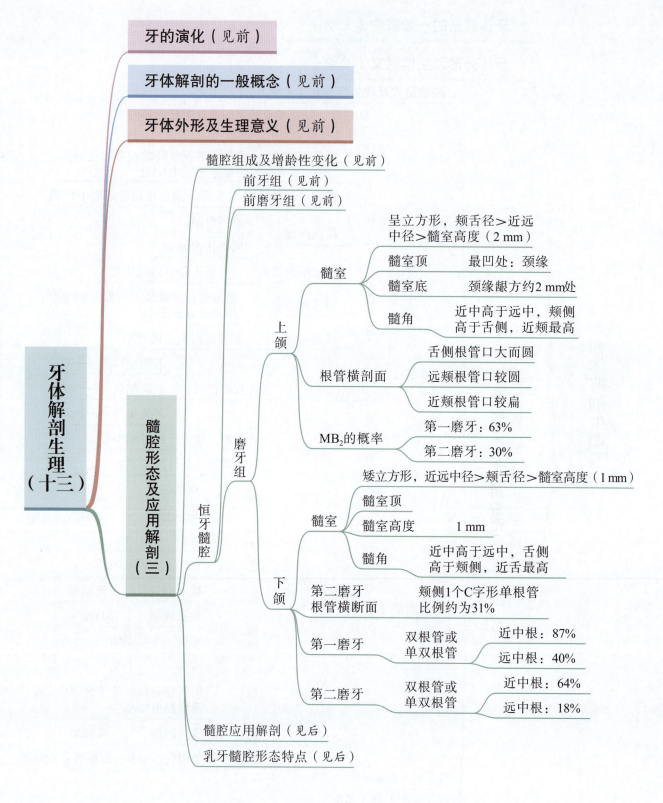

牙体解剖生理（十四）

- 牙的演化（见前）
- 牙体解剖的一般概念（见前）
- 牙体外形及生理意义（见前）
- 髓腔形态及应用解剖（四）
  - 髓腔组成及增龄性变化（见前）
  - 恒牙髓腔（见前）
  - 髓腔应用解剖
    - 下颌切牙：根管侧壁厚约1 mm，防止侧穿根管壁
    - 上颌前磨牙
      - 近远中径在𬌗面宽而近颈部窄
      - 颊侧髓角较高，髓室底较深
      - 勿将暴露的髓角误认为是根管口
    - 下颌第一前磨牙
      - 牙冠向舌侧斜度大
      - 根管治疗时，器械应顺着牙体长轴的方向进入，以免穿通根管侧壁
    - 上颌第一磨牙、第二磨牙：近颊髓角和近舌髓角较高，补牙备洞时应避免穿髓
    - 下颌第一磨牙、第二磨牙：髓室顶与髓室相距较近，开髓时应防止穿通髓室底
    - 下颌第二磨牙：根管横断面呈C字形
  - 乳牙髓腔形态特点
    - 乳牙髓腔的特点
      - 乳牙的髓腔较恒牙者大
      - 髓室大、髓壁薄、髓角高、髓室顶和髓角多位于冠中部
      - 根管粗、根尖孔亦大
    - 上颌乳磨牙
      - 颊侧近、远中各1个，舌侧1个
      - 舌侧根管最粗大
    - 下颌乳磨牙
      - 近中舌侧髓角最高
      - 近中2个，远中1个
    - 牙根：替牙前3~4年即开始吸收

殆与颌位（一）

殆的生长发育（助理不考）

建殆的动力平衡及影响因素（助理不考）

- **前后向动力平衡**
  - 向前的动力：
    ①咀嚼肌
    ②牙向近中倾斜
    ③舌肌
    ④舌骨上肌群
  - 向后的动力：唇和颊肌
- **唇（颊）舌向（内外）动力平衡**：内有舌肌，外有唇、颊肌
- **上、下方向动力平衡**：上、下牙列之间的咬合接触

殆的发育阶段及影响因素

- **乳牙殆特征**
  - ★ 2.5~4岁：无间隙；无磨耗；覆殆较深，覆盖较小，殆曲线不明显
    上、下颌第二乳磨牙远中面平齐，即齐平末端/远中殆
  - ★ 4~6岁：产生间隙；产生磨耗
    下颌第二乳磨牙移至上颌第二乳磨牙的近中
    暂时性深覆殆减小，灵长类间隙
- **替牙殆特征**
  - 上唇系带位置过低
  - 中切牙间隙
  - 上中切牙、侧切牙牙冠偏远中
  - 暂时性前牙拥挤
  - 暂时性远中殆
  - 暂时性深覆殆
- **恒牙殆特征**
  - 第二恒磨牙12~14岁萌出
  - 第三恒磨牙17~21岁萌出

牙列（见后）

殆（见后）

颌位（见后）

殆与颌位（二）

- **殆的生长发育**（助理不考）（见前）

- **牙列**
  - **牙列分类**
    - **牙列形态特征分型**
      - 尖圆形：上颌牙列从侧切牙开始向后弯曲
      - 方圆形：从尖牙的远中开始向后弯曲
      - 椭圆形：从侧切牙的远中开始向后弯曲
    - **牙列长度、宽度测量**
      - 长度：以左、右侧最后一颗磨牙远中最突点的连线为底线，由中切牙近中接触点向底线作垂线
      - 宽度：左、右侧第二磨牙颊面间最宽的距离
      - 上颌宽约55 mm，长约50 mm；下颌宽约52 mm，长约41 mm
  - **牙齿排列特点及生理意义**
    - 近远中向的倾斜规律：①上颌：2＞3＞1，下颌：3＞2＞1 ②前磨牙位置较正 ③磨牙6＜7＜8
    - 唇舌向的倾斜规律：
      - 唇侧倾斜：上、下颌切牙，上颌第二、三磨牙
      - 舌向倾斜：下颌前磨牙及下颌第二、三磨牙
      - 较正：上颌前磨牙，上、下颌尖牙，上、下颌第一磨牙
    - 垂直向关系：殆平面：从上颌中切牙的近中切角到双侧第一磨牙的近中颊尖顶所构成的假想平面。与鼻翼耳屏线平行
    - 牙列生理意义：分散殆力，提高咀嚼效能；利于牙周组织健康；使上下牙之间最广泛紧密地接触；衬托唇颊，增加口腔本部空间
  - **殆曲线**
    - **纵殆曲线**
      - 下颌（Spee）曲线：下颌切牙的切嵴、尖牙牙尖以及前磨牙、磨牙的颊尖相连构成的凹向上的曲线。第一磨牙远颊尖为最低点
      - 上颌曲线：凸向下的曲线，第一磨牙近中颊尖。从最低点逐渐向后逐渐向上弯曲，此弯曲段称为补偿曲线
    - **横殆曲线（Wilson曲线）**
      - 上颌曲线：连接两侧同名磨牙的颊尖舌尖形成一条凸向下的曲线
      - 下颌曲线：凹向上
      - 反横殆曲线：功能尖磨耗低于非功能尖，形成的曲线与正常横殆曲线方向相反

- **殆**（见后）
- **颌位**（见后）

口腔解剖生理学—殆与颌位

殆与颌位（三）

- **殆的生长发育（助理不考）（见前）**
- **牙列（见前）**
- **殆（一）**
  - **牙尖交错殆及其特征**
    - 上、下颌牙齿尖窝交错咬合关系的意义：
      ①接触面积最大，有利于咀嚼
      ②可使殆力分散，避免个别牙齿负担过重
      ③纵有个别牙齿缺失，在短时间内不致发生移位现象
    - **覆盖与覆殆关系**
      - 覆盖：牙尖交错殆时，上颌牙盖过下颌牙的水平距离，3 mm以内正常，超过3 mm者为Ⅰ度深覆盖，超过5 mm者，为Ⅱ度深覆盖，超过7 mm者为Ⅲ度深覆盖
      - 覆殆：牙尖交错殆时，上颌牙盖过下颌牙唇、颊面的垂直距离
        正常覆殆：在前牙，盖过的部分不超过下前牙唇面切1/3
        Ⅰ度深覆殆：咬在中1/3
        Ⅱ度深覆殆：咬在颈1/3
        Ⅲ度深覆殆：超过颈1/3
    - **第一磨牙关系**
      - 中性殆：牙尖交错殆时，上颌第一恒磨牙的近中颊尖正对着下颌第一恒磨牙的颊沟，上颌第一恒磨牙的近中舌尖则接触在下颌第一恒磨牙的中央窝内
      - 远中错殆/安氏Ⅱ类错殆：上颌第一恒磨牙的近中颊尖咬合在下颌第一恒磨牙的颊沟的近中
      - 近中错牙殆/安氏Ⅲ类错殆：上颌第一恒磨牙的近中颊尖咬合在下颌第一恒磨牙的颊沟的远中
    - **尖牙接触特征**
      - 上颌尖牙牙尖顶对下颌尖牙的远中唇斜面
      - 下颌尖牙牙尖顶对上颌尖牙的近中舌斜面
    - **正常牙尖交错殆的标志**
      - 中线对正：上、下牙列中线对正，正对着上颌唇系带及人中
      - 一牙对二牙：除上颌最后一个磨牙及下颌中切牙外，全牙列最广泛、密切的接触尖牙关系正常
      - 第一磨牙关系为中性关系
      - 前、后牙的覆殆覆盖关系正常
  - 前伸殆和侧殆的特征（见后）
  - 面部结构的关系（见后）
  - 殆的分类和临床意义（见后）
- **颌位（见后）**

𬌗与颌位（四）

- 𬌗的生长发育（助理不考）（见前）
- 牙列（见前）
- 𬌗（二）
  - 牙尖交错𬌗及其特征（见前）
  - 前伸𬌗和侧𬌗的特征
    - 前伸𬌗：前牙切缘相对时，后牙无接触或轻接触
    - 侧𬌗：下颌向一侧运动，该侧（工作侧）上下牙外侧牙尖相接触，对侧牙（非工作侧）不接触为侧𬌗。正常的自然牙列工作侧咬𬌗接触有两种类型：尖牙保护𬌗和组牙功能𬌗。年轻人多为尖牙保护𬌗，年长者多为组牙功能𬌗
  - 面部结构的关系
    - 眶耳平面：眶下缘最低点到外耳道上缘连成的平面称眶耳平面。当人端坐、头直立时，此平面与水平面平行
    - 鼻翼耳屏线：从一侧鼻翼中点到同侧耳屏中点的假想连线，该线与𬌗平面平行，与眶耳平面的交角约15°。牙列缺失后，常参考该线来确定𬌗平面
    - Balkwill角：从髁突中心至下颌中切牙近中切角连线与𬌗平面所构成的交角称Balkwill角，正常平均为26°
    - Bonwill等边三角形：由两侧髁突中心点及下颌中切牙的近中切角的接触点相连，构成一个等边三角形，其边长为10.16 cm
  - 𬌗的分类和临床意义
    - 𬌗的分类：中性𬌗、远中错𬌗和近中错𬌗
    - 平衡𬌗分类
      - 双侧平衡𬌗：全口义齿
      - 单侧平衡𬌗：尖牙保护𬌗和组牙功能𬌗
- 颌位（见后）

口腔解剖生理学—𬌗与颌位

口腔解剖生理学－殆与颌位

殆与颌位（五）

- **殆的生长发育**（助理不考）（见前）
- **牙列**（见前）
- **殆**（见前）
- **颌位**
  - **牙尖交错位（ICP）牙位**：上、下颌牙处于牙尖交错、最广泛、最紧密的接触关系；可重复；相对稳定；该位置是咀嚼肌肌力闭合道的终点
  - **正中关系与后退接触位（RCP）**：
    - 下颌不偏左、不偏右，适居正中，髁突位于下颌窝的最上、最前位，在适当的垂直距离时，下颌骨对上颌骨的位置关系
    - 稳定而可重复，又称为铰链位，下颌以此为轴可做18~25 mm转动
    - 后退接触位从牙尖交错位下颌可以向后移动约1 mm，此时，前牙不接触，只有后牙牙尖斜面部分接触，下颌的这个位置称为后退接触位
  - **下颌姿势位（MPP）**：当头直立位，口腔在不咀嚼、不吞咽、不说话的时候，下颌处于休息状态，上、下颌牙弓自然分开，从后向前保持一个楔形间隙，约为1~3 mm，称为息止殆间隙，也称为自由间隙，曾称为息止颌位
  - **3种基本颌位的关系**
    - **牙尖交错位与后退接触位的关系**
      - **协调关系**：
        - 一是两者为同一位置，约有10%的人从牙尖交错位不能向后退，后退接触位与牙尖交错位为同一位
        - 二是由牙尖交错位保持牙接触向后下退达到后退接触位；或者确定后退接触位后能自如地直向前滑动到牙尖交错位，其滑动距离多在0.5~1.0 mm，这一距离称为长正中
      - 非协调关系　功能障碍性关系
    - **下颌姿势位与牙尖交错位的关系**：由下颌姿势位通过主动肌肉收缩上提下颌达到初始的殆接触时，下颌的位置为肌接触位（CMCP）。正常情况下，肌接触位是与牙尖交错位一致

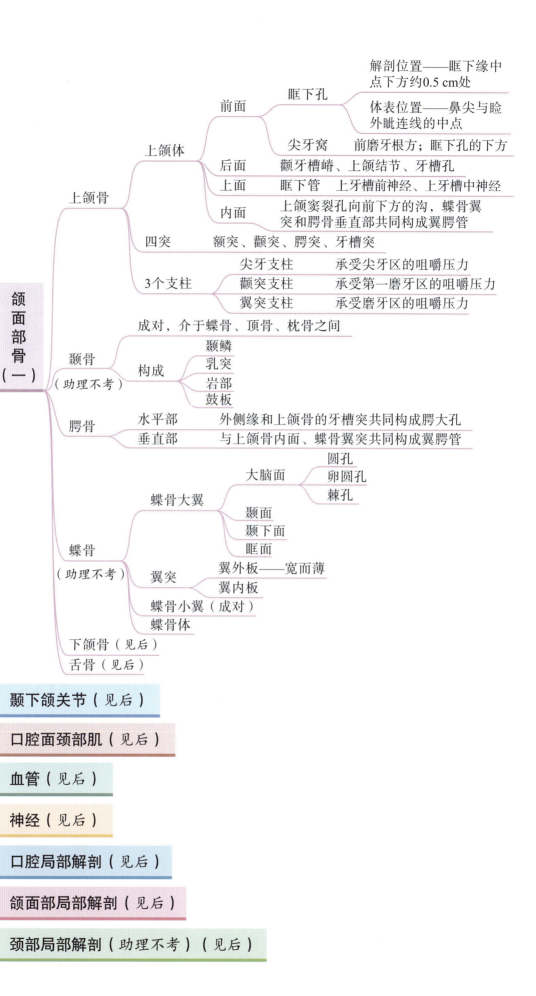

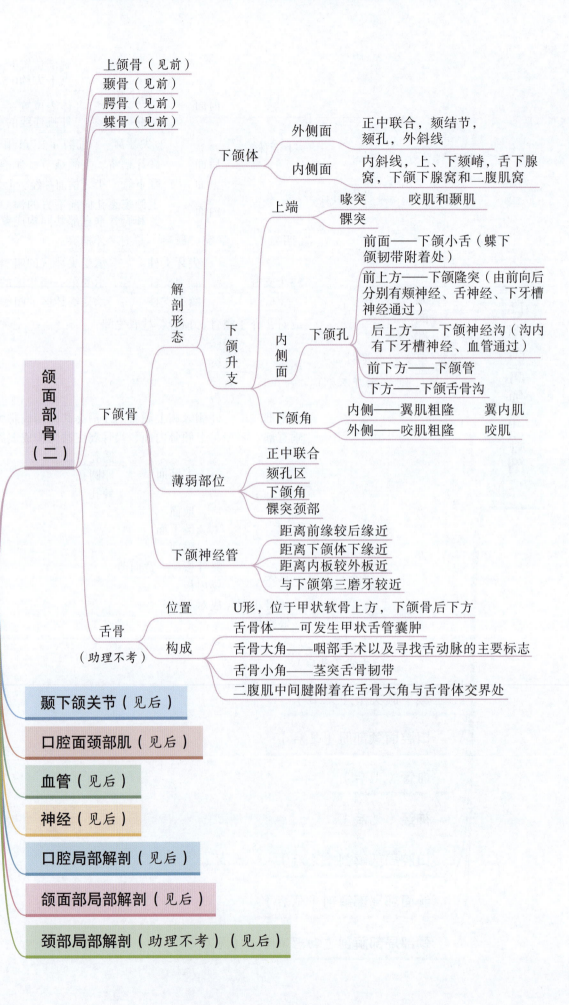

口腔颌面颈部解剖（三）

- **颌面部骨（见前）**

- **颞下颌关节**
  - 颞下颌关节组成
    - 下颌骨髁突
      - 内外径长，前后径短
      - 前斜面小（功能面），后斜面大
    - 颞骨关节面
      - 关节窝
      - 关节结节　　后斜面为功能面
    - 关节盘
      - 前伸部　颞前附着，下颌前附着　　翼外肌上头
      - 前带　2 mm
      - 中间带　最薄，1 mm，无血管神经，好发穿孔
      - 后带　最厚，3 mm
      - 双板区　最好发穿孔
    - 关节囊
    - 关节韧带
      - 颞下颌韧带　防止髁突过度向外侧脱位
      - 茎突下颌韧带　限制下颌过度前伸
      - 蝶下颌韧带　防止张口过大，同时具有保护神经血管的作用
  - 神经支配　耳颞神经、颞深神经、咬肌神经
  - 血液供应　颞浅动脉、上颌动脉
  - 运动方式
    - 单纯转动
      - 运动中心——关节下腔
      - 从后退接触位开始的小开口、最大开口
      - 铰链运动
    - 单纯滑动
      - 运动中心——关节上腔
      - 前伸运动
    - 滑动兼转动　从牙尖交错位开始的开口运动，即为滑动兼转动

- **口腔面颈部肌（见后）**
- **血管（见后）**
- **神经（见后）**
- **口腔局部解剖（见后）**
- **颌面部局部解剖（见后）**
- **颈部局部解剖（助理不考）（见后）**

口腔颌面颈部解剖（四）

口腔解剖生理学-口腔颌面颈部解剖

- **颌面部骨**（见前）
- **颞下颌关节**（见前）
- **口腔面颈部肌（一）**
  - **腭肌**
    - 腭帆提肌：上提软腭，使咽侧壁向内移动，是腭咽闭合的主要肌肉
    - 腭帆张肌：
      - 拉紧软腭，单侧收缩颊牵引软腭向一侧
      - 开大咽鼓管，不参与腭咽闭合（唯一）
    - 腭咽肌：缩小咽门，下降软腭，上提咽喉
    - 腭舌肌：上提舌根，下降腭帆，缩小咽门
    - 腭垂肌（悬雍垂肌）：其作用是牵拉腭垂向上及使腭垂偏向一侧
  - **舌肌（横纹肌）**
    - 舌内肌——改变舌头形态
      - 舌纵肌——舌缩短
      - 舌横肌——舌伸长
      - 舌垂直肌——舌变宽
    - 舌外肌——改变舌头位置
      - 颏舌肌
      - 舌骨舌肌
      - 茎突舌肌
      - 腭舌肌
  - **表情肌**
    - 口轮匝肌
      - 浅层
      - 中层
      - 深层——由颊肌和唇周围肌的部分纤维构成
      - 作用——闭唇
    - 唇周围肌
      - 口周围肌上组
        - 上唇方肌
          - 提上唇鼻翼肌
          - 提上唇肌
          - 颧小肌
        - 颧大肌
        - 笑肌
        - 提口角肌（尖牙肌）
      - 口周围肌下组
        - 降口角肌
        - 降下唇肌
        - 颏肌——使下唇靠近牙龈并前伸下唇
    - 颊
      - 牵引口角向后
      - 颊肌纤维向前交叉参与口轮匝肌的组成，上份进入下唇，下份进入上唇，最上份和最下份不交叉
  - 咀嚼肌（见后）
  - 舌骨上下肌群（见后）
  - 口颌系统肌链（见后）
- **血管**（见后）
- **神经**（见后）
- **口腔局部解剖**（见后）
- **颌面部局部解剖**（见后）
- **颈部局部解剖**（助理不考）（见后）

口腔颌面颈部解剖（五）

- **颌面部骨**（见前）
- **颞下颌关节**（见前）
- **口腔面颈部肌（二）**
  - 腭肌（见前）
  - 舌肌（横纹肌）（见前）
  - 表情肌（见前）
  - 咀嚼肌
    - 咬肌：上提下颌骨，参与前伸和侧方运动
      - 浅层
        - 起于上颌骨颧突、颧弓下缘前2/3
        - 止于下颌角和下颌支外面的下半部
      - 中层
        - 起于颧弓前2/3的深面及后1/3的下缘
        - 止于下颌支中份
      - 深层
        - 起于颧弓深面
        - 止于喙突和下颌支上部
    - 颞肌：上提下颌骨，参与后退和侧方运动
      - 起于颞窝及颞深筋膜的深面
      - 止于喙突及下颌支前缘
    - 翼内肌：上提下颌骨，参与前伸和侧方运动
      - 深头起于翼外板的内侧面和腭骨锥突，止于翼肌粗隆
      - 浅头起于腭骨锥突和上颌结节，止于翼肌粗隆
    - 翼外肌：使下颌骨向前并降下颌骨
      - 稳定关节盘上头起于蝶骨大翼的颞下面和颞下嵴止于关节盘、关节囊
      - 稳定关节盘下头起于翼外板的外侧面止于髁突颈部的关节翼肌窝
  - 舌骨上下肌群
    - 上肌群（降下颌）
      - 二腹肌
      - 下颌舌骨肌
      - 颏舌骨肌
      - 茎突舌骨肌——无降下颌骨作用，开大口底
    - 下肌群（下拉舌骨）（助理不考）
      - 浅层
        - 肩胛舌骨肌
        - 胸骨舌骨肌
      - 深层
        - 胸骨甲状肌
        - 甲状舌骨肌
  - 口颌系统肌链（助理不考）
    - 水平肌链——失衡致唇裂、巨舌症
    - 垂直肌链——失衡致腭裂
    - 姿态肌链——失衡致斜颈
- **血管**（见后）
- **神经**（见后）
- **口腔局部解剖**（见后）
- **颌面部局部解剖**（见后）
- **颈部局部解剖**（助理不考）（见后）

口腔解剖生理学—口腔颌面颈部解剖

口腔颌面颈部解剖（六）

- **颌面部骨**（见前）
- **颞下颌关节**（见前）
- **口腔面颈部肌**（见前）
- **血管**
  - **颈外动脉分支**
    - 甲状腺上动脉 ★舌骨大角稍下方发出
    - 舌动脉 ★舌骨大角尖处发出
      - 舌深动脉
      - 舌下动脉
      - 舌背动脉
    - 面动脉（颌外动脉） ★舌骨大角稍上方发出
      - 下唇动脉
      - 上唇动脉
      - 内眦动脉
      - 颏下动脉
      - 腭升动脉
    - 上颌动脉（终末分支） ★髁突颈部后内方发出
      - 第一段：下颌段
        - 脑膜中动脉
        - 下牙槽动脉
      - 第二段：翼肌段
      - 第三段：翼腭管段
        - 上牙槽后动脉
        - 眶下动脉
        - 腭降动脉
        - 蝶腭动脉
    - 颞浅动脉（终末分支） ★髁突颈部平面发出
    - 咽升动脉、枕动脉、耳后动脉
  - **静脉**
    - 翼丛　卵圆孔网、破裂孔导血管、眼静脉
    - 面后静脉（下颌后静脉）　颞浅静脉+上颌静脉
    - 面总静脉　面后静脉前支+面（前）静脉
    - 颈外静脉　面后静脉后支+耳后静脉
- **神经**（见后）
- **口腔局部解剖**（见后）
- **颌面部局部解剖**（见后）
- **颈部局部解剖**（助理不考）（见后）

口腔颌面颈部解剖（七）

- 颌面部骨（见前）
- 颞下颌关节（见前）
- 口腔面颈部肌（见前）
- 血管（见前）
- 神经
  - 面神经
    - 管段
      - 岩大神经（膝状神经节）——泪腺、鼻和腭黏膜腺体
      - 镫骨肌神经——听力
      - 鼓索——味觉纤维分布于舌前2/3味蕾；节后纤维支配下颌下腺和舌下腺的分泌
    - 颅外段
      - 颞支——额纹消失
      - 颧支——眼睑不能闭合
      - 颊支——鼻唇沟变浅，不能鼓腮
        - 上颊支（腮腺导管）、下颊支
      - 下颌缘支——口角下垂，流口水
      - 颈支
  - 三叉神经
    - 眼神经（感觉神经）★经眶上裂出颅
    - 上颌神经（感觉神经）经圆孔出颅
      - 颅中窝段（脑膜中神经）
      - 翼腭窝段——颧神经、翼腭神经（鼻腭神经、腭前神经、腭中神经、腭后神经）、上牙槽后神经
      - 眶内段——上牙槽前神经、上牙槽中神经
      - 面段
    - 下颌神经（混合性神经）经卵圆孔出颅
      - 脑膜支（棘孔神经）
      - 翼内肌神经（运动神经）
      - 下颌神经前干（混合性神经）
        - 颞深神经——运动神经
        - 咬肌神经——运动神经
        - 翼外肌神经——运动神经
        - 颊神经——★感觉神经
      - 下颌神经后干（混合性神经）
        - 耳颞神经——感觉神经
        - 舌神经——感觉神经
        - 下牙槽神经——★混合性神经
- 口腔局部解剖（见后）
- 颌面部局部解剖（见后）
- 颈部局部解剖（助理不考）（见后）

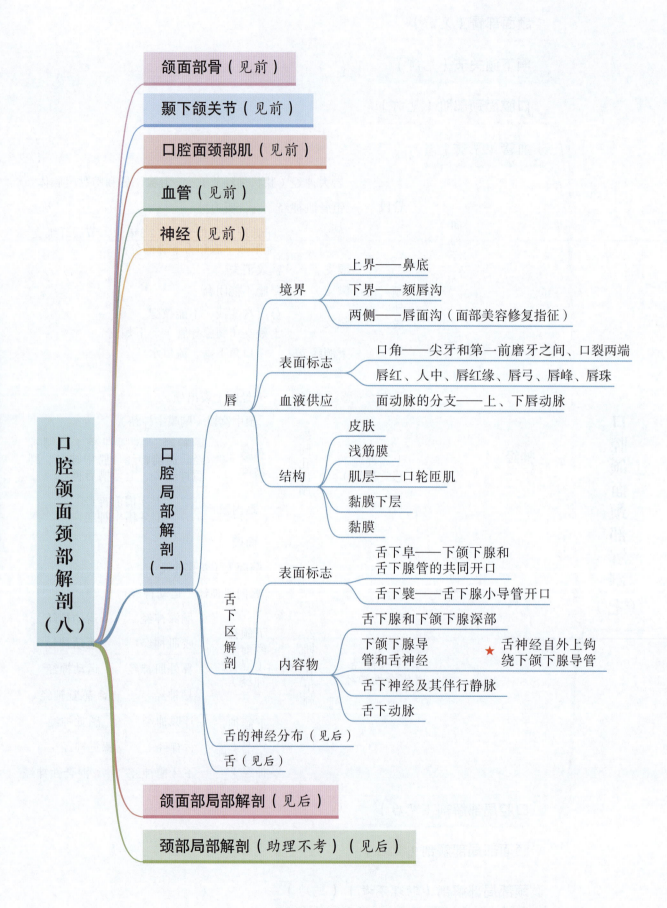

口腔颌面颈部解剖（九）

- 颌面部骨（见前）
- 颞下颌关节（见前）
- 口腔面颈部肌（见前）
- 血管（见前）
- 神经（见前）
- 口腔局部解剖（二）
  - 唇（见前）
  - 舌下区解剖（见前）
  - 舌的神经分布
    - 感觉
      - 舌体
        - 一般感觉——舌神经
        - 味觉——鼓索味觉纤维
      - 舌根
        - 一般感觉和味觉——舌咽神经
        - 舌后1/3中部——迷走神经
    - 运动（助理不考）
      - 舌下神经
      - 腭舌肌——迷走神经
  - 舌
    - 组织层次
      - 舌背黏膜层
      - 舌肌
      - 舌腹黏膜下层 — 从外向内：舌深静脉、舌神经、舌深动脉
      - 舌腹黏膜层
    - 舌腹
    - 舌背
      - 舌前2/3——舌体
        - 丝状乳头，最多，司一般感觉
        - 菌状乳头，司味觉
        - 轮廓乳头，位于界沟前方，司味觉
        - 叶状乳头，司味觉
      - 舌后1/3——舌根
        - 无舌乳头，有结节状淋巴组织——舌扁桃体
    - 舌肌
      - 舌内肌——收缩时改变舌的形态
      - 舌外肌——收缩时改变舌的位置
    - 淋巴
      - 舌尖——大部分至颏下淋巴结，另一部分至颈肩胛舌骨肌淋巴结
      - 舌根——颈深上淋巴结
      - 愈近舌尖——注入所在部位愈低
      - 愈近舌根——注入所在部位愈高
    - 血液供应　舌动脉
- 颌面部局部解剖（见后）
- 颈部局部解剖（助理不考）（见后）

口腔解剖生理学—口腔颌面颈部解剖

口腔颌面颈部解剖（十）

- **颌面部骨**（见前）
- **颞下颌关节**（见前）
- **口腔面颈部肌**（见前）
- **血管**（见前）
- **神经**（见前）
- **口腔局部解剖**（见前）
- **颌面部局部解剖（一）**
  - **面侧深区**
    - 境界
      - 前：上颌骨后面
      - 后：腮腺鞘
      - 外：下颌支
      - 内：翼外板
    - 内容物
      - 翼丛
      - 上颌动脉
      - 翼外肌
        - 浅面：翼丛和上颌动脉
        - 深面：下颌神经及其分支
        - ★ 上缘：有颞深前、后神经和咬肌神经穿出
        - ★ 两头之间：有上颌动脉和颊神经
        - 下缘：有舌神经和下牙槽神经穿出
      - 下颌神经及其分支
  - **腮腺与神经血管的关系**
    - 浅叶上缘
      - 颞浅静脉
      - 耳颞神经
      - 颞浅动脉
      - 面神经颞支、颧支
    - 浅叶前缘
      - 面横动脉
      - 面神经颧支
      - 面神经上颊支、腮腺导管、面神经下颊支
      - 下颌缘支
    - 浅叶下缘
      - 面神经下颌缘支
      - 面神经颈支
      - 下颌后静脉
    - 横行组：面神经、上颌动静脉及面横动脉
    - 纵行组
      - 颞浅动静脉
      - 耳颞神经
      - 下颌后静脉
      - 颈外动脉
    - 腮腺深叶：颈内动、静脉，第Ⅸ～Ⅻ对脑神经，"腮腺床"
  - **蜂窝组织间隙**（见后）
- **颈部局部解剖**（助理不考）（见后）

口腔颌面颈部解剖（十一）

- 颌面部骨（见前）
- 颞下颌关节（见前）
- 口腔面颈部肌（见前）
- 血管（见前）
- 神经（见前）
- 口腔局部解剖（见前）
- 颌面部局部解剖（二）
  - 面侧深区（见前）
  - 腮腺与神经血管的关系（见前）
  - 蜂窝组织间隙（助理不考）
    - 眶下间隙
      - 上界——眶下缘
      - 下界——上颌骨牙槽突
      - 内界——鼻侧缘
      - 外界——颧肌
    - 颊间隙
      - 前界——咬肌前缘
      - 后界——下颌支前缘及颞肌前缘
    - 咬肌间隙
      - 前界——磨牙后区黏膜
      - 后界——腮腺
    - 翼下颌间隙（翼颌间隙）
      - 间隙内主要有舌神经、下牙槽神经和下牙槽动、静脉通过
      - 前界——颞肌及颊肌
      - 后界——腮腺
      - 下界——翼内肌附着于下颌支
      - 上界——翼外肌下缘
    - 颞下间隙
      - 前界——上颌骨后面
      - 后界——茎突及茎突诸肌
      - 内界——蝶骨翼突外侧板
      - 外界——下颌支上份及颧弓
      - 上界——蝶骨大翼的颞下面和颞下嵴
      - 下界——翼外肌下缘平面
    - 咽旁间隙（咽侧间隙）
      - 上界——达颅底
      - 下界——舌骨平面
      - 前界——翼下颌韧带
      - 后界——椎前筋膜外侧份
    - 翼腭间隙（翼腭窝）
      - 前界——上颌骨体部
      - 后界——蝶骨翼突
      - 上——蝶骨大翼
      - 内——腭骨垂直板
- 颈部局部解剖（助理不考）（见后）

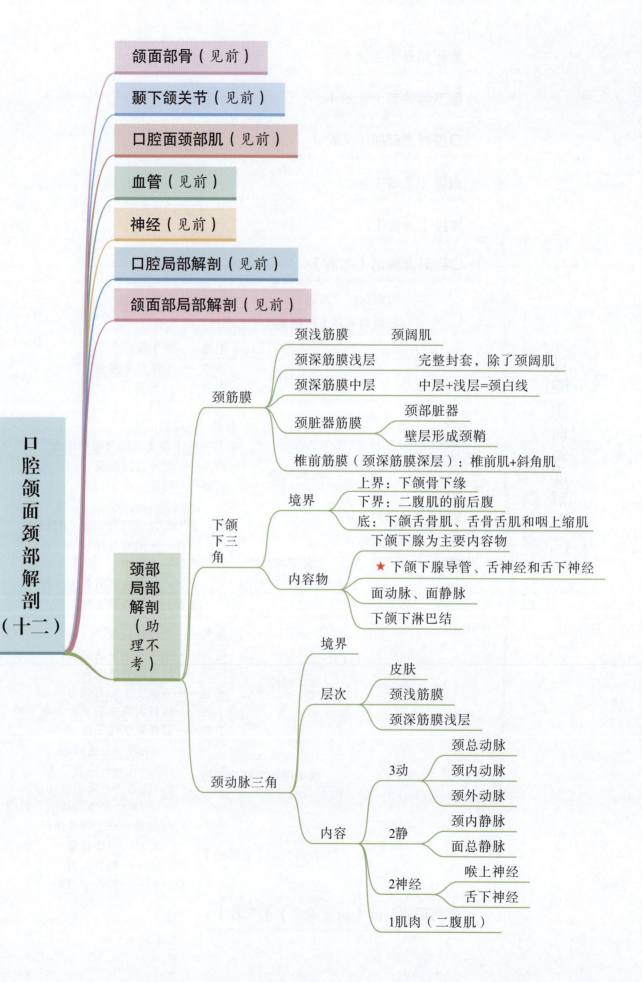

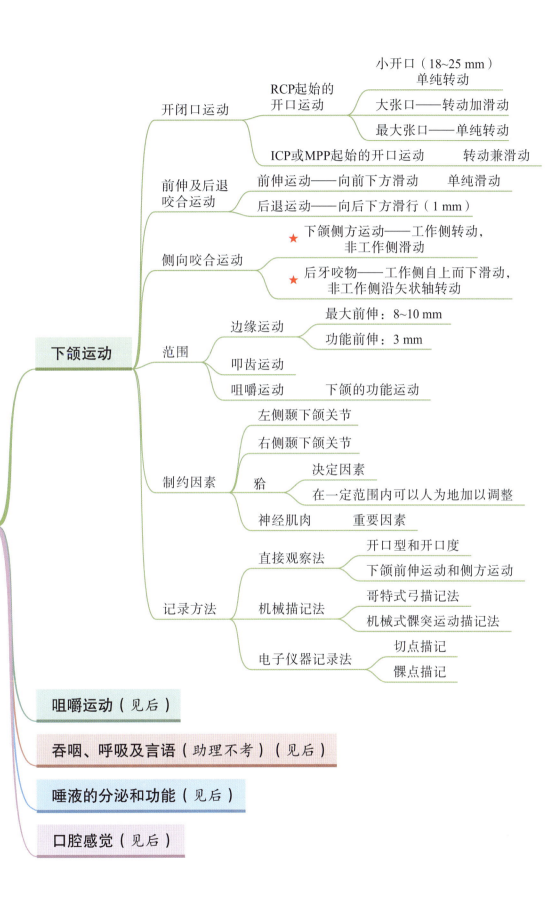

口腔生理功能（二）

- **下颌运动**（见前）
- **咀嚼运动（一）**
  - 生物力学的机械杠杆
    - 切咬运动
      - Ⅲ类杠杆
      - 机械效能较低（阻力臂＞动力臂）
      - 食物为重点，颞下颌关节为支点，咀嚼肌为动力点
      - 越向前牙区咀嚼食物，牙齿承受的咀嚼力就越小，这有利于维护狭小的单根前牙及其牙周组织的健康
    - 侧方咀嚼运动
      - Ⅱ类杠杆
      - 机械效能较高（动力臂＞阻力臂）
      - 食物为重点，对侧颞下颌关节为支点，咀嚼肌为动力点
      - 当研磨食物的后阶段下颌接近牙尖交错位时，则同时可存在第Ⅱ类和第Ⅲ类杠杆作用
  - 咀嚼运动
    - 运动过程：切割、捣碎、磨细
    - 运动类型
      - 双侧交替咀嚼
      - 单侧及前伸咀嚼
      - 双侧（同时）咀嚼
    - 咀嚼周期
      - 轨迹图形——泪滴形、8字形
      - 时间变化：快（开口）→慢（最大开口）→快（闭口）→慢（咬合接触）
      - 时间平均为0.875 s，咬合接触时间平均为0.2 s，两者间之比约为4∶1
    - 咀嚼效率
      - 定义 ★ 机体在一定时间内，对定量食物嚼细的程度。咀嚼效率是咀嚼作用的实际效果，也是衡量咀嚼能力大小的重要生理指标
      - 测定方法：筛分称重法、吸光度法、比色法
      - 影响因素 ★ 牙齿的功能性接触面积（最主要）
  - 咀嚼运动中的生物力（见后）
  - 咀嚼运动过程（见后）
- **吞咽、呼吸及言语**（助理不考）（见后）
- **唾液的分泌和功能**（见后）
- **口腔感觉**（见后）

（口腔解剖生理学－口腔生理功能）

口腔生理功能（三）

- **下颌运动**（见前）

- **咀嚼运动（二）**
  - 生物力学的机械杠杆（见前）
  - 咀嚼运动（见前）
  - 咀嚼运动中的生物力
    - 咀嚼肌力（咀嚼力）
      - ★ 为咀嚼肌所能发挥的最大力，也称咀嚼力
      - 力量的大小与肌肉在生理状态下的横断面积成正比
      - 颞肌、咬肌和翼内肌的横断面积约为 8 cm²、7.5 cm² 和 4 cm²，共 19.5 cm²
      - 颞肌＞咬肌＞翼内肌
    - 牙合力（咀嚼压力）
      - 指上、下牙咬合时，牙周组织所承受的实际咀嚼压力
      - 影响牙合力的因素主要有性别、年龄、咀嚼习惯、牙合力线的方向、张口距离以及口颌系统的状态等
      - 其大小顺序为：第一磨牙＞第二磨牙＞第三磨牙＞第二前磨牙＞第一前磨牙＞尖牙＞中切牙＞侧切牙
    - 最大牙合力
      - 为牙周组织所能耐受的最大牙合力
      - 最小的是上颌侧切牙
      - 日常咀嚼食物所需力为 3~30 kg，即最大牙合力之一半
    - 牙周储备力（牙周潜力）
      - 等于最大牙合力减去牙合力
      - 牙缺失后的义齿修复的基础
  - 咀嚼运动过程（见后）

- **吞咽、呼吸及言语**（助理不考）（见后）

- **唾液的分泌和功能**（见后）

- **口腔感觉**（见后）

口腔解剖生理学-口腔生理功能

口腔生理功能（四）

- **下颌运动**（见前）

- **咀嚼运动（三）**
  - 生物力学的机械杠杆（见前）
  - 咀嚼运动（见前）
  - 咀嚼运动中的生物力（见前）
  - 咀嚼运动过程
    - 咀嚼时牙的动度与磨耗
      - 在1牛顿力的作用下，垂直方向的位移量是0.02 mm
      - 500g的水平力所致的牙齿动度
        - 切牙 0.1～0.12 mm
        - 尖牙 0.05～0.09 mm
        - 前磨牙 0.08～0.1 mm
        - 磨牙 0.04～0.08 mm
      - 磨耗、磨损
        - 磨耗：牙面与牙面之间，或牙面与食物之间的摩擦
          - 有利于平衡𬌗的建立
          - 降低牙尖高度，减少侧向力
          - 协调临床冠根比例
          - 全牙列邻面持续地磨耗，可代偿牙弓连续地向前移动，使前牙不因后牙推动而拥挤
        - 磨损：牙齿表面与外物机械摩擦而产生的牙体组织损耗
    - 侧方咀嚼运动（唇、舌、颊、腭在咀嚼运动中的作用）
      - 唇
        - 唇有丰富的感受器对温度和触觉敏感，可防止不适宜的食物进入口腔
        - 帮助转运食物
        - 防止食物或饮料从口腔溢出
      - 舌
        - 搅拌食物
        - 辨认食物中有无可致创伤的物质
        - 压挤食物
      - 颊
        - 当其松弛时——容纳更多食物
        - 当其收缩时——推送食物
      - 腭
        - 与舌共同挤压食物，硬腭对触觉甚为敏感，能辨别食物粗糙的程度

- **吞咽、呼吸及言语**（助理不考）（见后）

- **唾液的分泌和功能**（见后）

- **口腔感觉**（见后）

口腔生理功能（五）

- **下颌运动**（见前）
- **咀嚼运动**（见前）
- **吞咽、呼吸及言语**（助理不考）
  - 呼吸与咀嚼、吞咽的关系
    - 咀嚼时——呼吸持续不中断
    - 吞咽时——呼吸中断
  - 糊状食物约需5s
  - 言语和发音不清
    - 上前牙缺失——发齿音（s、z）和唇齿音（f、v）
    - 唇裂或唇缺损——双唇音时常夹杂有"s"音
    - 舌缺失或畸形——元音和辅音中的舌齿音
    - 巨舌畸形者——以"th"替代"s"和"z"发音
    - 舌系带过短者——"r""s"和"z"音均受影响
    - 腭裂——口鼻腔相通——混有鼻音
    - 下颌后缩或过小——难以发双唇音
    - 下颌前突或过大——发齿音和唇音
    - 戴修复体——影响发音清晰度
  - 呼吸方式与颅、面、颌、𬌗的发育：通常认为鼻呼吸比例≤70%或≤75%时，为口呼吸
  - 每人每天吞咽2400次
  - 吞咽的过程
    - 分三期
      - 口腔阶段（食团由口腔至咽）——随意动作
      - 咽腔阶段（食团由咽至食管上段）——急速反射动作约0.1 s
      - 食管阶段（食团由食管下行至胃）——蠕动波作用完成的周期约为6~7 s
    - 除液体外，食物的重量对吞咽的影响甚微
      - 液体食物需3~4 s
      - 固体食物较慢需6~8 s
  - 吞咽对𬌗、颌、面生长发育的影响
    - 吞咽过程中促进牙弓及颌面部正常生长发育
    - 吞咽时刺激下颌的生长发育
    - 吞咽时，口腔内产生暂时性负压，有助于鼻腔的发育
- **唾液的分泌和功能**（见后）
- **口腔感觉**（见后）

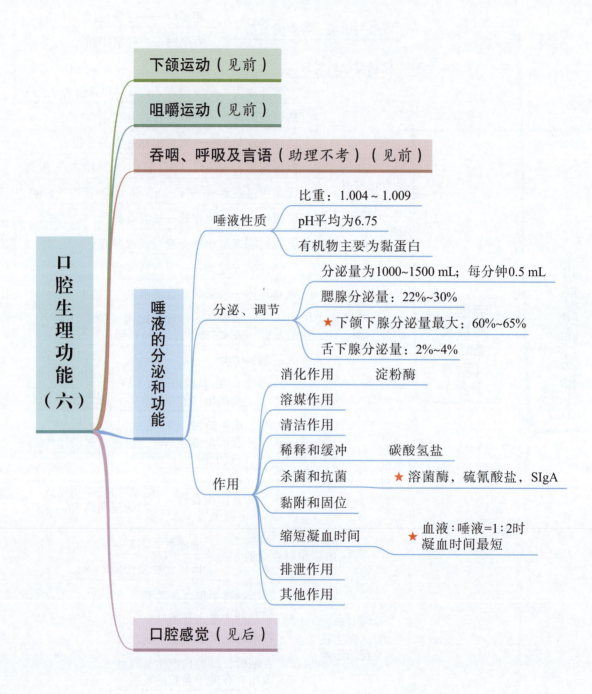

口腔生理功能（七）

- 下颌运动（见前）
- 咀嚼运动（见前）
- 吞咽、呼吸及言语（助理不考）（见前）
- 唾液的分泌和功能（见前）
- 口腔感觉
  - 一般感觉：敏感性：痛觉＞压觉＞冷觉＞温觉
  - ★味觉（助理不考）
    - 味觉感受器——味蕾
    - 基本味觉
      - 舌尖（菌状乳头）——甜
      - 舌侧缘（叶状乳头）——酸
      - 舌根（轮廓乳头）——苦
      - 全舌——咸
    - 辣是一种痛觉，不是味觉
    - 食物在20~30℃时，味觉的敏感性最高
  - 牙周本体觉（助理不考）
    - 梭形末梢——牙周本体感觉的主要感受器
    - 游离神经末梢
    - Ruffini末梢
    - 环状末梢
  - ★触压觉
    - Meissner触觉小体　散布于舌尖和唇部
    - Meckel环形小体　分布于口腔黏膜及唇部
    - 牙周膜本体感受器
    - 游离神经末梢
  - ★温度觉
    - 热觉——鲁菲尼（Ruffini）小体
    - 冷觉——克劳斯（Krause）终球　硬腭前部仅有冷点而无温点
  - ★痛觉
    - 牙髓及牙周膜的痛觉感受器密度从高到低依次的部位为前牙、前磨牙、磨牙
    - 与第二磨牙相对的颊黏膜区有触觉感受点而无痛觉感受点，自颊黏膜中央至口角的一段带状区痛觉较迟钝，称为无痛区（亦称为kiesows zone）
    - 牙龈缘处痛觉最为敏感

第三章 口腔预防医学

- 绪论（066）
- 口腔流行病学（066-072）
- 龋病预防（073-083）
- 牙周病预防（084-087）
- 其他口腔疾病的预防（088-091）
- 自我口腔保健方法（092-093）
- 口腔健康促进（094）
- 特定人群的口腔保健（095）
- 社区口腔卫生服务（096）
- 口腔医疗保健中的感染与控制（097-100）

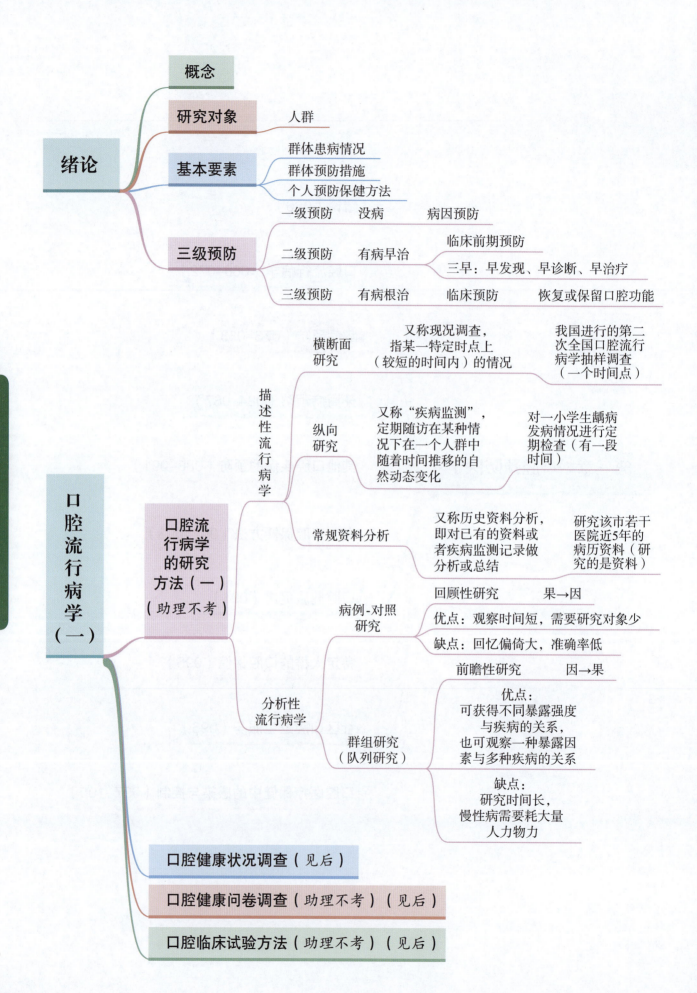

口腔流行病学（二）

口腔流行病学的研究方法（二）（助理不考）

实验流行病学

- **概述**：又称为流行病学实验，属于前瞻性研究（可信度高）
- **特点**：
  - 有干预措施
  - 设立对照组
- **主要用途**：
  - 验证病因假设
  - 预防措施的效果与安全性评价
  - 某种新药、新方法、新制剂的效果与安全性评价
  - 成本效果、成本效益分析
- **根据研究目的和研究对象分类**：
  - 现场试验
  - 临床试验（对象为患者或健康人）
  - 社区干预试验（是临床试验和现场试验的扩展）
- **根据试验方法分类**：
  - 开放试验
  - 盲法试验：
    - 单盲法：受试者不知道自己的组别
    - 双盲法：研究者与受试者都不知道受试者组别，最常用
    - 三盲法：还包括资料收集，监督与分析者也不知道

口腔健康状况调查（见后）

口腔健康问卷调查（助理不考）（见后）

口腔临床试验方法（助理不考）（见后）

口腔流行病学（三）

口腔流行病学的研究方法（助理不考）（见前）

口腔健康状况调查（一）

数据整理和统计

统计指标
- 平均数：反映一组性质相同的观察值的平均水平或集中趋势，常用于分析计量资料
- 标准差：用来说明一组观察值之间的变异程度，即离散度
- 标准误：用来表示抽样误差的大小
- 率：说明某种现象发生的频率或强度，用百分比表示
- 构成比：说明某事物内部各构成部分所占的比重，用百分比表示

统计分析（正态分布）
- $P>0.05$ 统计学无显著意义
- $0.05 \geq P > 0.01$ 统计学有显著意义
- $P \leq 0.01$ 统计学有高度显著意义

计量资料的统计分析
- 两样本均数的比较
  - 样本含量小时一般用 t 检验
  - 样本含量大时一般用 u 检验
- 多个样本均数的比较：通常用方差分析、秩和检验

计数资料的统计分析
- 两个样本率差异的假设检验：u 检验
- 两个及以上样本率和构成比差别：卡方检验

指数和标准
- 冠龋的诊断标准：用探针探到牙的窝沟或光滑面有明显龋洞、釉质下破坏，或探到软化洞底或洞壁
- 根龋的诊断标准：用探针在牙根面探及软的或皮革样的损害
- 改良CPI指数：判断牙龈出血和牙周袋深度
- Dean指数：氟牙症损害、分类依据
- DMFT/DMFS：龋病指数

调查方法

普查：在特定时间范围内，一般为1~2天或1~2周，对特定人群中的每一个成员进行的调查或检查
★ 普查的应查率要求在95%以上

抽样调查 方法
- 单纯随机抽样
- 系统抽样（间隔抽样、机械抽样）
- 分层抽样
- 整群抽样：整群为抽样单位
- 多级抽样（多阶段抽样）

捷径调查（WHO推荐）：只查有代表性的指数年龄组的人群（5岁、12岁、15岁、35岁~44岁、65~74岁）

试点调查（预调查）：对有代表性的1~2个年龄组少数人群进行调查，通常为12岁组，加另一个年龄组

- Kappa值与可靠度（见后）
- 误差及预防方法（见后）
- 样本含量（见后）

口腔健康问卷调查（助理不考）（见后）

口腔临床试验方法（助理不考）（见后）

口腔流行病学（四）

口腔流行病学的研究方法（助理不考）（见前）

口腔健康状况调查（二）

- 数据整理和统计（见前）
- 指数和标准（见前）
- 调查方法（见前）
- Kappa值与可靠度
  - 0~0.40 不合格
  - 0.41~0.60 中
  - 0.61~0.80 优
  - 0.81~1.0 完全可靠
- 误差及预防方法
  - 随机误差：不能完全避免
  - 选择性偏倚
    - 随意选择，不是按照抽样设计的方案进行的
    - 预防方法：选择调查对象时严格按照流行病学抽样设计进行抽样
  - 无应答偏倚
    - 实际就是漏查
    - 预防方法：调查前做好受检者工作
  - 信息偏倚
    - 因检查器械等造成的测量偏倚
      - 预防：使用标准器械，并保持稳定的环境条件
    - 因调查对象引起的偏倚
      - 原因
        - 回忆偏倚：记不住
        - 报告偏倚：不愿意真实回答，骗人
      - 预防：尽量提供可能的回忆目标
    - 因检查者引起的偏倚
      - 原因
        - 检查者之间偏性
        - 检查者本身偏性
      - 预防方法
        - 疾病的诊断标准要准确
        - 调查前要认真培训；对于诊断标准要统一认识
        - 调查前要做标准一致性试验
- 样本含量
  - 样本含量大小会影响调查效果
  - 公式 $N=K\times Q/P$
    - N 为受检人数
    - P 为某病预期现患率
    - $Q=1-P$
  - K值大小
    - 当允许误差为10%（0.1P）时，$K=400$
    - 当允许误差为15%（0.15P）时，$K=178$
    - 当允许误差为20%（0.2P）时，$K=100$

口腔健康问卷调查（助理不考）（见后）

口腔临床试验方法（助理不考）（见后）

口腔流行病学（五）

（口腔预防医学－口腔流行病学）

- **口腔流行病学的研究方法（助理不考）（见前）**
- **口腔健康状况调查（见前）**
- **口腔健康问卷调查（助理不考）**
  - 调查方式
    - 自填式
    - 访谈式
  - 质量控制
    - 问卷的信度：指用同一指标重复测量某项稳定特质时得到相同结果的程度（一致性、可重复性）
      - 信度系数越大，可靠性越高
    - 问卷的效度：即正确性程度，也称为有效性、准确性或真实性
    - 预调查：选择与研究对象相似，但不是研究对象的少数人群进行
    - 问卷调查员培训
    - ★问卷回收率：回收的问卷份数与发出的份数的比率
      - 提高回收率的常用方法
        - 版面设计简洁、美观且容易阅读
        - 问题数量合适且容易回答
        - 争取权威机构的支持
        - 让调查对象事先对研究的目的和意义有所准备，从而更愿意接受调查
        - 方便调查对象
        - 注意调查员的培训
        - 赠送纪念品
  - 问卷设计
    - 问卷设计的原则
    - 问卷设计的步骤
    - 问题的设计
      - 以封闭型问题为主
      - ★问题的形式
        - 填空式
        - 二项式（是否式问句）
        - 列举式
        - 多项选择式
        - 顺位式问句
        - 多项任选式
        - 评分式问句
        - 矩阵式问句
    - 答案设计
  - 问卷调查的内容
    - 研究对象的属性
    - 口腔健康知识、态度和行为
    - 口腔健康相关生活质量
- **口腔临床试验方法（助理不考）（见后）**

口腔流行病学（六）

- 口腔流行病学研究方法（助理不考）（见前）
- 口腔健康状况调查（见前）
- 口腔健康问卷调查（助理不考）（见前）
- 口腔临床试验方法（一）（助理不考）
  - ★基本原则
    - 随机
    - 对照
    - 盲法
  - 用途
    - 观察临床效果
    - 评价对人体的副作用
    - 研究致病原因
  - 基本分类
    - 历史性对照研究：将历史上曾经做过的临床试验结果作为对照
    - 非随机同期对照试验
      - 同期开展但没有按随机原则
      - 可能会影响试验结果的准确性
    - 随机对照试验
      - 按照随机化的原则将试验对象分为试验组和对照组
      - 临床试验的经典方法
    - 交叉设计临床试验
      - 试验开始时，分为试验组和对照组，在研究的第一阶段试验组接收研究因素的干扰，对照组接收对照因素的干扰
      - 第一阶段结束后，两组交换干扰内容，进入第二阶段的研究
      - 研究全部结束后，比较两个阶段试验组和对照组的结果
    - 序贯临床试验：适合临床患者陆续就诊的特点，可以节约样本量，但只能用于能迅速判断效果的临床试验
  - 临床试验设计（一）
    - 选择研究对象
    - 估计样本量：一般需要增加10%的样本量
    - 设立对照组
      - 阳性对照：以标准方法或常规方法作为对照组，以新方法或需要研究的方法作为实验组
      - 阴性对照：对照组使用的方法除了实验组的研究因素外，其他部分均与实验组相同
      - 安慰剂：使用的制剂在形状、味道、颜色方面与试验组使用的干扰物相似
      - 空白对照：不采用任何措施（违背盲法，一般不采用）
      - 其他对照：交叉对照、历史对照、潜在对照
    - 随机化分组（见后）
    - 确定干预方案（见后）
    - 盲法试验（见后）
    - 确定临床试验周期（见后）
    - 选择评价指标（见后）

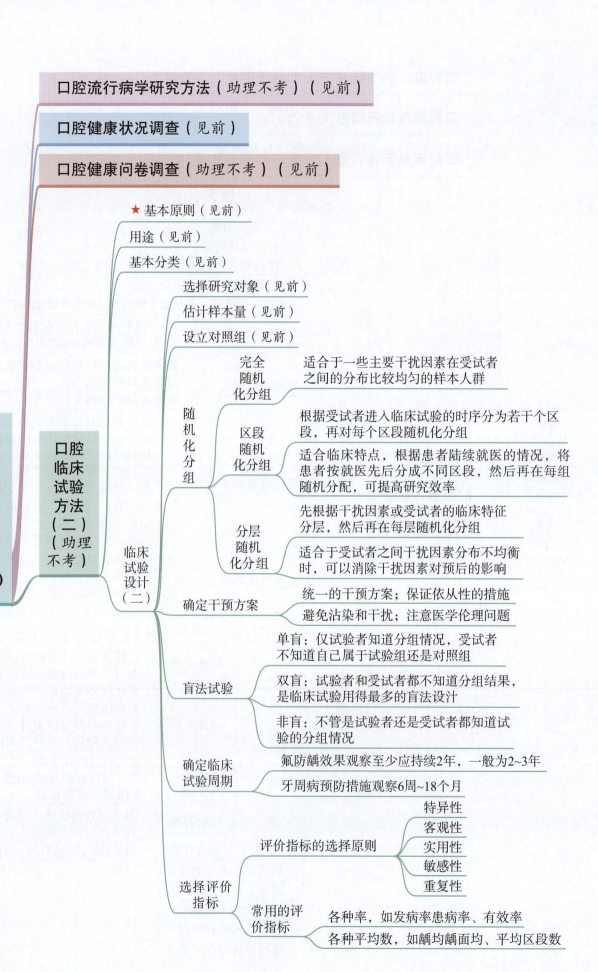

龋病预防（一）

龋病流行病学（一）

龋失补指数

- 恒牙龋、失、补牙数（DMFT）
- 恒牙龋、失、补牙面数（DMFS）
- 乳牙龋、失、补牙数（dmft）
- 乳牙龋、失、补牙面数（dmfs）

公式：
- D："龋"即已龋坏尚未充填的牙
- M："失"指因龋丧失的牙
- F："补"为因龋已做充填的牙
- 牙面数：更加细分了项目，因龋失一颗前牙4个面，后牙5个面
- 备注：恒牙用大写字母表示，乳牙用小写字母表示

注意事项：
- 30岁以上者，不再区分是龋病还是牙周病导致的失牙
- 失牙的标准：9岁以下的儿童丧失了不该脱落的乳牙即为龋失

龋病常用指数（见后）

龋病的流行特征及影响因素（见后）

龋病预测与早期诊断（助理不考）（见后）

龋病的分级预防措施和方法（见后）

氟化物与牙健康（见后）

窝沟封闭（见后）

预防性树脂充填（见后）

非创伤性修复治疗（见后）

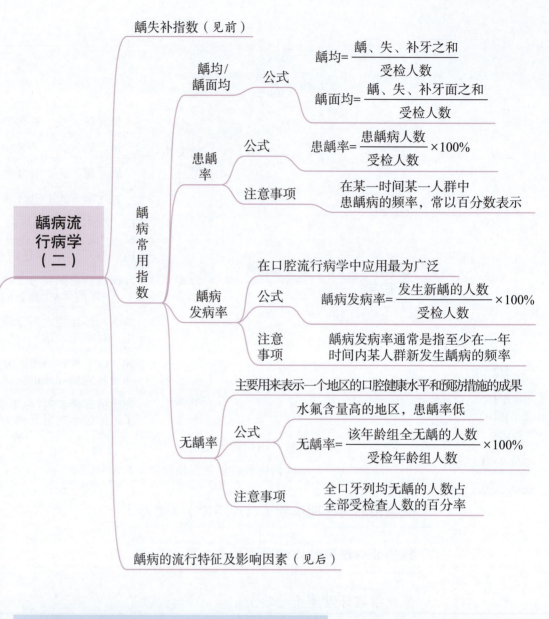

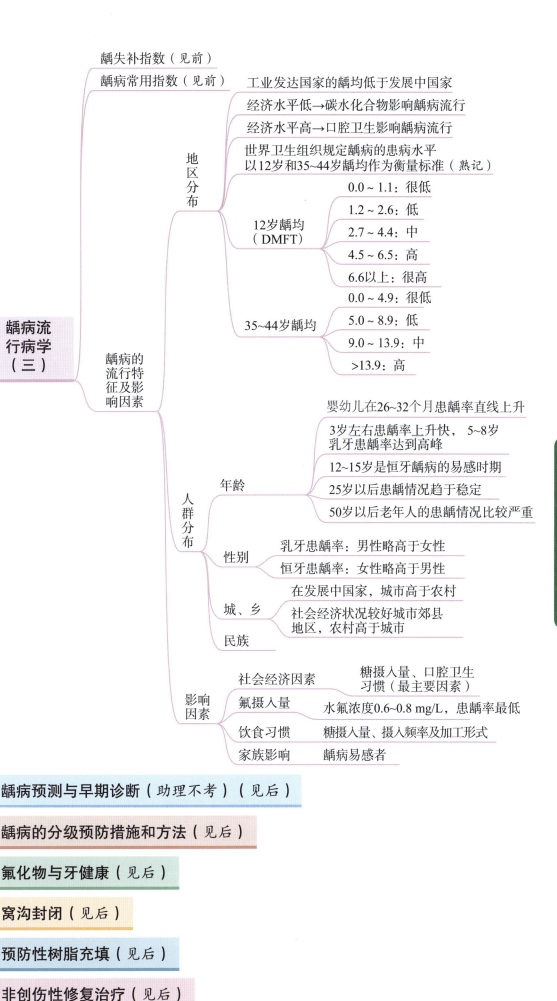

龋病预防（四）

口腔预防医学—龋病预防

- 龋病流行病学（见前）
- 龋病预测与早期诊断（一）（助理不考）
  - 龋病预测
    - 易感因素预测
      - 乳牙患龋经历
      - 致龋微生物 —— 3岁儿童变形链球菌数量是预测患龋危险因素最重要的指标
      - 唾液 —— 缓冲能力、流率
      - 全身健康状况
      - 社会行为方面
    - 龋活性试验
      - Dentocult SM 试验（DSM）—— 以观察唾液中每毫升菌落形成单位（CFU/mL）的变形链球菌数量来判断龋的活性
      - Dentocule LB（DLB）试验 —— 主要观察乳杆菌在唾液中的数量
      - Cariostat（Ca）试验 —— 检测牙表面菌斑内产酸菌的产酸能力
        - 结果判读：
          - 蓝紫色：-
          - 绿色：+
          - 黄绿色：++
          - 黄色：+++
        - ++为危险龋活性
        - +++为明显龋活性
      - Dentobuff Strip（S）试验 —— 了解唾液的缓冲能力（蓝色）
      - 刃天青纸片法 —— 用颜色显色法观察唾液内变形链球菌的数量
        - 结果判读：
          - 纸片蓝色：-
          - 紫蓝色：+
          - 红紫色：++
          - 粉色：+++
          - 白色：++++
        - 粉色：+++以上为龋活跃
      - 定量PCR方法 —— 用定量PCR方法检测受试者唾液内变形链球菌数量判断龋活性
  - 龋病早期诊断（见后）
- 龋病的分级预防措施和方法（见后）
- 氟化物与牙健康（见后）
- 窝沟封闭（见后）
- 预防性树脂充填（见后）
- 非创伤性修复治疗（见后）

龋病预防（五）

- **龋病流行病学**（见前）

- **龋病预测与早期诊断（二）（助理不考）**
  - 龋病预测（见前）
  - 龋病早期诊断
    - 常规临床检查
      - 光滑面早期龋：光滑面的牙釉质表面下脱钙表现白垩色斑
      - 窝沟早期龋：观察颜色变黑，探粗糙感，可初步确定龋坏
      - 邻面早期龋：用牙科探针感觉粗糙感，再辅助X线投射
    - 仪器检测
      - X线诊断：X线早期龋的诊断是临床常用的方法（尤其邻面龋坏）
      - 激光荧光诊断：激光荧光龋检测仪是目前临床多用的早期龋诊断仪器
      - 电阻法

- **龋病的分级预防措施和方法**（见后）

- **氟化物与牙健康**（见后）

- **窝沟封闭**（见后）

- **预防性树脂充填**（见后）

- **非创伤性修复治疗**（见后）

龋病预防（六）

- 龋病流行病学（见前）
- 龋病预测与早期诊断（助理不考）（见前）
- 龋病的分级预防措施和方法
  - 龋病的三级预防
    - 一级预防
      - 内容
        - 口腔健康教育
        - 控制消除危险因素
      - 举例：宣传教育、合理使用氟化物防龋措施（窝沟封闭，应用防龋涂料）
    - 二级预防
      - 内容：早发现、早诊断、早治疗
      - 举例：定期检查，X线片等辅助诊断，在检查诊断基础上做早期龋充填
    - 三级预防
      - 内容
        - 防止龋的并发症
        - 恢复功能
      - 举例
        - 对龋病引起的牙髓及根尖周病的病牙进行牙体牙髓治疗
        - 修复牙体组织的缺损和牙的缺失
  - 龋病的预防方法
    - 菌斑控制
      - 机械方法：刷牙，使用牙线、牙间隙刷、牙间清洁器
      - 化学方法：氯己定
      - 其他方法
        - 植物提取法：黄芩、厚朴、五倍子、金银花、三颗针、两面针、三七、茶叶等
        - 抗菌斑附着剂：茶多酚、甲壳胺等
        - 替代疗法：缺陷株代替野生株
        - 生物疗法：酶类
        - 免疫方法：防龋疫苗
    - 控制糖的摄入
      - 蔗糖是致龋性最强的糖
      - 控制好摄糖频率
    - 使用糖代用品
      - 山梨醇、木糖醇、甘露醇
      - 高甜度代用品：甜叶菊糖
      - 低甜度代用品：山梨醇、木糖醇、甘露醇、麦芽糖
    - 增强牙抗龋力：增强孕妇及婴儿期营养，氟化物应用、窝沟封闭
    - 定期进行口腔检查
      - 学龄前儿童：3~6个月检查一次
      - 学龄儿童：6个月检查一次
      - 成人：6~12个月检查一次
      - 易感者：缩短定期检查时间
- 氟化物与牙健康（见后）
- 窝沟封闭（见后）
- 预防性树脂充填（见后）
- 非创伤性修复治疗（见后）

龋病预防（七）

- 龋病流行病学（见前）
- 龋病预测与早期诊断（助理不考）（见前）
- 龋病的分级预防措施和方法（见前）
- 氟化物与牙健康（一）
  - 氟的毒性作用
    - 急性氟中毒
      - 5 mg/kg 为可能中毒剂量
      - 主要症状：可在 4 h 内导致死亡
      - 急救处理原则
        - 催吐、洗胃、口服或静脉注射钙剂、补糖、补液以及对症治疗
        - 最简单易行的现场抢救措施之一是迅速给患者补充大量牛奶
    - 慢性氟中毒
      - 病因：长期摄入过量的氟
      - 预防
        - 寻找合适的水源和采取饮水除氟措施
        - 消除生活用煤氟污染
        - 预防工业氟污染
    - 氟牙症
      - 临床特点
        - 多发生在恒牙，乳牙很少见
        - 6~7 岁以后再迁入高氟区，不出现氟牙症
      - 氟牙症指数：Dean 分类
      - 氟牙症预防和治疗
        - 预防：不摄入过量的氟
        - 治疗
          - 无实质性缺损
            - 前牙：脱色法
            - 后牙：不予处理
          - 有实质性缺损
            - 前牙：光固化复合树脂修复，重者贴面、甲冠
            - 后牙：影响咀嚼功能者，可采取充填法或金属全冠修复
  - 氟化物防龋的全身应用
    - 饮水氟化
      - 氟浓度一般保持在 0.7~1 mg/L
      - 学校饮水氟化的浓度可以为社区自来水氟适宜浓度的 4.5 倍
    - 氟片：0.25 mg、0.5 mg 两种，每次氟化钠总剂量不超过 120 mg
    - 氟滴剂：适用于 2 岁以下幼儿
    - 食盐氟化、牛奶氟化
  - 氟化物防龋的局部应用（见后）
  - 人体氟来源及代谢（见后）
  - 氟化物的防龋机制（见后）
- 窝沟封闭（见后）
- 预防性树脂充填（见后）
- 非创伤性修复治疗（见后）

龋病预防（八）

龋病流行病学（见前）

龋病预测与早期诊断（助理不考）（见前）

龋病的分级预防措施和方法（见前）

氟化物与牙健康（二）

氟的毒性作用（见前）

氟化物防龋的全身应用（见前）

氟化物防龋的局部应用
- 含氟牙膏
- 含氟液漱口
  - 0.2%NaF（900 mg/L）溶液每周使用一次
  - 0.05%NaF（230 mg/L）溶液每天使用一次
- 局部涂氟
- 含氟涂料
- 含氟凝胶
- 其他，氟泡沫等

人体氟来源和总摄入量
- 来源
  - 饮水：人体氟的主要来源是饮水，约占人体氟来源的65%
  - 食物：人体每天摄入的氟约有25%来自于食品
  - 空气：某些特殊环境条件下引起空气氟污染
- 总摄入量：每千克体重每天的总摄氟量以0.05~0.07 mg为宜

人体氟代谢（吸收、分布、排泄）
- 吸收
  - 吸收率和程度：30 min为半吸收期，30~60min内达到高峰
  - 吸收机制及部位：氟吸收是一个简单被动扩散过程
  - 食物和其他含氟制品中的氟吸收：正常时自膳食吸收约80%的氟
  - 影响氟吸收的因素：口腔和胃的pH影响吸收的速率
- 分布
  - 血液：75%的血氟存在于血浆中
  - 乳汁：氟化物可通过胎盘，胎盘只有部分屏障作用
  - 软组织：指甲氟可用作确定接受过量氟的一个指标
  - 骨和牙
  - 唾液和菌斑
- 排泄
  - 肾脏：主要途径 40%~60%

氟化物的防龋机制
- 氟化物干扰糖原酵解：阻止致龋菌代谢糖所产生的酸
- 影响牙体形态：牙形态改变可以说明适当氟化可使牙的抵抗力增强
- 降低牙釉质溶解度和促进牙釉质再矿化
- 对微生物的作用
  - 抑制与细菌糖酵解和细胞氧化有关的酶
  - 抑制细菌进入葡萄糖
  - 抑制细菌产酸

窝沟封闭（见后）

预防性树脂充填（见后）

非创伤性修复治疗（见后）

龋病预防（九）

- 龋病流行病学（见前）
- 龋病预测与早期诊断（助理不考）（见前）
- 龋病的分级预防措施和方法（见前）
- 氟化物与牙健康（见前）
- 窝沟封闭（一）
  - 窝沟封闭的适应证和非适应证
    - 适应证
      - 可插入或卡住探针的牙
      - 对侧同名牙患龋或有患龋倾向的牙
      - 牙萌出4年以内
    - 非适应证
      - 𬌗面无深的沟裂点隙、自洁作用好
      - 患较多邻面龋损者
      - 患者不合作，不能配合正常操作
      - 牙齿尚未完全萌出，被牙龈覆盖
    - 窝沟封闭的最佳时间
      - 乳磨牙以3~4岁为宜
      - 第一恒磨牙以6~7岁为宜
      - 双尖牙、第二恒磨牙一般以11~13岁为宜
  - 窝沟封闭剂的组成、类型及特点
    - 组成
      - 树脂基质
      - 稀释剂——活性单体，降低树脂黏度
      - 引发剂——分自凝引发剂和光固化引发剂
    - 类型
      - 光固化——430~490 nm的可见光
      - 自凝固化
    - 酸蚀剂
      - 酸蚀剂——30%~40%磷酸
      - 时间——恒牙——30 s；乳牙——60 s
      - 机理——牙釉质表面产生微孔结构，与牙釉质机械地锁结起来形成完整的树脂-牙釉质界面
  - 窝沟封闭的操作步骤（见后）
- 预防性树脂充填（见后）
- 非创伤性修复治疗（见后）

龋病预防（十）

口腔预防医学 — 龋病预防

- 龋病流行病学（见前）
- 龋病预测与早期诊断（助理不考）（见前）
- 龋病的分级预防措施和方法（见前）
- 氟化物与牙健康（见前）
- 窝沟封闭（二）
  - 窝沟封闭的适应证和非适应证（见前）
  - 窝沟封闭剂的组成、类型及特点（见前）
  - 窝沟封闭的操作步骤
    - 清洁牙面
    - 酸蚀
      - 酸蚀面积：牙尖斜面的2/3
      - 酸蚀时间：恒牙20~30 s，乳牙60 s
      - 酸蚀牙面干燥后呈白色雾状外观（白垩色）
      - 注意：操作中要确保酸蚀牙面不被唾液污染，这是窝沟封闭成功的关键
    - 冲洗和干燥
    - 涂布封闭剂
    - 固化
      - 自凝固化：涂后1~2 min即固化
      - 光固化：固化灯照射距离牙尖1 mm，时间为20~40 s
      - 照射面积要超过涂布范围
    - 检查：了解固化程度、粘接情况、有无气泡
  - 临床评价效果
    - 常采用封闭剂保留率和龋降低率两个指标
    - 封闭剂保留率=封闭剂保留的牙数/已封闭的总牙数×100%
    - 龋降低相对有效率=(对照组龋齿数−实验组龋齿数)/对照组龋齿数×100%
    - 龋降低实际有效率=(对照组龋齿数−试验组龋齿数)/已封闭的总牙数×100%
- 预防性树脂充填（见后）
- 非创伤性修复治疗（见后）

龋病预防（十一）

- 龋病流行病学（见前）
- 龋病预测与早期诊断（助理不考）（见前）
- 龋病的分级预防措施和方法（见前）
- 氟化物与牙健康（见前）
- 窝沟封闭（见前）

预防性树脂充填（PRR）

特点
- 仅去除窝沟处的病变牙釉质或牙本质
- 酸蚀技术和树脂材料充填
- 窝沟封闭与窝沟龋充填相结合
- 不采用传统的预防性扩展
- 保留更多健康牙体组织，减少了漏隙产生

适应证
- 窝沟有龋损能卡住探针
- 深的点隙窝沟有患龋倾向
- 沟裂有早期龋迹象，牙釉质混浊或呈白垩色

根据范围深度和充填材料分类
- 类型A：需用最小号圆钻去除脱矿牙釉质，用不含填料的封闭剂充填
- 类型B：用小号或中号圆钻去除龋损组织，洞深基本在牙釉质内，通常用稀释的树脂材料充填
- 类型C：用中号或较大圆钻去除龋坏组织，洞深已达牙本质故需氢氧化钙垫底，涂布牙本质或牙釉质粘接剂后用后牙复合树脂材料充填

非创伤性修复治疗（ART）

定义
用手用器械清除龋坏组织，然后用有粘接性、耐压和耐磨性能较好的新型玻璃离子材料将龋洞充填的技术

适应证
- 不需电动牙科设备
- 恒牙和乳牙的中小龋洞，能允许最小的挖器进入
- 无牙髓暴露
- 无可疑牙髓炎

材料
玻璃离子粉、液，牙本质处理剂

器械
口镜、镊子、探针、调拌纸、挖匙、牙用斧形器（或称锄形器）、雕刻刀等

操作步骤
洞形准备→清洁→混合与调拌→充填→按压30 s→涂凡士林→1 h不咀嚼

不足
- 充填微漏
- 玻璃离子材料的强度

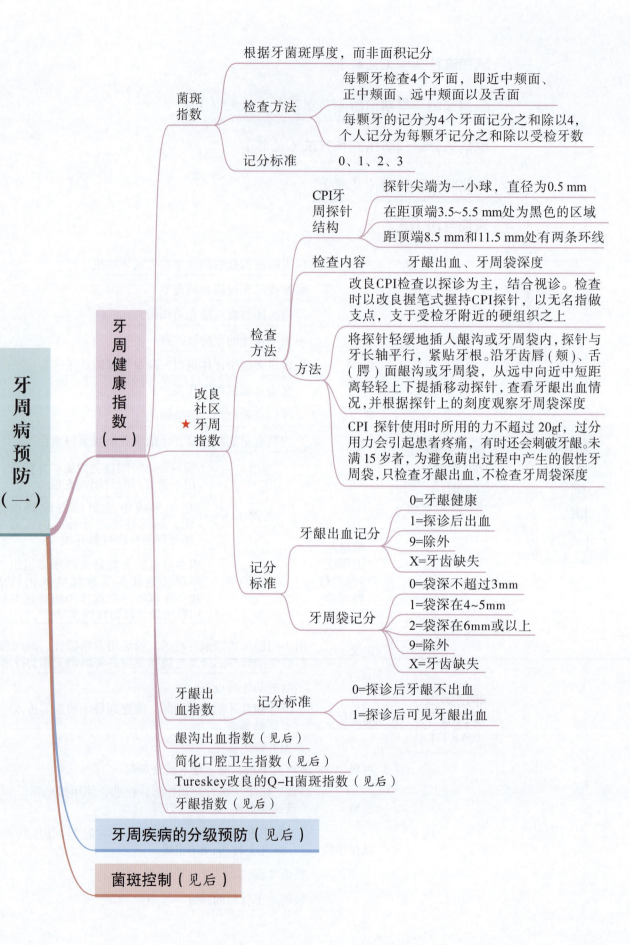

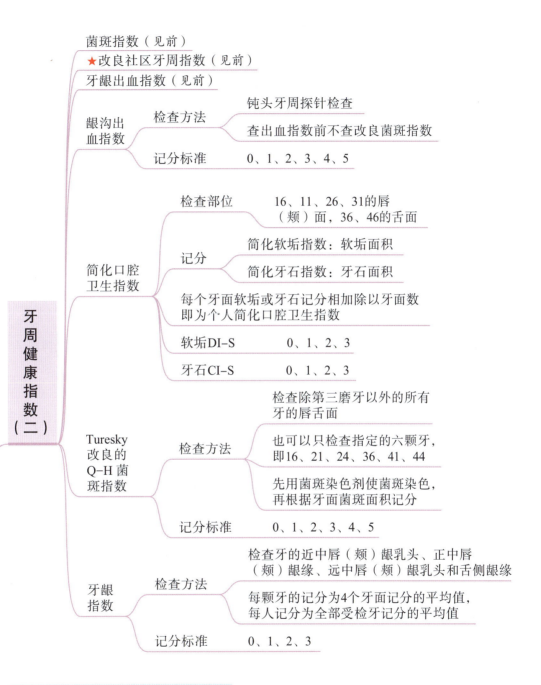

牙周病预防（三）

口腔预防医学 - 牙周病预防

- **牙周健康指数（见前）**
- **牙周疾病的分级预防** — 牙周病的三级预防
  - 一级预防（没病）
    - 口腔健康教育和指导
    - 刷牙，使用牙线、牙间清洁器
    - 口腔检查去除不良修复体
    - 纠正不良习惯
    - 足够的营养 —— 恢复牙龈组织的正常颜色、形态、韧性
    - 饮食调节
    - 健康的生活条件
  - 二级预防（三早）
    - 早期诊断治疗，防止功能障碍
    - 定期X线检查
    - 治疗牙周脓肿
    - 袋内刮治和根面平整
    - 促进早期牙周损害的治疗、消除牙周袋
    - 牙周手术治疗
    - 促进所有牙周损害的治疗
    - 牙周固定
    - 治疗与牙周病有关的其他口腔病损
    - 平衡咬合
  - 三级预防（有病根治）
    - 康复
    - 修复丧失的牙槽嵴和缺失牙，改善美观和功能
    - 治疗全身疾病，如糖尿病
- **菌斑控制（见后）**

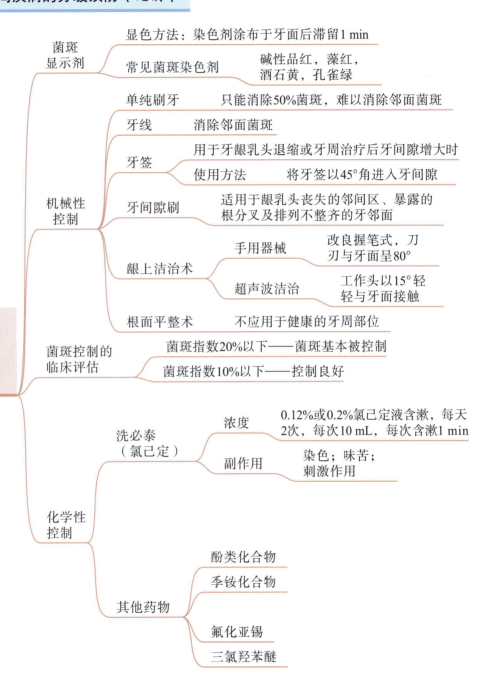

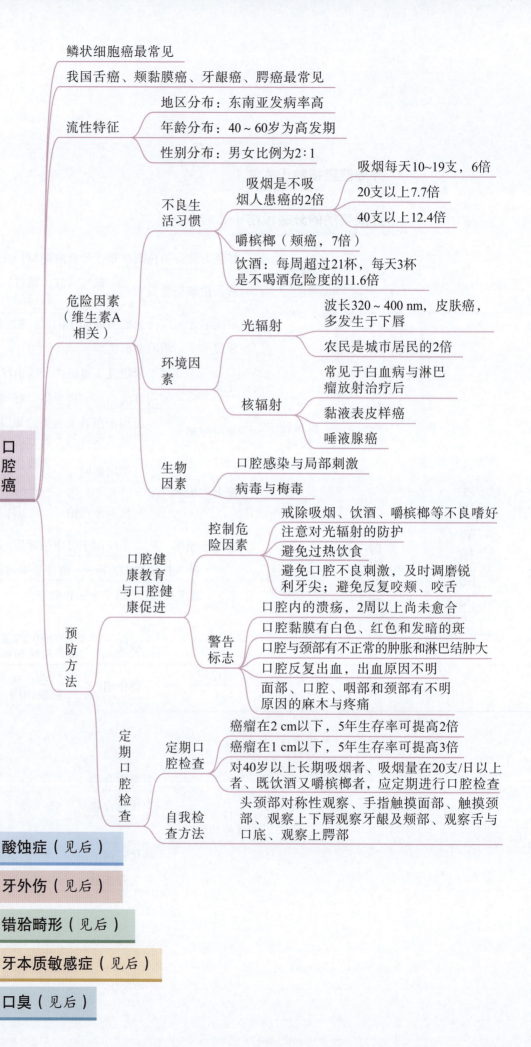

其他口腔疾病的预防（二）

- **口腔癌**（见前）

- **酸蚀症**
  - 定义：在无细菌参与的情况下，接触牙面的酸或其螯合物的化学侵蚀作用而引起的一种慢性的、病理性的牙体硬组织丧失
  - 危险因素
    - 碳酸饮料——尤其青少年
    - 职业相关酸性物质——工业性酸蚀症，盐酸、硫酸和硝酸是对牙齿危害最大的三类酸
    - 酸性药物——如补铁药、口嚼型维生素C、口嚼型阿司匹林和患胃酸缺乏症的患者用的替代性盐酸等药物
    - 胃酸——胃病长期反酸、呕吐及慢性酒精中毒者的胃炎和反胃
  - 预防
    - 加强口腔健康教育
    - 治疗可引起牙酸蚀症的疾病
    - 减少饮食中的酸对牙的侵蚀
    - 避免酸性环境中与酸的接触
    - 增强牙对酸的抵抗力
    - 改变不良的饮食习惯及口腔卫生习惯

- **牙外伤**（见后）
- **错𬌗畸形**（见后）
- **牙本质敏感症**（见后）
- **口臭**（见后）

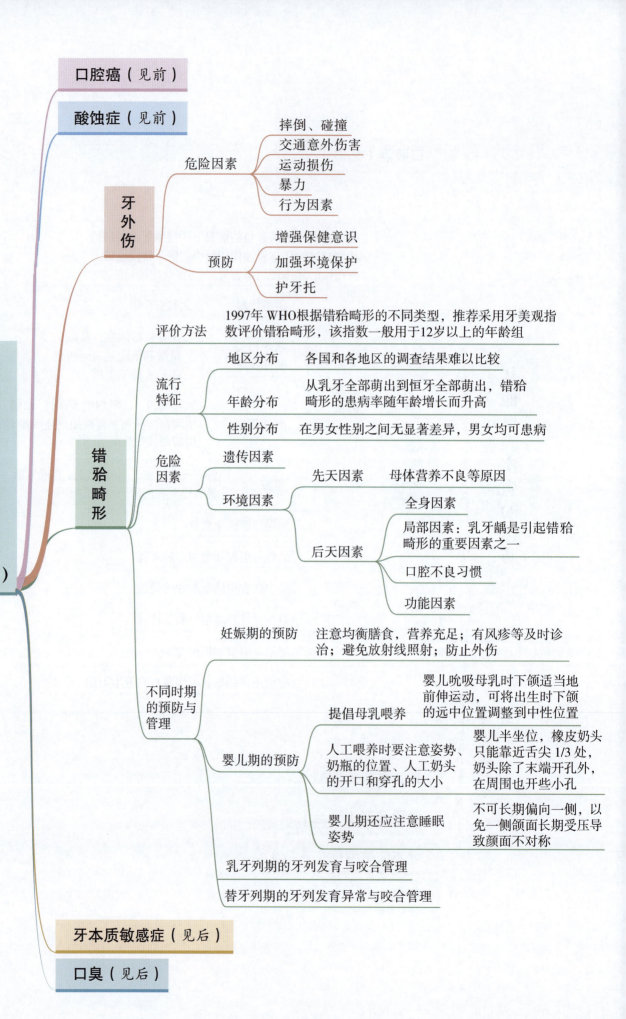

其他口腔疾病的预防（四）

牙本质敏感症

- **危险因素**
  - 磨损
  - 酸蚀
  - 牙龈退缩

- **流行特征**
  - 地区分布：农村人群的患病率要高于城市人群
  - 年龄分布：患病率根据年龄不同而不同，基本上随年龄增长而增加
  - 性别分布：根据不同国家的调查，牙本质敏感好发于女性

- **预防**
  - 建立餐后漱口的习惯
  - 减少酸性食物和饮料的摄入
  - 进食酸性食物和饮料后，即刻漱口，1小时后再刷牙
  - 选择合格的牙刷、正确的刷牙，避免用力过大
  - 有牙周疾病、夜牙症、牙齿过度磨耗等相关疾病的患者及时诊治
  - 有内源性酸来源的患者，建议治疗全身疾病

- **评价方法**
  - 电子压力敏感探诊记数
    - 探针接触牙颊面
    - 首先设定10g力量，随后每次增大10g力量，最大力量为80gf
    - 记录受试者表明有不舒服的感觉时的压力值
  - schiff冷空气敏感指数
    - 气枪在牙1cm距离吹1秒，19~21℃
    - 0—不反应
    - 1—有反应，但不请求中止
    - 2—有反应，请求中止
    - 3—有反应，疼痛，请求停止

口臭

- 口臭可分为真性口臭、假性口臭以及口臭恐惧症

- **真性口臭**
  - 生理性口臭：持续时间短，经正确的口腔卫生措施可很快消除
  - 病理性口臭
    - 口源性口臭：占口臭的80%~90%，主要由厌氧菌引起（挥发性VSC），口臭气味的主要成分是硫化氢、甲基硫醇
    - 非口源性口臭
      - 呼吸道来源的口臭：肺炎、肺脓肿
      - 血液携带来源的口臭：肝硬化、晚期肾病、糖尿病
    - 食物、烟酒引起的口臭

- **气相色谱法**：目前最好的诊断和探测口臭的方法：气相色谱检测测定口臭的金标准：配有火焰光度检测仪的气相色谱

- **感觉测定法**
  - 嗅觉判断的标准分为0~5级
    - 0—无气味　未察觉气味
    - 1—可疑气味　可嗅及气味，但不能确定是否为口臭
    - 2—轻度口臭　达到臭味阈值的气味
    - 3—中度口臭　可明显察觉的臭味
    - 4—重度口臭　重度的臭味，但检查者可忍受
    - 5—严重口臭　十分强烈的臭味，检查者无法忍受

- **细菌分析法**

- **预防**　漱口　刷牙　舌清洁　牙线　及时治疗口腔疾病

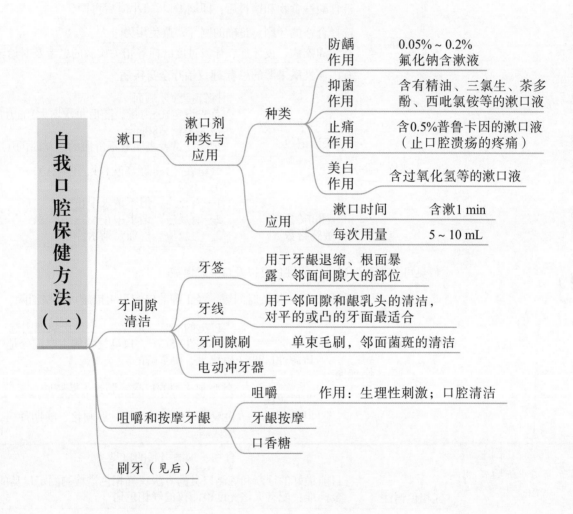

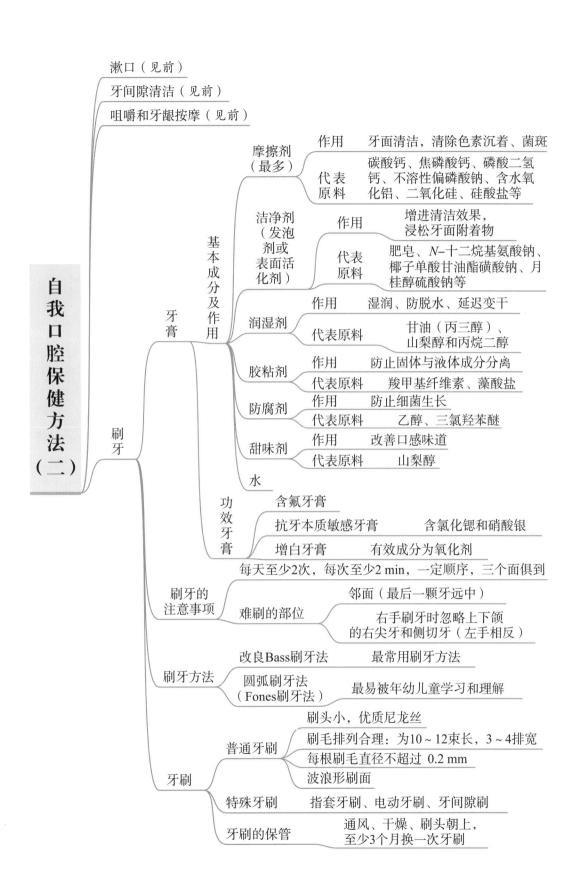

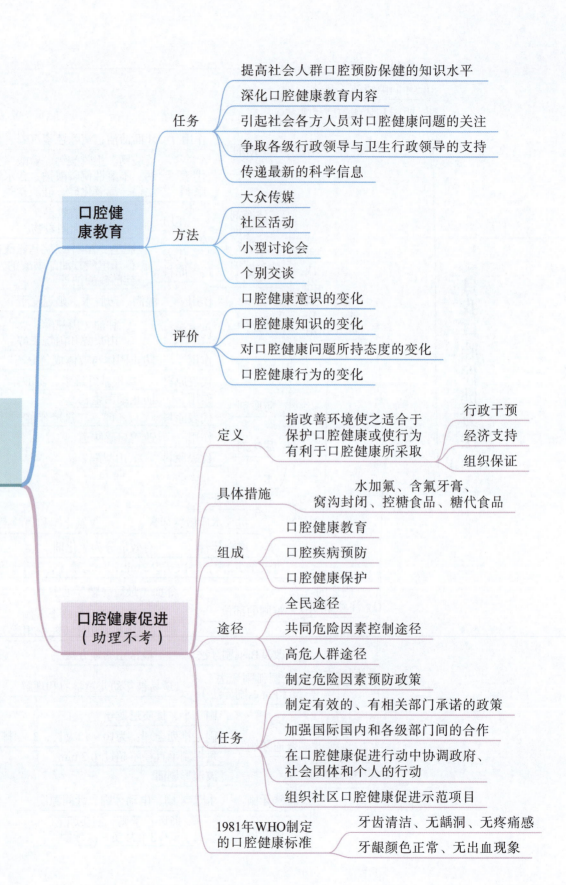

特定人群的口腔保健

妊娠期妇女
- 重点在一级预防
- 前3个月：口腔治疗仅限于处理急症，避免X线照射
- 4~6个月：治疗口腔疾病的适宜时期（拍片要保护）
- 后3个月：应尽可能避免口腔治疗，以保守治疗为主
- 急症治疗时选择不含肾上腺素等收缩血管的药物
- 12周内不用致畸药

婴儿期（4周~1岁）
- 保持口腔清洁（6个月时用指套牙刷）
- 首次口腔检查：第一颗乳牙萌出后6个月内
- 19~31个月，可以从母体传播变链，称感染窗口期

幼儿期（1~3岁）
- 养成良好的口腔清洁习惯
  - 2岁后，趋于自己刷牙
  - 3岁及3岁以上儿童使用儿童含氟牙膏刷牙，每次用"豌豆"大小的量
- 培养良好的饮食习惯
  - 1岁后停止奶瓶喂养及夜奶
- 适量补充氟化物
- 定期检查和治疗乳牙龋
  - 1岁以后应每半年进行一次常规的口腔检查
- 预防乳牙外伤（多发于1.5~2.5岁）

学龄儿童
- 养成良好的口腔卫生习惯
  - 3~6岁帮助刷牙
  - 6岁以上督促早晚刷牙
- 及时治疗乳牙龋
- 保护好第一恒磨牙（最重要） 完全萌出后6个月内做窝沟封闭
- 戒除口腔不良习惯（3岁以上应就诊）
- 积极防治错𬌗畸形
- 积极治疗龈炎（激素）
- 预防牙外伤（7~9岁）

老年人（60岁以上）
- 提高自我口腔保健能力
- 注意个人口腔卫生
- 定期口腔检查 口腔检查最好半年一次，至少一年一次
- 及时修复缺失牙、牙龈退缩和根面龋

残疾人
- 需帮助患者刷牙，使其固定不乱动
- 使用电动牙刷
- 使用牙线和牙间隙刷
- 适当应用氟化物
- 尽早进行窝沟封闭：乳磨牙：3~4岁，第一磨牙：6~7岁，第二磨牙：11~13岁
- 减少糖的摄入
- 定期口腔检查：最好半年一次，至少一年一次

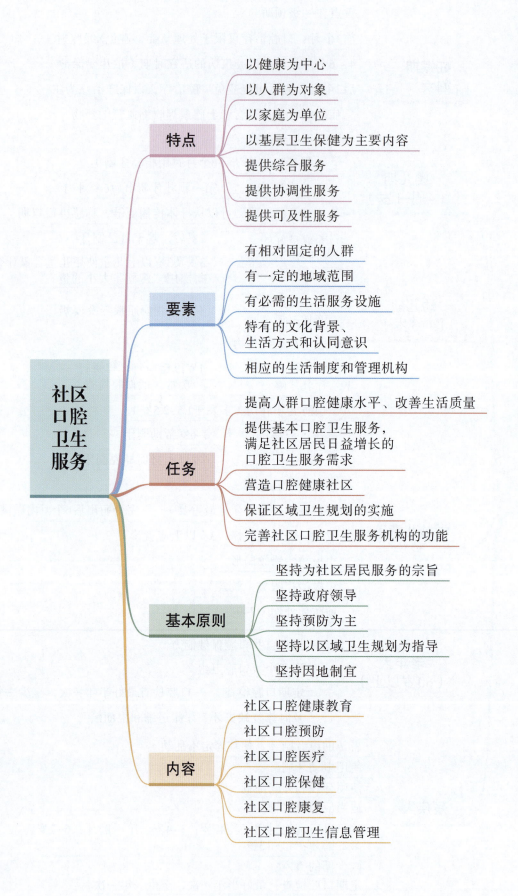

口腔医疗保健中的感染与控制（一）

口腔医源性感染及传播

口腔医疗保健中的感染

疾病

- 接触传播（乙型肝炎、丙型肝炎、丁型肝炎、淋病、梅毒、艾滋病、单纯疱疹、破伤风等）
- 空气传播（水痘、风疹、麻疹、流行性腮腺炎、流感、腺病毒感染、结核、化脓性感染）
- 艾滋病
  - 直接和间接传播
  - 在口腔内的表现
    - 口腔念珠菌病
    - 口腔毛状白斑
    - 卡波西肉瘤
    - 非霍奇金淋巴瘤
- 乙型肝炎
  - 灭菌特点：在95℃时要5 min才能杀灭乙肝病毒
  - 接触传播（病-口-医）
    - 经皮肤接触：可通过血与血制品、污染的针和其他器械感染
    - 经完整（未受损）屏障的非皮肤感染
    - 间接感染：在治疗HBV感染患者之后由于环境的污染导致感染
- 结核
  - 空气传播：结核分枝杆菌存在于痰里
- 梅毒
  - 接触感染者或血液
    - 一期：唇部硬结溃疡
    - 二期："黏膜斑"
    - 三期：腭部坏死穿孔
  - 灭菌特点：梅毒螺旋体在体外生存时间短，容易为消毒剂所杀灭

感染的传播

- 感染源
  - 患者和病原体的携带者
  - 污染的环境
  - 污染的口腔医疗器械
- 传播途径
  - 接触传播
    - 直接接触：通过血液或其他污染的体液直接传播
    - 间接接触：通过接触被污染的物品而造成的传播，常见于医护人员的手
  - 飞沫传播：带有病原微生物的飞沫核（>5 μm），在空气中短距离（1 m内）移到易感人群的上呼吸道导致的传播
  - 空气传播：指带有病原微生物的微粒子（≤5 μm）通过空气流动导致疾病传播
- 易感人群：有某种疾病或传染病缺乏免疫力的人群

感染控制的措施与方法（见后）

口腔器械设备的清洗、消毒与灭菌（见后）

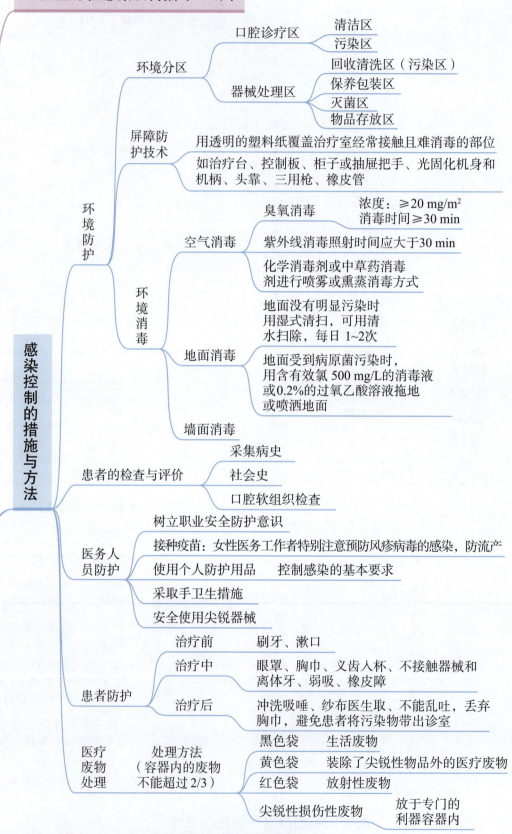

口腔医疗保健中的感染与控制（三）

- 口腔医源性感染及传播（见前）
- 感染控制的措施与方法（见前）
- 口腔器械设备的清洗、消毒与灭菌（一）
  - 口腔器械分类
    - 高度危险器械：接触患者口腔伤口、血液、破损黏膜，或进入口腔无菌组织，或穿破口腔软组织进入骨组织或牙齿内部的各类口腔器械
    - 中度危险器械
      - 仅接触完整的黏膜或破损的皮肤
      - 不进入无菌组织器官的口腔器械
    - 低度危险器械：不接触患者口腔或间接接触患者口腔的器械
  - 灭菌：杀灭物品上的一切致病和非致病微生物，包括芽孢，使之达到无菌程度
    - 常规使用灭菌法
      - 压力蒸汽灭菌
        - 高压蒸气灭菌（132℃以上）
          - 适宜：一般器械、布类、纱布、棉花类及橡胶类
          - 不宜：明胶海绵、凡士林、油脂、液体石蜡和各种粉剂等
        - 目前口腔领域首选和最有效的灭菌方法
      - 干热消毒灭菌
        - 适宜：玻璃、陶瓷等，明胶海绵、凡士林、油脂、液体石蜡和各种粉剂
        - 不宜：棉织品、合成纤维、塑料及橡胶制品等
      - 环氧乙烷气体灭菌
      - 氧化乙烯灭菌系统
      - 低温过氧化氢等离子灭菌系统
    - 灭菌效果监测
      - 工艺监测
      - 化学指示监测
      - 生物指示监测
  - 消毒（见后）
  - 清洗和干燥（见后）

口腔医疗保健中的感染与控制（四）

- 口腔医源性感染及传播（见前）
- 感染控制的措施与方法（见前）
- 口腔器械设备的清洗、消毒与灭菌（二）
  - 口腔器械分类（见前）
  - 灭菌（见前）
  - 消毒：清除或杀灭物品上的致病微生物，使之达到无害化处理
    - 根据消毒水平分类
      - 高效消毒方法
        - 作用：可杀灭一切致病性微生物的消毒方法，对芽孢也有一定的杀灭作用
        - 常用方法及消毒剂：紫外线、含氯消毒剂、臭氧
      - 中效消毒方法
        - 作用：可杀灭和去除细菌芽孢以外的各种致病性微生物的消毒方法
        - 常用方法及消毒剂：超声波、碘类消毒剂、醇类、酚类消毒剂
      - 低效消毒方法
        - 作用：只能杀灭细菌繁殖体、亲脂病毒的化学消毒剂和通风散气、冲洗等机械除菌法
        - 常用消毒剂：氯己定，中草药消毒剂和汞、银、铜等金属离子消毒剂（氢氧化钾常用）
    - 根据消毒原理分类
      - 物理消毒法
      - 化学消毒法
      - 综合消毒法
  - 清洗和干燥
    - 清洗
    - 干燥
      - 金属类干燥温度 70~90℃
      - 塑料类干燥温度 65~75℃

口腔预防医学－口腔医疗保健中的感染与控制

第四章　牙体牙髓病学

- 龋病（102-108）
- 牙发育异常（109-111）
- 牙急性损伤（112）
- 牙慢性损伤（113-114）
- 牙本质敏感症（115）
- 牙髓疾病（116）
- 根尖周疾病（117）
- 牙髓根尖周病的治疗（118-120）

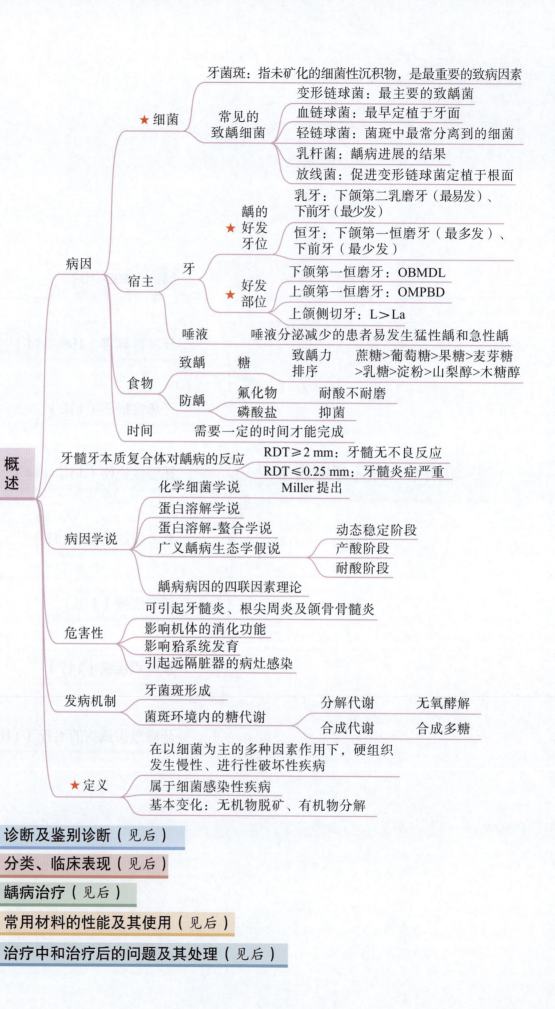

龋病（二）

- **概述（见前）**

- **诊断及鉴别诊断**
  - 诊断方法
    - 问诊
    - 视诊
    - 探诊
    - 叩诊
    - 温度刺激试验
      - 中/深龋刺激入洞痛
      - 无自发性痛
    - X线检查：邻面龋、继发龋、隐匿龋不易用探针查出，用X线片优势明显
  - 鉴别诊断
    - 浅龋的鉴别
      - 牙釉质发育不全
        - 牙面上白垩色
        - 好发于同一时期萌出的牙齿
        - 探诊：硬而光滑
      - 氟牙症
        - 牙面上白垩色
        - 具有高氟地区生活史
    - 深龋的鉴别
      - 可复性牙髓炎
        - 温度测验一过性敏感
        - 无自发痛
      - 慢性闭锁性牙髓炎
        - 有自发痛史
        - 温度测验敏感或迟钝

- **分类、临床表现**
  - 按病变进展速度分类
    - 急性龋（湿性龋）：颜色浅、腐质软、易挖除
    - 慢性龋（干性龋）：颜色深、病变组织硬，发展慢、不易挖除
    - 静止龋：致龋环境发生改变，龋病不再进展
  - 按损害部位分类
    - 点隙窝沟龋　临床最多见
    - 平滑面龋　　邻面高发
    - 根面龋　　　老年人和牙周病患者多见
  - 按病变深度分类
    - 浅龋
      - 深度：牙釉质层或牙骨质层内
      - 临床表现
        - 平滑面龋
          - 白垩色或棕褐色
          - 邻面龋：用𬌗翼片早期诊断
        - 窝沟龋　早期白垩色　卡探针
        - 根面浅龋　探诊粗糙
        - X线不易发现、无明显自觉症状
    - 中龋
      - 深度：牙本质浅层
      - 临床表现
        - X线：距离髓腔远
        - 对冷热酸甜食物敏感、刺激入洞敏感
    - 深龋
      - 深度：牙本质中、深层
      - 临床表现
        - X线：距离髓腔近
        - 刺激入洞敏感，无自发痛
  - 按治疗关系分类
    - 原发龋　未经治疗的牙齿发生的龋坏
    - 继发龋　有充填史的牙齿于充填物边缘发生的龋坏
    - 再发龋　有充填史，于患牙其他部位发生的龋坏

- **龋病治疗（见后）**
- **常用材料的性能及其使用（见后）**
- **治疗中和治疗后的问题及其处理（见后）**

龋病（三）

- 概述（见前）
- 诊断及鉴别诊断（见前）
- 分类、临床表现（见前）
- 龋病治疗（一）
  - 非手术治疗
    - 药物治疗
      - 药物
        - 腐蚀性 — 硝酸银、氨硝酸银 — 不配合的儿童禁用
        - 非腐蚀性 — 氟化物 — 前后牙均可使用
    - 再矿化疗法
      - 矿化液组成
        - 不同比例的钙、磷、氟
        - pH值调至7
  - 银汞合金充填
    - 窝洞的设计
      - 窝洞分类
        - Ⅰ类洞
          - 所有牙面发育点隙裂沟的龋损
          - 例：上颌第一磨牙的腭沟、下颌第一磨牙的颊沟
        - Ⅱ类洞 — 后牙邻面的龋损
        - Ⅲ类洞 — 前牙邻面未损伤切角的龋损
        - Ⅳ类洞 — 前牙邻面损伤缺角的龋损
        - Ⅴ类洞 — 所有牙齿的颊（唇）、舌（腭）面近龈1/3的龋坏
      - 窝洞命名：颊(B)、𬌗面(O)、近中(M)、舌侧(L)、远中(D)、唇面(La)、切端(I)
      - 窝洞结构
        - 洞壁：侧壁和髓壁
        - 洞角
          - 线角：两壁相交
          - 点角：三壁相交
        - 洞缘：侧壁与牙面相交的洞边缘
    - 窝洞洞型设计
      - 抗力形
        - 窝洞深度 — 后牙洞底位于牙釉质牙本质界下0.2~0.5mm
        - 洞形
          - 盒状洞形 — 最基本的抗力形
          - 阶梯洞形 — 龈壁宽度不小于1mm
      - 固位形
        - 侧壁固位 — 最基本的固位形
        - 倒凹固位 — 防止充填体垂直向脱位
        - 鸠尾固位
          - 鸠尾峡
            - 鸠尾峡位于轴髓线角的内侧
            - 后牙宽度：颊舌尖的1/4~1/3
            - 前牙宽度：1/3~1/2
        - 梯形固位 — 防止充填体𬌗向脱位
    - 隔湿及干燥（见后）
    - 垫底（见后）
    - 充填（见后）
  - 复合树脂粘接修复术（见后）
  - 玻璃离子水门汀粘接修复术（见后）
- 常用材料的性能及其使用（见后）
- 治疗中和治疗后的问题及其处理（见后）

龋病（四）

龋病治疗（二）

银汞合金充填

- 非手术治疗（见前）
- 窝洞的设计（见前）
- 窝洞洞型设计（见前）
- 隔湿及干燥
  - 最常用：棉卷隔湿
  - 最理想：橡皮障
- 垫底
  - 单层垫底：洞底距髓腔的牙本质厚度大于1 mm
  - 双侧垫底
    - 第一层：氧化锌　厚度不超1 mm
    - 第二层：磷酸锌
- 充填　步骤
  - 备洞：预防性扩展
  - 调拌
    - 机用：小于40s
    - 手动：60s
  - 充填
    - 2~3 min
    - 调拌到充填完成 6~7 min
  - 刻形：充填完成3~5 min后
  - 打磨、抛光：充填后24 h

复合树脂粘接修复术（见后）

玻璃离子水门汀粘接修复术（见后）

常用材料的性能及其使用（见后）

治疗中和治疗后的问题及其处理（见后）

龋病（五）

- 概述（见前）
- 诊断及鉴别诊断（见前）
- 分类、临床表现（见前）
- 龋病治疗（三）
  - 非手术治疗（见前）
  - 银汞合金充填（见前）
  - 复合树脂粘接修复术
    - 基本步骤
      - 窝洞预备、隔湿
        - 橡皮障最佳
        - 不做预防性扩展
      - 垫底、盖髓：不能使用氧化锌等材料
      - 酸蚀、粘接
        - 酸蚀剂：30%~50%磷酸
        - 酸蚀冲洗
          - 一次酸蚀：牙釉质30 s
          - 二次酸蚀
            - 先酸蚀牙釉质15 s
            - 再酸蚀牙本质15 s
      - 固化、充填
        - 固化时间：20s
        - 充填
          - 整块：一次厚度小于4 mm
          - 分层
            - 第一层水平充填小于1 mm
            - 以后每层小于2 mm
    - 粘接剂与粘接机制
      - 牙釉质粘接
        - 酸蚀剂：30%~50%的磷酸
        - 粘接过程与机制
          - 酸蚀时间：20~40 s
          - 最终形成树脂突
      - 牙本质粘接
        - 玷污层：厚度1~5μm
        - 混合层：牙本质胶原纤维、预处理剂和粘接树脂
      - 牙本质粘接系统
        - 区别
          - 酸蚀-冲洗粘接系统
            - 需要冲洗
            - 去除玷污层
          - 自酸蚀粘接系统
            - 不需要冲洗
            - 溶解或改性玷污层
  - 玻璃离子水门汀粘接修复术
    - 适应证
      - Ⅲ类、V类洞和未累及咬合面的邻面龋
      - 树脂充填前的垫底材料
    - 预备要点
      - 不制作洞缘斜面
      - 不需做预防性扩展
    - 充填修复
      - 24 h后完全固化
      - 充填后需要涂凡士林
    - 修复和抛光：24 h后
- 常用材料的性能及其使用（见后）
- 治疗中和治疗后的问题及其处理（见后）

龋病（六）

- 概述（见前）
- 诊断及鉴别诊断（见前）
- 分类、临床表现（见前）
- 龋病治疗（见前）
- 常用材料的性能及其使用
  - 垫底材料
    - 磷酸锌
      - 游离磷酸可对牙髓产生刺激
      - 不能用于深龋近髓的单层垫底
    - 氧化锌
      - pH值为7~8，固化时呈酸性
      - 有安抚镇痛作用，可促进修复性牙本质的形成
      - 有解聚阻聚作用，不宜和树脂类材料配合使用
      - 可用于深龋近髓的第一层垫底
    - 聚羧酸锌
      - 组成：经煅烧的氧化锌和氧化镁的混合物
      - 不能刺激修复性牙本质形成
      - 可用于单层垫底
    - 氢氧化钙
      - pH值：9~12
      - 可促进修复性牙本质的形成
      - 溶于唾液
      - 用作盖髓材料
  - 充填材料
    - 银汞合金
      - 汞和合金比例：8:5/9:6
      - 汞多成球性、汞少硬而脆
      - 预防汞污染——剩余银汞收集在15 cm深、过饱和的盐水中
  - 粘接修复材料
    - 复合树脂
      - 分类：光固化／化学固化／双重固化
      - 性能：抗压强度高、X线阻射性
    - 玻璃离子（玻璃离子体）
      - 性能：可释放氟离子，有效防龋
- 治疗中和治疗后的问题及其处理（见后）

牙体牙髓病学—龋病

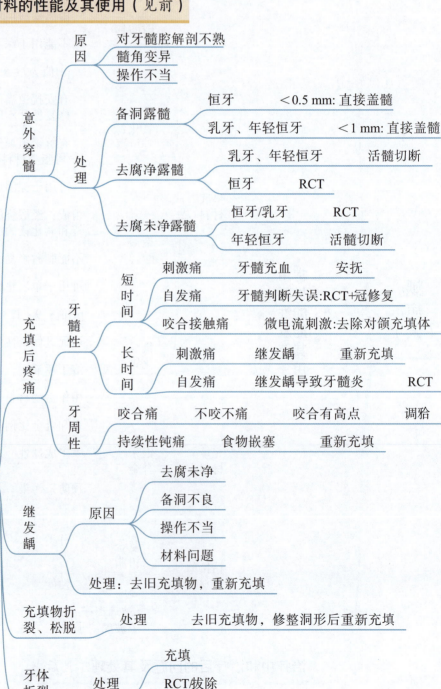

牙发育异常（一）

牙釉质发育不全

- **病因**
  - 遗传因素
  - 严重的营养障碍
  - 内分泌失调
  - 婴儿和母体疾病
  - 局部因素：特纳（Turner）牙：乳牙严重根尖周病导致继承恒牙牙釉质发育不全
- **临床表现**
  - 同一时期萌出的牙齿，成组对称地出现牙釉质发育不全的形态异常
  - 受侵及牙位与年龄
    - 上颌1、3、6，下颌1、2、3、6：出生后一年内
    - 上2：出生后第二年
    - 4、5、7、8：出生第三年以后
- **治疗**
  - 萌出后补充维生素D和矿物质毫无意义
  - 防龋
  - 重症：复合树脂修复或冠修复

氟牙症

- **病因**：牙釉质发育期（7岁以前），氟摄入量过高
- **临床表现**
  - 同一时期萌出的牙釉质表面有白垩色到褐色的斑块
  - 不透过胎盘屏障：恒牙多见，乳牙少见
  - 耐酸不耐磨
  - 重症：氟骨症
- **治疗**
  - 无实质缺损：30%过氧化氢脱色
  - 有实质缺损：复合树脂贴面、全冠修复

四环素牙

- **病因**：牙齿发育矿化期间服用四环素类药物
- **临床表现**
  - 永久性帽状着色
  - 药物于牙本质中沉积量比牙釉质高4倍
  - 婴儿越早用药着色越明显
  - 短期大剂量比长期相同剂量服用着色更明显
  - 荧光黄色：前牙比后牙重
  - 可通过胎盘引起乳牙着色
- **防治**
  - 妊娠期、哺乳期及7岁以内儿童禁止服用四环素类药物
  - 内脱色
  - 贴面、烤瓷贴面、冠修复

遗传性牙本质发育不全（见后）

畸形中央尖（见后）

牙内陷（见后）

牛牙症（见后）

先天梅毒牙（见后）

牙发育异常（二）

- **牙釉质发育不全**（见前）
- **氟牙症**（见前）
- **四环素牙**（见前）
- **遗传性牙本质发育不全**
  - 病因：常染色体显性遗传病
  - 临床表现
    - DGI-Ⅰ：累及骨+牙，乳牙较恒牙严重
    - DGI-Ⅱ：遗传性乳光牙本质，只累及牙，最常见
    - DGI-Ⅲ：壳牙，牙本质萎缩而中空
    - 颜色：均伴有罕见半透明或乳光色
    - 牙釉质早期丧失，牙本质过早磨耗
  - 治疗
    - 冠修复
    - 活动义齿或𬌗垫修复
- **畸形中央尖**
  - 病因：成釉器分化异常
  - 临床表现
    - 多见于下颌前磨牙，下颌第二前磨牙最常见
    - 咬合面颊舌两尖呈圆锥形突起
    - 半数有髓角深入，折断后可见黑色小点/黑环
    - X线：喇叭形根尖部
  - 治疗
    - 圆钝和接触无碍者可不处理而进行观察
    - 细而尖
      - 加固防折
      - 少量多次磨除
      - 一次磨除后盖髓
    - 年轻恒牙
      - 牙髓感染　牙髓再生/根尖诱导/根尖屏障术
      - 牙根形成过短，患牙严重感染　拔除
- **牙内陷**
  - 病因：成釉器过度卷曲或增殖
  - 临床表现
    - 好发牙位：上颌侧切牙
    - 分型
      - 畸形舌侧窝；最轻
      - 畸形舌侧尖
      - 畸形根面沟
      - 牙中牙：最重
  - 治疗
    - 早期：按深龋处理
    - 出现牙髓或牙周疾病：根管治疗+牙周治疗
    - 裂沟达根尖部：拔除
- **牛牙症**（见后）
- **先天梅毒牙**（见后）

牙发育异常（三）

- 牙釉质发育不全（见前）
- 氟牙症（见前）
- 四环素牙（见前）
- 遗传性牙本质发育不全（见前）
- 畸形中央尖（见前）
- 牙内陷（见前）

牛牙症
- **定义**：牙体增大，髓腔异常大
- **病因**：成牙本质细胞缺陷引起的一种突变
- **临床表现**：
  - 好发于磨牙
  - X线：髓腔极大，髓室的冠根向距离远大于正常
- **治疗**：无须治疗

先天梅毒牙
- **临床表现**：
  - 哈钦森前牙
  - 桑葚状磨牙/蕾状磨牙
  - 哈钦森三联征：哈钦森前牙+间质性角膜炎+神经性耳聋（耳聋、眼瞎、牙不好）
- **治疗**：修复治疗

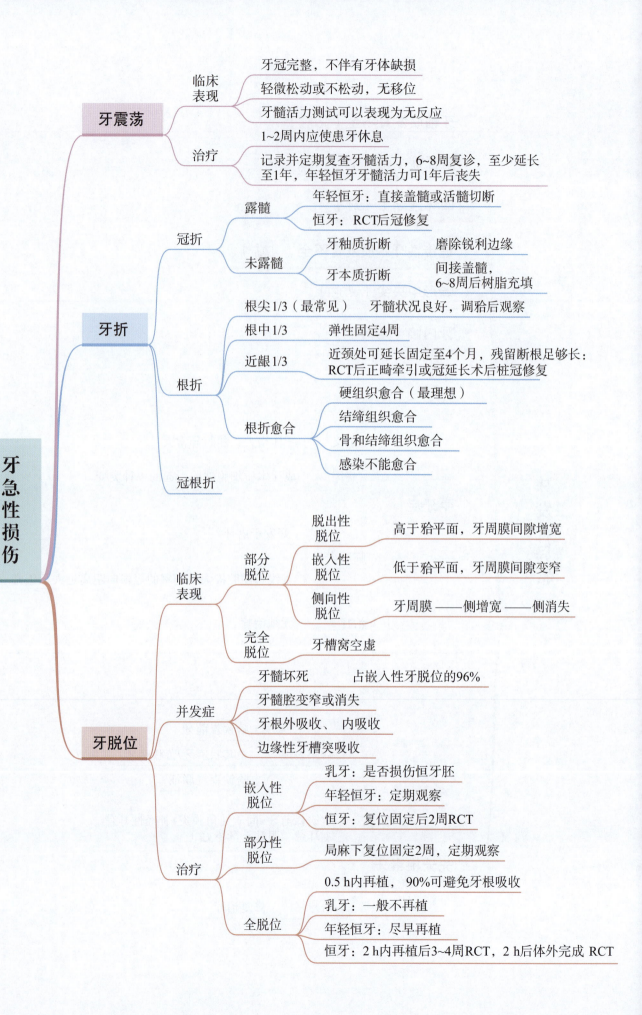

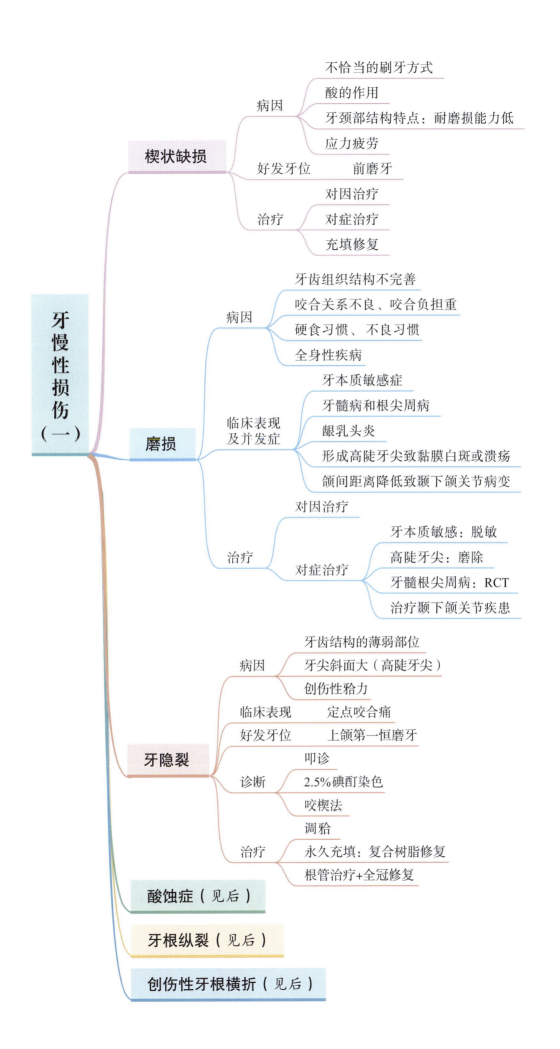

牙慢性损伤（二）

- 楔状缺损（见前）
- 磨损（见前）
- 牙隐裂（见前）
- 酸蚀症
  - 病因
    - 内源性酸
    - 外源性酸
  - ★ 饮食酸蚀症 酸蚀指数
    - 0度：丝绸样
    - 1度：熔融样
    - 2度：沟槽样、杯口样
    - 3度：牙本质丧失 < 牙表面积 1/2
    - 4度：牙本质丧失 > 牙表面积 1/2
    - 5度：牙釉质大部分丧失，继发牙本质暴露
  - 工业酸蚀症临床表现
    - 强酸：牙冠表面刀削状平滑面
    - 弱酸：于牙釉质牙骨质界或牙骨质上形成窄沟状缺损
  - 治疗
    - 对因治疗
    - 对症治疗：复合树脂修复或冠修复
    - 个人防护：漱口、3%小苏打溶液漱口

- 牙根纵裂
  - 定义：发生于牙根的、平行于牙长轴的、由根尖向冠方的纵向裂纹
  - 病因：创伤性𬌗力
  - 临表
    - 好发于41~60岁的中老年人群
    - 好发于下6
  - 诊断 X线：从根尖到根管口或冠方有长度不等的直线状均匀增宽
  - 治疗
    - 调𬌗
    - 截根/半切/拔除
    - 牙周牙髓联合治疗

- 创伤性牙根横折
  - 病因：患牙长期承受创伤性咬合力
  - 临表
    - 好发于中老年人的上磨牙的腭根
    - X线：患牙的某一根有X线透射的横折线
  - 治疗
    - 调𬌗
    - 并发牙髓、根尖周病患牙做相应治疗

牙体牙髓病学－牙慢性损伤

牙本质敏感症

- **多个疾病共有的症状**

- **病因及学说**
  - 病因：牙本质的迅速暴露
  - 流体动力学理论：较公认的一种学说

- **临床表现**
  - 激发痛，以机械刺激最为显著
  - 探针可在牙面上寻找一个或多个敏感点

- **诊断**
  - 探诊（最可靠）：探针在牙面上探查敏感区

- **治疗**
  - 原理：封闭牙本质小管
  - 方法
    - 药物脱敏
      - 氟化物
      - 氯化锶
      - 氨硝酸银
      - 碘化银
      - 树脂类脱敏剂
    - 激光脱敏：Nd: YAG激光　原理：牙本质小管热凝封闭
    - 调磨对颌高陡牙尖
    - 充填治疗
    - RCT/全冠修复

牙髓疾病

- **可复性牙髓炎**
  - 症状：受到冷热酸甜刺激时，发生瞬间疼痛，刺激去除后症状很快消失或仅延续数秒钟
  - 温度测试：一过性敏感

- **急性牙髓炎**
  - 症状：自发痛、阵发痛、夜间痛、冷热刺激痛、放射痛
  - 温度测试：极其敏感，刺激去除疼痛持续

- **慢性牙髓炎**
  - 症状：长期冷热刺激痛，阵发性隐痛，定时钝痛。可定位患牙
  - 温度测试：敏感或迟钝
  - 分型：
    - 慢性闭锁性牙髓炎：无穿髓孔
    - 慢性溃疡性牙髓炎：去净腐质见穿髓孔，探诊剧痛
    - 慢性增生性牙髓炎：见增生牙髓，探诊易出血
    - 残髓炎：有牙髓治疗史，根管内探痛

- **逆行性牙髓炎**：检查见深牙周袋并有牙髓病临床表现

- **牙髓钙化**：髓腔或根管见阻射性钙化物

- **牙吸收**
  - 牙内吸收
    - 分类：
      - 表面性牙内吸收
      - 替代性牙内吸收
      - 炎症性牙内吸收
    - 临表：
      - 牙冠可呈粉红色或暗黑色
      - X线：髓腔有局限不规则的膨大透射影
  - 牙外吸收
    - 分类：
      - 表面性牙外吸收：牙根表面可呈现虫蚀状
      - 炎症性牙根外吸收：牙根根尖可变钝；牙根变短
      - 替代性牙根外吸收：牙根表面不规则
      - 牙颈部外吸收

- **牙髓坏死**：牙冠变色，牙髓活力测试无反应

共同点：牙髓活力测试无反应

- **根尖周疾病**
  - **急性根尖周炎**
    - 急性浆液性根尖周炎 —— 可定位的咬合痛，咬紧牙后疼痛缓解
    - 急性化脓性根尖周炎
      - 根尖周脓肿期 —— 叩痛（++~+++），根尖部牙龈潮红
      - 骨膜下脓肿期 —— 最痛，叩痛（+++），移形沟变浅，扪诊深部有波动感
      - 黏膜下脓肿期 —— 最肿，半球状隆起，叩痛（+~++），扪诊时波动感明显
  - **慢性根尖周炎**
    - 慢性根尖周脓肿 —— 根尖区低密度影：边界不清似云雾状
    - 根尖周囊肿 —— 根尖区低密度影：边界清楚，周围见致密骨白线围绕
    - 根尖周肉芽肿 —— 根尖区低密度影：边界清楚，一般不超过1 cm
    - 根尖周致密性骨炎 —— 围绕根尖周的密度增高影

牙体牙髓病学—根尖周疾病

牙髓根尖周病的治疗（一）

- **开髓**
  - 各组牙髓腔形态及入口洞形
  - 器械
    - 裂钻开髓，球钻揭顶
    - 根管口探查：DG16探针

- **根管预备**
  - 常用定义
    - 工作长度：冠部参照点到牙本质牙骨质界的距离
    - 通畅锉：一般为08或10号预弯K锉
    - 初锉：到达工作长度，抽出有紧缩感的最大号锉
    - 主锉：完成根尖预备的最大号锉，通常比初锉大3号，至少扩大至25号
    - 回锉：换下一号锉预备前，用前一号锉消除台阶
  - 手用器械标准化
    - 手柄颜色：15#起，白、黄、红、蓝、绿、黑
    - 长度：工作端切割刃的长度为16 mm（恒定不变）
    - 尖端直径（D1）：器械号码＝D1×100
    - 末端直径（D2）：D2=0.32+D1
  - 器械特点
    - K扩　螺纹较稀疏
    - K锉　螺纹较密
    - H锉　截面为逗点状，易折断
    - G型扩孔钻　1~6号直径分别为：0.5 mm、0.7 mm、0.9 mm、1.1 mm、1.3 mm、1.5 mm
  - 根管预备方法
    - 标准法、逐步后退法、冠向下法、逐步深入法
  - 根管冲洗
    - 冲洗液
      - 次氯酸钠/EDTA/过氧化氢/氯己定
      - 最理想搭配：0.5%~5.25%次氯酸钠+17%EDTA
    - 冲洗工具：27号注射器或侧方开口冲洗器

- 根管治疗（见后）
- 根管再治疗（见后）
- 急症处理（见后）
- 活髓保存（见后）
- 根尖手术（见后）

牙体牙髓病学－牙髓根尖周病的治疗

牙髓根尖周病的治疗（二）

- **开髓**（见前）
- **根管预备**（见前）
- **根管治疗**
  - 根管消毒：甲醛甲酚(FC)、樟脑酚(CP)、木馏油、氢氧化钙、三氧化矿物盐聚合物(MTA)、抗生素+激素
  - 根管充填
    - 根管充填时机：除外：根尖区阴影是否愈合；窦道是否愈合
    - 根管充填方法
      - 冷侧压根管充填
      - 热牙胶根管充填
    - 充填效果X线
      - 恰填：严密填满，充填物距根尖端0.5~2 mm，根管内无任何X线透射影像
      - 超填：根充物超出根尖孔
      - 欠填：根管内充填物距根尖端2 mm以上或根管内仍遗留有X线透射影像
  - 疗效评定
    - 痊愈：无自觉症状，X线片根尖周组织影像无异常
    - 有效：无自觉症状，X线片根尖周透射区明显减小
    - 无效：有自觉症状，X线片显示根尖周透射区不变或增大，或术前无根尖病变，术后出现根尖透射区
- **根管再治疗**
  - 适应证
    - 有症状，X线片显示根充不良
    - RCT后根尖周病变不愈、扩大或新发
    - 已做RCT，根充物暴露超3个月
    - 根管欠填的患牙，虽无临床症状和体征，在做新修复体前应考虑根管再治疗
    - 塑化治疗失败或虽成功但需进行桩核冠修复的患牙
- **急症处理**
  - 牙髓摘除：急性牙髓炎
  - 开髓引流：急性根尖周炎
  - 切开排脓：骨膜或黏膜下脓肿的急性根尖周炎
  - 消炎止痛、适当调牙合：急性根尖周炎
- **活髓保存**
  - 直接盖髓
    - 适应证：可复性牙髓炎；冠折、机械性或意外穿髓，露髓孔小（年轻恒牙≤1 mm，恒牙≤0.5 mm）
  - 间接盖髓
    - 适应证：深龋近髓或冠折等近髓
  - 药物：氢氧化钙；MTA
- **根尖手术**（见后）

牙髓根尖周病的治疗（三）

- 开髓（见前）
- 根管预备（见前）
- 根管治疗（见前）
- 根管再治疗（见前）
- 急症处理（见前）
- 活髓保存（见前）
- 根尖手术
  - 适应证
    - 根管治疗失败或再治疗失败
    - 严重的根管解剖变异
    - 需要通过探查手术明确诊断
  - 禁忌证
    - 患牙位置附近有重要解剖结构，有损伤危险或带来严重后果者
    - 严重的全身性疾病
    - 根尖周炎的急性期
    - 严重的牙周病变，如牙周支持组织过少牙周袋深或牙齿松动明显
  - 显微镜结构组成
    - 支架系统、光学放大系统
    - 照明系统、摄像机或照相机
  - 显微根管治疗器械
    - 面反射口镜、DG16探针
    - 微敞开器械（MicroOpener）、显微充填器
  - 手术操作
    - 翻瓣：最常见：沟内全厚瓣
    - 去骨：传统10 mm以上，显微外科4~5 mm
    - 根尖切除：根尖切除3 mm
    - 根尖倒预备：超声倒预备根尖3 mm
    - 根尖倒充填：首选MTA
  - 疗效评估
    - 成功：无临床症状和体征，功能良好，X线显示骨缺损开始修复和牙周膜形成
    - 失败：牙出现疼痛、肿胀，无法行使功能，临床检查有叩痛、松动、牙龈窦道等体征，X线示骨缺损范围扩大
    - 继续观察：未出现临床症状，X线片骨缺损较治疗前无明显变化

第五章 牙周病学

- 概述（122-124）
- 牙龈疾病（125-127）
- 牙周炎（128-129）
- 反映全身疾病的牙周炎（助理不考）（129）
- 牙周炎的伴发病变（130-132）
- 牙周病的治疗（133-136）
- 种植体周围组织疾病（137）
- 牙周医学（助理不考）（137）
- 牙周健康与修复治疗的关系（助理不考）（138）

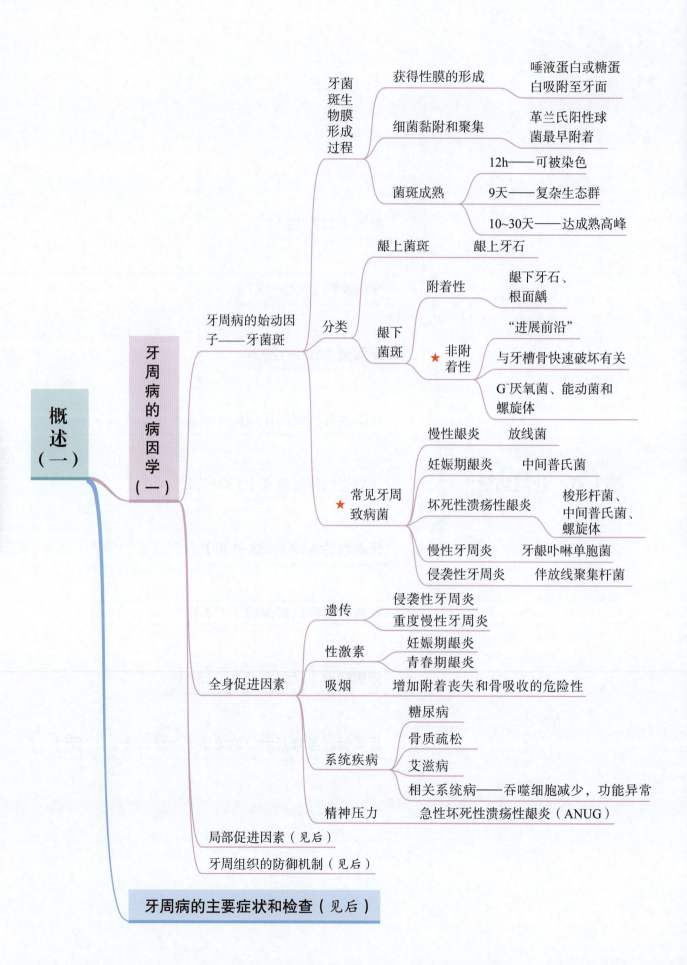

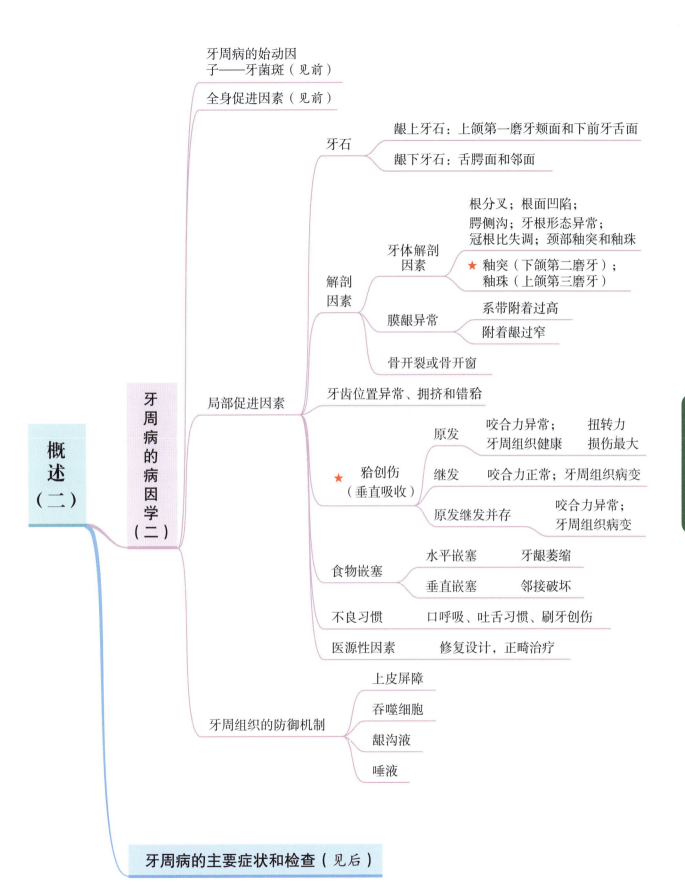

牙周病学 — 概述

概述（三）

- 牙周病的病因学（见前）
- 牙周病的主要症状和检查
  - 牙龈炎症
    - 色、形、质变化
    - 牙龈出血
    - 龈沟液增多
    - 假性牙周袋
  - 牙周袋
    - 牙周袋形成机理
      - 假性牙周袋 —— 无附着丧失
      - 真性牙周袋 —— 有附着丧失
    - ★ 袋底位置和相邻组织关系
      - 骨上袋 —— 水平型骨吸收 —— 慢性牙周炎
      - 骨下袋 —— 垂直型骨吸收 —— 侵袭性牙周炎
    - 累及牙面
      - 单面袋 —— 一个牙面
      - 复合袋 —— 两个以上牙面
      - ★ 复杂袋 —— 螺旋形袋
    - 骨下袋剩余骨壁数目
      - 一壁骨袋
      - 二壁骨袋
      - 三壁骨袋
      - 四壁骨袋
  - 牙槽骨吸收
    - 吸收方式
      - 水平型吸收
      - 垂直型吸收
      - 凹坑状吸收
      - 反波浪吸收
    - 判定标准：牙槽嵴顶至牙釉质牙骨质界距离 >2 mm
  - 牙齿松动
    - 牙槽骨吸收
    - 殆创伤
    - 牙周膜急性炎症
    - 牙周翻瓣术
    - 女性激素水平变化
  - 牙病理性移位
    - 牙周支持组织破坏
    - 殆力改变

牙龈疾病（一）

慢性龈炎（边缘性、单纯性）

- **病因**：始动因子——菌斑（放线菌）
- **临床表现**：
  - 自觉牙龈出血，口腔异味
  - 色（鲜红/暗红）、形（增厚肥大，点彩消失）、质（松软脆弱或坚韧质硬有弹性）
  - 无附着丧失
  - 探诊出血
  - 龈沟液增多 ★ 炎症程度指标
- **治疗**：
  - 去除病因——牙龈洁治
  - 牙龈增生明显，不能恢复——手术切除
  - 防止复发

青春期龈炎（助理不考）

- **发病年龄**：12~18岁
- **病因**：
  - 始动因素——菌斑
  - 全身促进因素——性激素
- **临床表现**：好发于前牙唇侧，龈乳头球形突起，牙石较少，刺激物量与炎症程度不相符

妊娠期龈炎

- **病因**：
  - 始动因素——菌斑
  - 全身促进因素——性激素（黄体酮）
  - 致病微生物——中间普氏菌
- **临床表现**：
  - **妊娠期龈炎**：
    - 妊娠2~3个月后开始出现明显症状，8个月达高峰
    - 牙龈充血、水肿、光亮
    - 龈炎在分娩后2个月减轻至妊娠前水平
  - **★ 妊娠期龈瘤**：
    - 通常始发于妊娠第3个月
    - 扁圆形或分叶状，有蒂或无蒂，<2cm
    - 下前牙唇侧常见
- **治疗**：
  - 去除局部刺激
  - 避免全身用药
  - ★ 手术切除：妊娠第4~6个月
  - 防止复发

白血病龈病损（见后）

药物性牙龈肥大（见后）

牙龈纤维瘤（助理不考）（见后）

急性坏死性溃疡性龈炎（ANUG）（见后）

急性龈乳头炎（见后）

牙龈瘤（助理不考）（见后）

牙龈疾病（二）

- 慢性龈炎（见前）
- 青春期龈炎（助理不考）（见前）
- 妊娠期龈炎（见前）
- 白血病龈病损
  - 病因：幼稚白细胞在牙龈组织大量积聚
  - 病理：胶原纤维被幼稚白细胞所替代
  - 临床表现：
    - 全口牙龈肿大，暗红发绀或苍白，组织松软脆弱或中等硬度
    - 龈缘坏死，假膜和溃疡形成，炎性口臭
    - 明显出血倾向，且不易止住
    - 黏膜坏死和剧烈牙痛
  - 诊断：血常规，血涂片 忌活检
  - 治疗：
    - 牙周保守治疗
    - 及时与内科医师配合进行治疗
- 药物性牙龈肥大
  - ★药物：
    - 抗癫痫药物：苯妥英钠（大仑丁）
    - 抗高血压药物：硝苯地平（心痛定）、维拉帕米（异搏定）
    - 免疫抑制剂：环孢素
  - 临床表现：
    - 增生始于服药后1~6个月
    - ★增生不超过牙冠的2/3
    - 严重时可波及附着龈
    - 可挤压致上前牙移位
  - 治疗：洁治刮治、停药换药、手术切除、卫生指导
- 牙龈纤维瘤病（助理不考）
  - 多数与遗传有关，也可无家族史
  - 病理：
    - 棘层增厚；钉突增长
    - 纤维结缔组织增大
    - ★炎症不明显，仅见于龈沟
  - 临床表现：
    - 最早可发生在乳牙萌出后，一般发生在恒牙萌出后
    - ★覆盖部分或整个牙冠（2/3以上）
    - 增生以上颌磨牙腭侧最为严重
    - 牙齿挤压移位；萌出困难
  - 治疗：★青春期后——牙龈成形术
- 急性坏死性溃疡性龈炎（ANUG）（见后）
- 急性龈乳头炎（见后）
- 牙龈瘤（助理不考）（见后）

牙龈疾病（三）

- 慢性龈炎（见前）
- 青春期龈炎（助理不考）（见前）
- 妊娠期龈炎（见前）
- 白血病龈病损（见前）
- 药物性牙龈肥大（见前）
- 牙龈纤维瘤（助理不考）（见前）

急性坏死性溃疡性龈炎（ANUG）

- **病原体**：螺旋体、梭形杆菌、中间普氏菌
- **临床表现**：
  - 好发于青壮年；男性吸烟者多见
  - ★起自龈乳头顶端（火山口状）——虫蚀状——刀切状，转为慢性时呈反波浪状
  - 极易出血，疼痛明显，腐败性口臭
  - 全身症状
- **治疗**：
  - 急性期去除坏死组织；去除大块结石
  - 3%过氧化氢擦洗、含漱
  - 口服甲硝唑，支持治疗
  - 急性期后去除刺激因素
- **预后**：合并产气荚膜梭菌感染——走马疳

急性龈乳头炎

- **病因**：
  - 机械刺激
    - 食物嵌塞
    - 不适当地使用牙签，邻面龋
    - 充填体悬突，不良修复体，卡环尖，不良松牙固定
  - 化学刺激
    - 酸蚀剂
    - 失活剂
- **临床表现**：
  - 龈乳头红肿，易出血，明显探触痛
  - 自发性持续性胀痛
  - ★中度冷热刺激痛；轻度叩痛
- **治疗**：去除刺激；消除炎症、局部用药；去除病因

牙龈瘤（助理不考）

- **病因**：
  - 局部刺激因素：如菌斑，牙石、食物嵌塞或不良修复体等
  - 内分泌改变：怀孕期间易发生牙龈瘤
- **临床表现**：
  - 纤维性牙龈瘤：质地坚韧，色泽与正常牙龈无大差别，表面光滑，不易出血
  - 肉芽肿性牙龈瘤：又称化脓性肉芽肿。表面呈红色或暗红色，质地一般较软，触时易出血
  - 血管型牙龈瘤：有丰富的血管，颇似血管瘤，损伤后极易出，妊娠期龈瘤是此型
- **治疗**：将瘤体组织连同骨膜完全切除，刮除牙周膜，防止复发

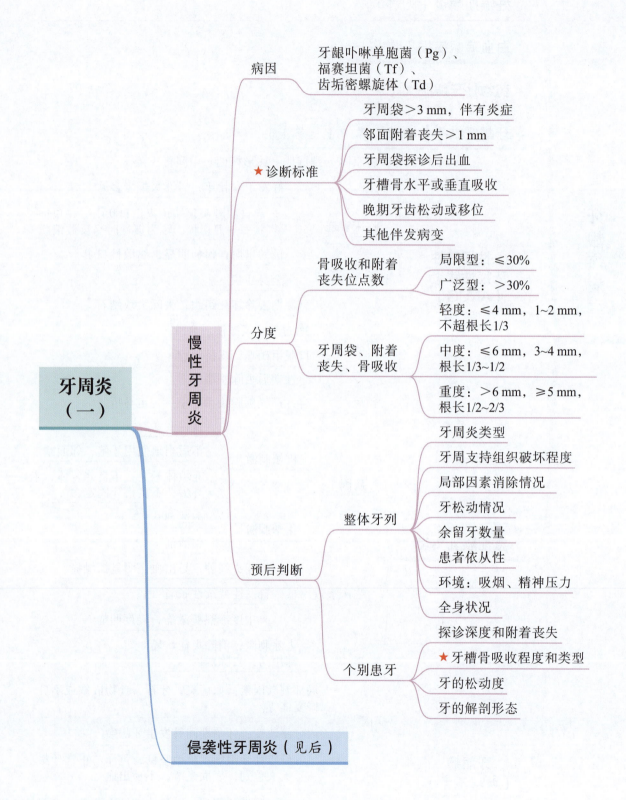

牙周炎（二）

慢性牙周炎（见前）

侵袭性牙周炎

- **病因**
  - 感染——伴放线聚集杆菌（Aa）感染
  - 防御能力缺陷

- **分类**
  - 局限型（LAgP）
    - ★ 至少累及2个恒牙，其中一个为第一磨牙。非切牙和第一磨牙的患牙不超过2个
    - 发病于青春期，就诊时20岁左右
  - 广泛型（GAgP）
    - ★ 累及除切牙和第一磨牙外的恒牙至少3颗
    - 通常发于35岁以下

- **共同表现**
  - 菌斑堆积量与牙周破坏程度不相符
  - 伴放线聚集杆菌比例升高
  - 吞噬细胞异常
  - 巨噬细胞过度反应
  - 有自限性

- **治疗**
  - 早期彻底地消除感染
    - 洁治，刮治
    - 抗菌药物
      - 国外——四环素
      - ★ 国内——阿莫西林+甲硝唑
  - 调整机体防御功能
  - 综合治疗
  - 维持疗效，防止复发

反映全身疾病的牙周炎（助理不考）

- **掌跖角化-牙周破坏综合征（Papillon-Lefèvre）**
  - 常染色体隐性遗传
  - 智力、发育正常
  - 4岁前出现皮肤牙周病变
    - 皮肤过度角化，有多汗和臭汗
  - 乳牙5~6岁脱落；恒牙10岁脱落

- **Down综合征（先天愚型/21-三体综合征）**
  - 智力低下、发育迟缓，半数有先天性心脏病
  - 面部特征
    - 面部扁平
    - 鼻根低宽
    - 眶距增宽
    - 颈部粗短
    - 上颌发育不足
  - 牙周破坏远超过菌斑、牙石刺激量

- **艾滋病（AIDS）**
  - 30%首先在口腔出现症状
  - 线形牙龈红斑　基础治疗无效；需全身使用抗生素
  - 坏死性溃疡性龈炎
  - 坏死性溃疡性牙周炎　可有死骨形成

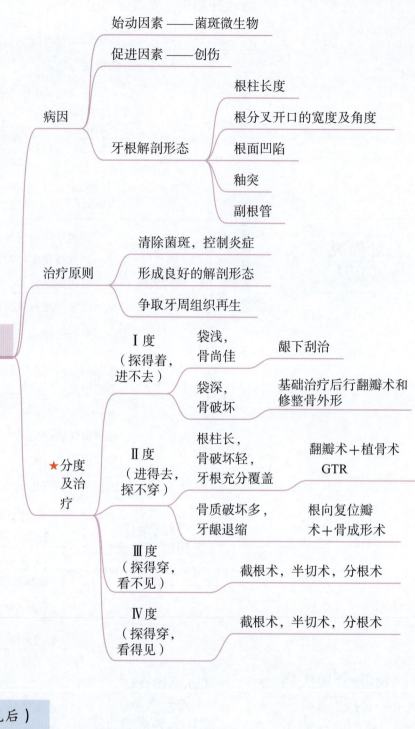

牙周炎的伴发病变（二）

- **根分叉病变**（见前）

- **牙周脓肿**
  - **病因**
    - 炎症向深部结缔组织扩展
    - 复杂型牙周袋，不能顺利引流
    - 洁治刮治粗暴，牙石推入深部
    - 刮治不彻底，袋底仍有炎症
    - 创伤，根管及髓室底侧穿，牙根纵裂
    - 全身因素
  - **临床表现**
    - 发病突然，牙龈形成半球形或椭圆形肿胀突起
    - 早期：搏动性疼痛，浮起感
    - 后期：脓液局限，波动感，疼痛减轻
    - 多发性牙周脓肿，全身症状明显
  - **治疗**
    - 初期——清除大块牙石，冲洗放药，全身用药
    - 脓液形成且局限时——切开引流
    - 患牙挺出而咬合接触痛——调𬌗消除早接触
    - 慢性牙周脓肿——洁治基础上进行牙周手术

- **牙周-牙髓联合病变**（见后）

- **牙龈退缩**（助理不考）（见后）

牙周炎的伴发病变（三）

- 根分叉病变（见前）
- 牙周脓肿（见前）
- 牙周-牙髓联合病变
  - 临床类型
    - 牙髓病和根尖周病影响牙周组织 ★
      - 交通途径
        - 根尖孔（最多）
        - 侧支根管
        - 牙本质小管
      - 牙槽脓肿经牙周引流
        - 沿牙周膜间隙向龈沟排脓 —— 窄而深达根尖的牙周袋
        - 穿透骨皮质，掀起软组织向龈沟排脓 —— 宽而较深的牙周袋，未达根尖
      - 牙髓治疗造成牙周病变
      - 牙根纵裂
    - 牙周病变影响牙髓
      - 逆行性牙髓炎
      - 长期存在牙周病引起牙髓的慢性炎症、变性、钙化甚至坏死
      - 牙周治疗
    - 牙髓病变与牙周病变并存
  - 治疗原则
    - 寻找原发病变
    - 病变预后取决于牙周病损预后
    - 牙髓根尖周病患牙应尽早行根管治疗
    - 多种手段检测牙髓活力，深牙周袋且牙髓活力迟钝者治疗不宜过于保守
- 牙龈退缩（助理不考）
  - 病因
    - 菌斑滞留
    - 机械创伤
    - 解剖因素
    - 正畸力与咬合力
    - 牙周炎治疗后
  - 临床表现
    - 影响美观
    - 牙根敏感
    - 食物嵌塞和根面龋
  - 治疗
    - 寻找原因，并针对原因进行治疗
    - 轻度、均匀的牙龈退缩——观察
    - 影响美观者——侧向转位瓣、游离龈移植术、结缔组织移植术，GTR等

牙周病的治疗（一）

- **牙周病的治疗计划**
  - 治疗目标
    - 控制菌斑和消除炎症
    - 恢复牙周组织的生理形态
      - 牙龈和骨组织
      - 牙齿及邻接关系
    - 恢复牙周组织功能
      - 修复缺牙
      - 调整咬合关系
      - 纠正不良咬合习惯
    - 维持疗效，防止复发
  - 治疗程序
    - ★ 基础治疗
      - 指导自我控制菌斑
      - 龈上洁治、根面平整
      - 去除菌斑滞留和局部刺激因素
      - 拔除无保留价值的患牙
      - 炎症控制后进行咬合调整
      - 辅以药物治疗
      - 消除全身和环境因素
    - 手术治疗
      - 基础治疗后 6~8 周
      - 适应证：探诊出血，探诊深度大于 5 mm
    - 修复治疗：基础治疗后 6~8 周，手术治疗后 2~3 个月
    - 牙周支持治疗（维护期）：第一阶段结束后，即刻开始

- 牙周病基础治疗（见后）
- 牙周病药物治疗（见后）
- 牙周病手术治疗（见后）

牙周病的治疗（二）

牙周病学-牙周病的治疗

- **牙周病的治疗计划（见前）**
- **牙周病基础治疗**
  - 菌斑控制
    - 自我控制菌斑
      - ★ 菌斑百分率<20%，基本控制
      - Bass刷牙法　　去除邻间隙及龈沟附近菌斑
      - Fones法（圆弧刷牙法）　　适用于年幼儿童
      - 邻面菌斑
        - 牙间隙刷
        - 牙线
        - 牙签
        - 橡胶按摩器
    - 化学除菌
      - ★ 氯己定
        - 0.12%~0.2%
        - 味苦，着色，黏膜烧灼感
        - 广谱；不易产生耐药菌
  - 龈上洁治、龈下刮治
    - 龈上洁治
      - 超声波洁牙
        - 与牙面0~15°，接触牙石下方
        - ★ 心脏起搏器患者禁用
        - 肝炎、肺结核、AIDS患者不宜使用
      - 手动器械
        - 镰形器横断面：等腰三角形
        - 工作角度：80°
    - 龈下刮治
      - 通用型匙形器：90°
      - 区域专用型匙形器：70° Gracey刮治器
        - ★ #5/6适用于前牙
        - #7/8适用于后牙颊舌面
        - #11/12适用于后牙近中面
        - #13/14适用于后牙远中面
      - 前1/3紧贴牙面；工作角度：70°~80°
  - 殆的治疗
    - 创伤性殆
      - 早接触点
        - 正中殆（+），非正中殆（+）——磨牙尖、切缘
        - 正中殆（+），非正中殆（-）——磨牙窝
        - 正中殆（-），非正中殆（+）——磨斜面
      - 不均匀磨耗
        - 高尖陡坡　　降上颊尖、下舌尖
        - 平台状殆面　　减小殆面颊舌径
    - 食物嵌塞
      - 选磨
        - 重建边缘嵴，溢出沟，牙尖形态
        - 加大外展隙
      - 充填体或冠修复、正畸治疗、修复缺牙
    - 松牙固定术
      - 时机　　炎症控制，殆干扰消除
      - 指征
        - 松牙妨碍咀嚼或不适
        - 进行性松动
- **牙周病药物治疗（见后）**
- **牙周病手术治疗（见后）**

牙周病的治疗（三）

- 牙周病的治疗计划（见前）
- 牙周病基础治疗（见前）
- 牙周病药物治疗
  - 全身
    - 硝基咪唑类
      - ★ 杀灭专性厌氧菌，对微需氧菌无效
      - 对Aa感染需与阿莫西林合用
    - 四环素类
      - 对Aa抑制作用好
      - 龈沟液浓度为血药浓度的2~10倍
      - 可用于根面处理，促牙周组织再生
    - 青霉素类
    - 大环内酯类
  - 局部
    - 含漱药物
      - 0.12%~0.2%氯己定
      - 1%~3%过氧化氢
    - 涂布消炎收敛药
      - 碘甘油、复方碘液
    - 冲洗用药
      - 3%过氧化氢
      - 0.12%~0.2%氯己定
      - 0.5%聚维酮碘
    - 缓释、控释制剂
      - 优点
        - 浓度高
        - 作用时间长
        - 剂量少、毒副作用少
        - 给药频率少
        - 患者依从性好
      - 缺点
        - 可能诱导产生耐药菌株
        - 对侵入组织内口腔其他部位的细菌无效
        - 多个患牙，较费时
- 牙周病手术治疗（见后）

牙周病学—牙周病的治疗

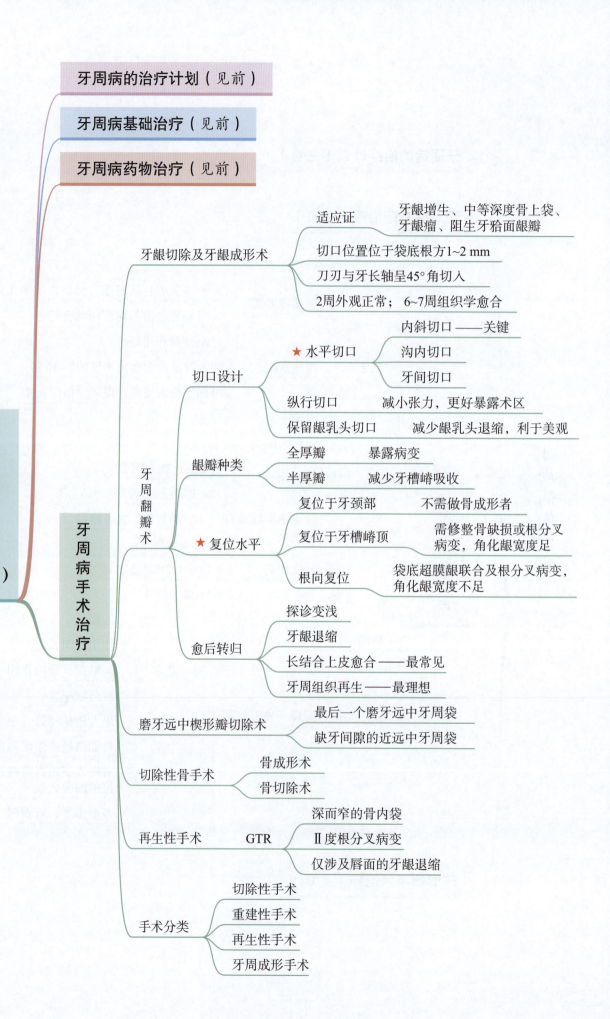

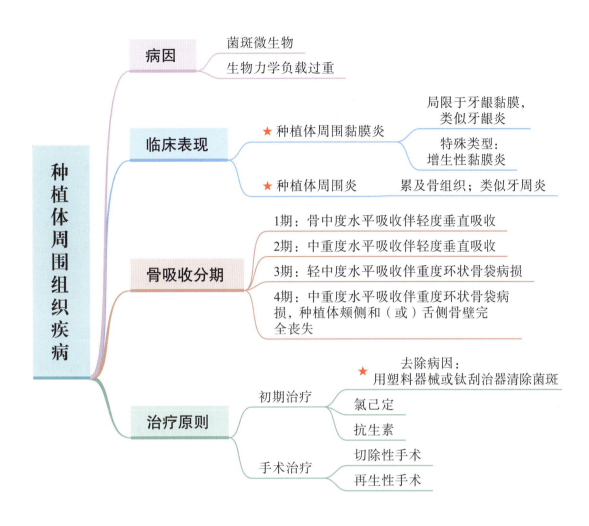
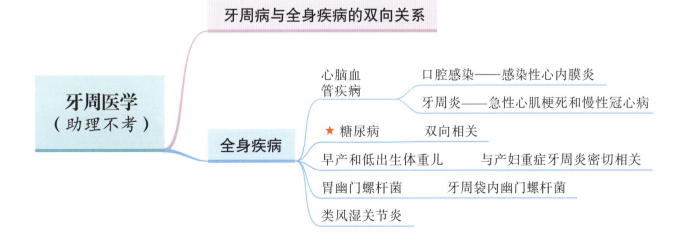

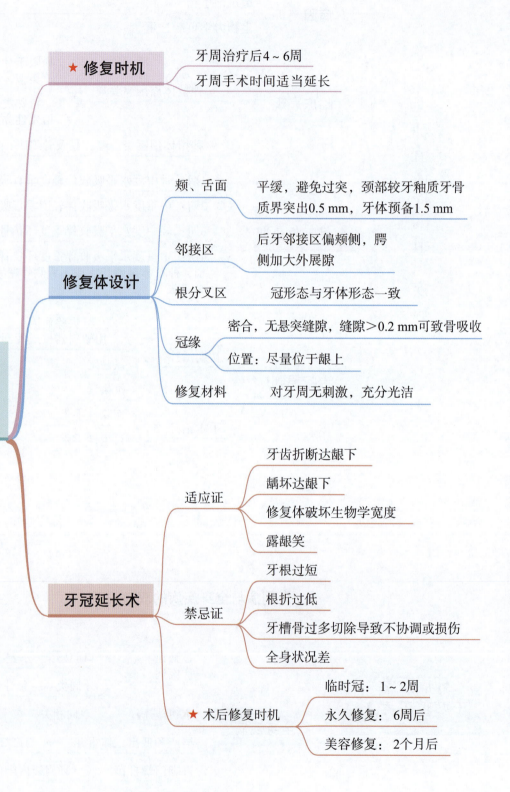

第六章　儿童口腔医学

- 乳牙龋（140）
- 牙髓病与根尖周病（141）
- 咬合发育问题（142）
- 牙发育异常（143）
- 乳牙外伤（144）

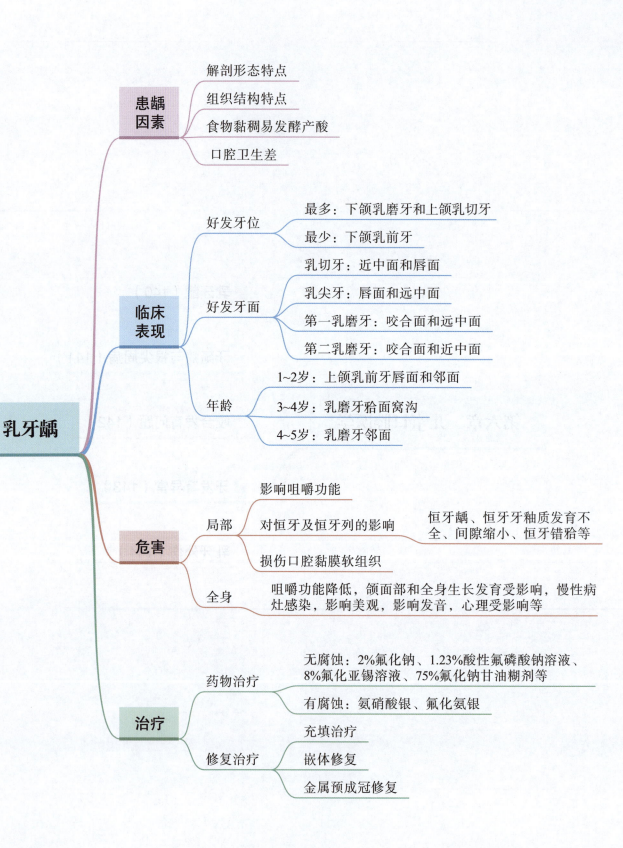

牙髓病与根尖周病

- **牙髓病临床表现特点**
  - 分为急性牙髓炎、慢性牙髓炎、牙髓坏死、牙髓钙化、牙内吸收
  - 多由龋源性感染引起，牙齿外伤也可引起
  - 综合病史、临床检查、X线检查进行判断

- **牙髓炎治疗**
  - 间接盖髓术
    - 适应证：深龋近髓
    - 药物：氢氧化钙
  - 直接盖髓术
    - 适应证：备洞或外伤导致机械性露髓≤1mm
    - 药物：氢氧化钙
  - 牙髓切断术
    - 适应证：深龋露髓，外伤露髓大，部分冠髓牙髓炎
    - 药物：氢氧化钙、戊二醛、硫酸铁、MTA
  - 牙髓摘除术
    - 适应证：不可逆性牙髓疾病而具保留价值的乳牙
    - 充填需用可吸收材料

- **根尖周病特点**
  - 可存在部分活髓
  - 易累及根分歧区域
  - 易引起软组织肿胀
  - 易导致牙根吸收
  - 牙槽骨骨质疏松，代谢活跃，对治疗反应较好

- **根尖周病治疗**
  - 急性根尖周炎的应急处理：建立髓腔引流开髓，切开排脓，给予抗菌药物的全身治疗
  - 根管治疗
  - 拔牙

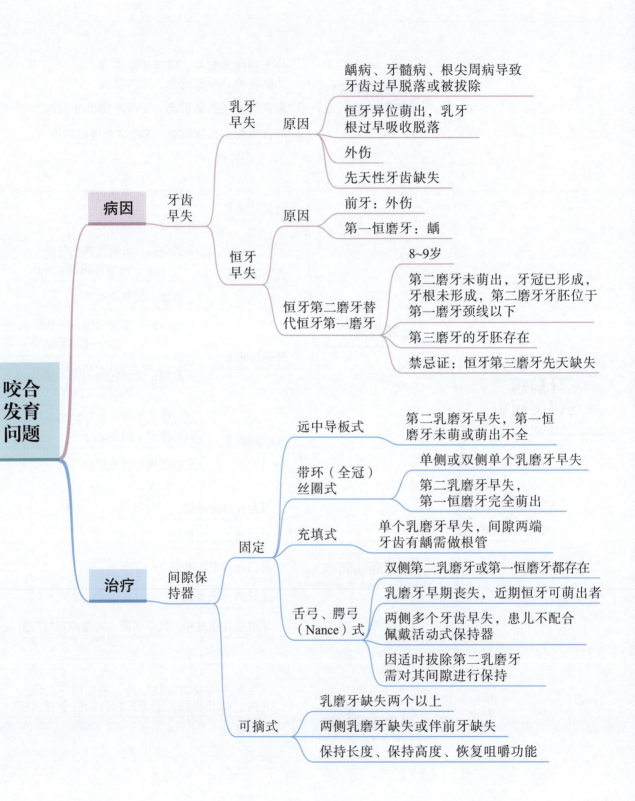

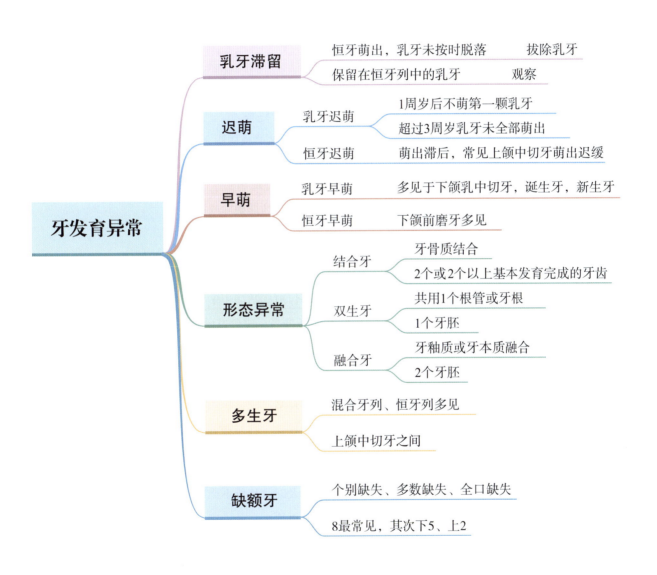

儿童口腔医学 — 乳牙外伤

乳牙外伤

- 多发生于1~2岁，移位最常见
- **牙震荡**：避免咬硬物2周，定时复查
- **牙折**
  - 冠折
    - 简单冠折，调磨或树脂充填修复
    - 露髓≤1 mm，1~2 h内，直接盖髓
    - 露髓24 h内，冠髓切断
    - 露髓时间长，牙髓摘除或拔除
  - 冠-根折：拔除
  - 根折
    - 近冠1/3折断者，拔除
    - 根中1/3折断者，可拔除极度松动的冠方牙齿，或复位固定无严重移位冠部断端4周
    - 根尖1/3折断者，避免患牙咬合2~3周，观察复查
- **脱位**
  - 挫入
    - 影响恒牙，拔除
    - 无影响，观察
  - 侧方移位和半脱位
    - 极度松动，移位严重，拔除
    - 未及时就诊致患牙不能复位者，拔除
    - 就诊及时，移位不严重，可复位
  - 全脱位：一般不再植
  - 不能合作，拔除

第七章 口腔黏膜病学

- 口腔黏膜感染性疾病（146-147）
- 口腔黏膜超敏反应性疾病（助理不考）（148）
- 口腔黏膜溃疡性疾病（149）
- 口腔黏膜大疱类疾病（助理不考）（150）
- 口腔黏膜斑纹类疾病（151-152）
- 唇、舌疾病（153-154）
- 性传播疾病的口腔表征（助理不考）（155-156）

口腔黏膜病学－口腔黏膜感染性疾病

口腔黏膜感染性疾病（一）

口腔单纯疱疹

- **病因**：Ⅰ型单纯疱疹病毒（HSV-Ⅰ型）感染、Ⅱ型单纯疱疹病毒（HSV-Ⅱ型）感染
- **分类**
  - 原发性
    - 6个月至2岁婴幼儿
    - 前驱期—水疱期—糜烂期—愈合期（7~10天）
  - 复发性
    - 口唇及口唇周围
    - 前驱期—水疱期—糜烂期—愈合期（10天）
- **诊断**
  - 血常规
  - 诊断金标准：病毒分离培养包涵体
- **特征性表现**：簇集样小水疱；复发性、自限性
- **治疗**
  - 全身用药
    - 核苷类（最有效）　阿昔洛韦（无环鸟苷）
    - 广谱抗病毒　利巴韦林
  - 局部用药：氯己定、复方硼酸、依沙吖啶
  - 禁用激素

带状疱疹（助理不考）

- **病因**：水痘-带状疱疹病毒(VZV)感染
- **典型表现**
  - 沿单侧周围神经分布，不过中线
  - 疼痛症状明显
  - 膝状神经节 —— Ramsay-Hunt综合征：外耳道疱疹、耳痛、面瘫三联征
  - 多不再复发
- **治疗**
  - 抗病毒药物
  - 卡马西平止痛
  - 营养神经药物：维生素B_1、维生素B_{12}
  - 激素

手足口病

- 病因：肠道病毒
- 表现：手、足、口红斑水疱
- 治疗：抗病毒药物

球菌性口炎（见后）

口腔念珠菌病（见后）

口腔黏膜感染性疾病（二）

- 口腔单纯疱疹（见前）
- 带状疱疹（见前）
- 手足口病（见前）
- 球菌性口炎（助理不考）
  - 病因：金黄色葡萄球菌、草绿色链球菌、溶血性链球菌、肺炎球菌感染
  - 典型临床表现：灰白色或黄褐色假膜（假膜性口炎）
  - 治疗
    - 抗生素
    - 局部用药
  - 疼痛症状明显，炎性口臭
  - 区域淋巴结肿大、有压痛
  - 充血糜烂，唾液增多
- 口腔念珠菌病
  - 病因：白念珠菌感染为主
  - 分类
    - 念珠菌性口炎
      - 急性假膜型
        - 新生儿发生率为4%
        - 充血水肿、色白如雪的小斑点
      - 萎缩型（红斑型）
        - 急性
          - 广谱抗生素、激素
          - 弥漫性红斑、舌乳头萎缩
        - 慢性
          - 长期佩戴义齿（义齿性口炎）
          - 亮红色水肿
      - 慢性增殖型
        - 口角内侧三角区
        - 颗粒状、结节状增生
    - 念珠菌性唇炎：多发于50岁以上患者，表现为下唇干裂灼痛
    - 念珠菌性口角炎：口角区湿白糜烂、双侧罹患
    - 正中菱形舌
    - 慢性皮肤黏膜念珠菌病
  - 治疗
    - 局部药物治疗
      - 2%~4%碳酸氢钠
      - 西地碘
      - 氯己定
    - 抗真菌药物治疗：制霉菌素、咪康唑
    - 手术切除：上皮异常增生者
    - 综合治疗：注射胸腺肽、转移因子等
  - 诊断：涂片、镜检、PAS染色；菌丝、孢子、丝状物、微小脓肿

口腔黏膜病学-口腔黏膜感染性疾病

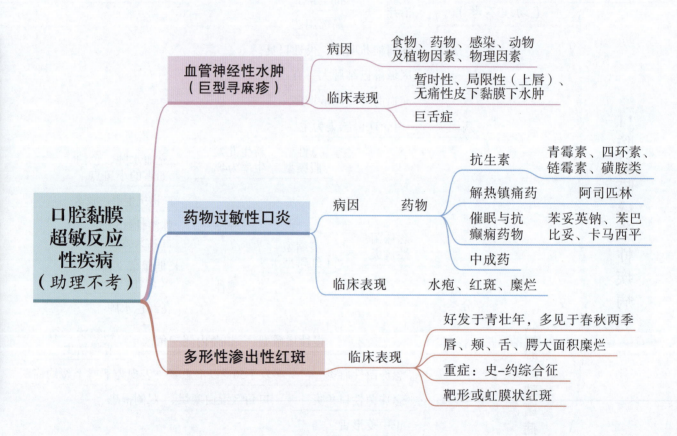

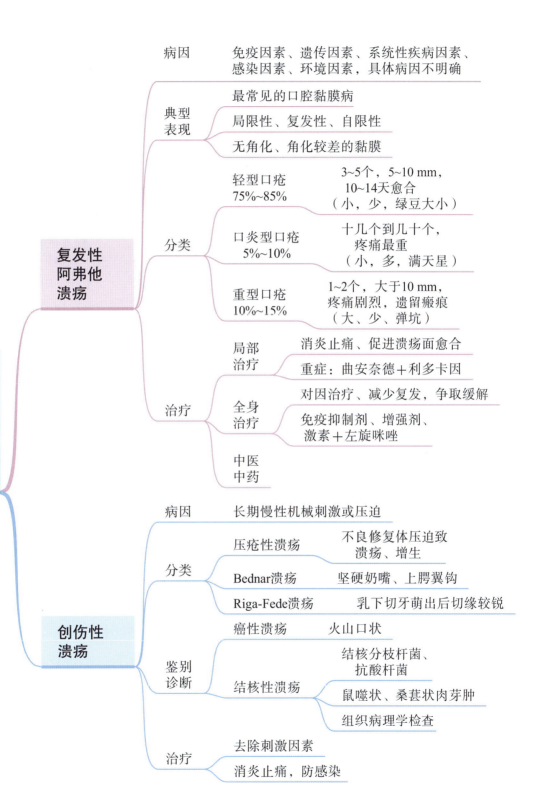

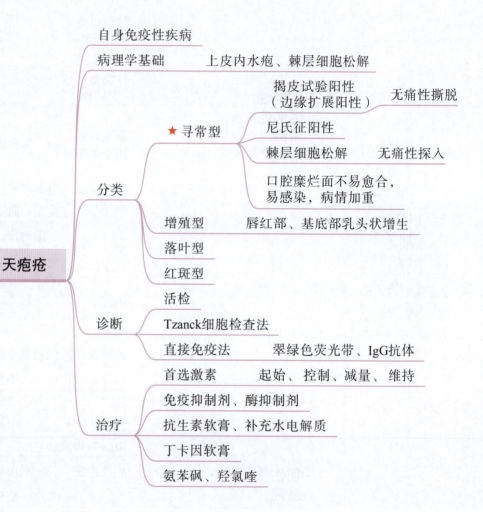

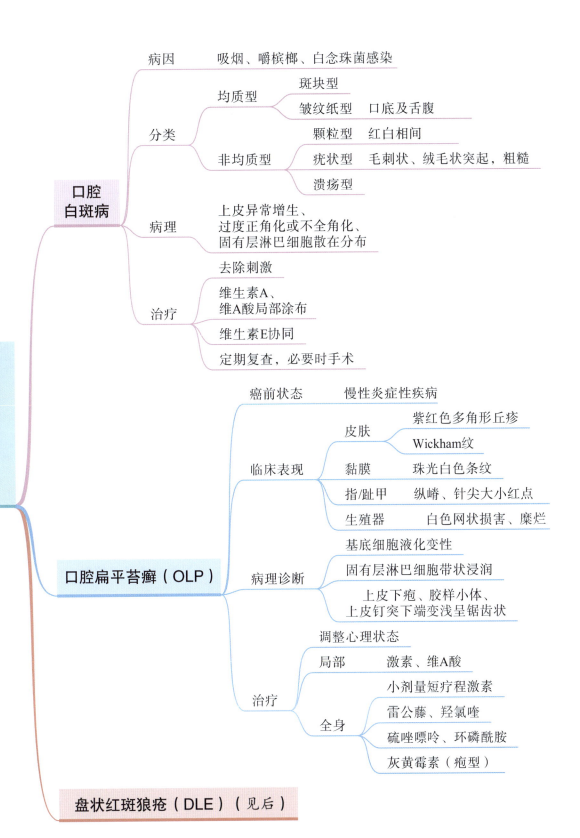

口腔黏膜斑纹类疾病（二）

- 口腔白斑病（见前）
- 口腔扁平苔癣（OLP）（见前）
- 盘状红斑狼疮（DLE）
  - 女性：自身免疫疾病　慢性黏膜-皮肤结缔组织病
  - 好发部位
    - 口腔：下唇唇红部
    - 皮肤：蝴蝶斑、角质栓
    - 黏膜：中央凹下，外围白色放射状条纹
  - 病理
    - 基底细胞液化变性
    - 血管周围淋巴细胞浸润
    - 直接荧光检查翠绿色狼疮带
  - 治疗
    - 尽量避免日光照射
    - 糖皮质激素
    - 环孢素A、他克莫司
    - 羟氯喹：一线药物
    - 昆明山海棠、雷公藤

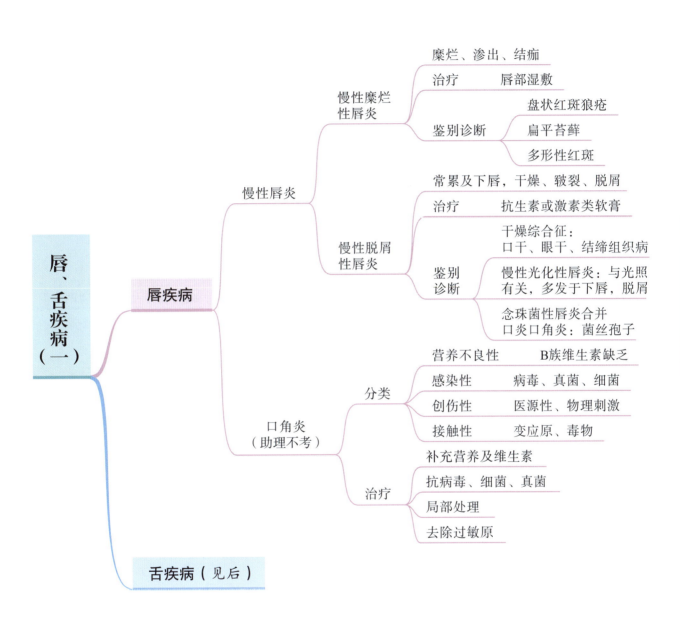

口腔黏膜病学－唇、舌疾病

唇、舌疾病（二）

- **唇疾病（见前）**

- **舌疾病**
  - 地图舌（剥脱性舌炎、游走性舌炎）
    - 病因
      - 可能与遗传有关
      - 儿童：消化不良、B族维生素缺乏等
      - 成人：贫血、胃肠功能紊乱等
    - 临床表现：中央红色片状剥脱区微凹陷；外围隆起白色边缘
  - 沟纹舌（裂纹舌）
    - 病因：不清，可能与遗传、全身疾病（梅-罗综合征）等有关
    - 临床表现
      - 舌背中央一纵沟裂将舌体分为"两半"
      - 梅-罗综合征：沟纹舌、面神经麻痹、肉芽肿性唇炎
    - 治疗：无疼痛可不治疗；保持口腔清洁；消除患者恐慌心理
  - 舌乳头炎
    - 病因
      - 全身因素　B族维生素缺乏、贫血、真菌感染
      - 局部因素　残根、残冠、过锐牙尖，不良修复体
    - 临床表现
      - 丝状乳头：萎缩
      - 菌状乳头、叶状乳头：易受伤、肿胀、疼痛
      - 轮廓乳头：较少炎症，偶感不适易误认为肿瘤
    - 治疗：去除刺激因素；对症治疗

性传播疾病的口腔表征（一）（助理不考）

艾滋病（AIDS）

- **传播途径**：性接触传播，母婴传播，血液传播
- **分期**
  - 急性期：流感样症状，窗口期45天
  - 潜伏期：数月至20年
  - AIDS期：原因不明的低热、体重下降、腹泻、淋巴结肿大
- **艾滋病口腔表征**
  - 口腔白念珠菌感染、口腔毛状白斑、Kaposi肉瘤
  - 线形牙龈红斑，急性坏死性龈口炎、牙周炎
  - 非霍奇金淋巴瘤，溃疡
  - HSV、HPV、VZV感染
- **诊断**：HIV抗体检测
  - 酶联免疫吸附试验等初筛
  - 蛋白印迹法（WB）等确认试验
- **治疗**
  - 无症状：休息、营养、防传染
  - 有症状者，针对不同病期抗HIV治疗：抗逆转录病毒联合治疗、免疫调节、并发症治疗
- **职业暴露措施**
  - HIV阴性：当日、6周、3个月、6个月查血清
  - HIV阳性：齐多夫定、拉米夫定预防性治疗
- HIV免疫缺陷性疾病

梅毒（见后）

性传播疾病的口腔表征（二）（助理不考）

- 艾滋病（AIDS）（见前）
- 梅毒
  - 病因：梅毒病原体：苍白密螺旋体
  - 后天梅毒
    - 一期梅毒：硬下疳：无痛性溃疡，软骨样硬度
    - 二期梅毒
      - 梅毒黏膜斑
      - 皮肤：玫瑰疹、铜红色、鳞屑斑
    - 三期梅毒
      - 树胶样肿：有弹性、可坏死
      - 梅毒性舌炎、舌白斑
  - 胎传梅毒
    - 早期先天梅毒
    - 晚期先天梅毒：哈钦森前牙、桑葚状磨牙
    - 先天潜伏梅毒
  - 潜伏梅毒：除血清阳性外无任何阳性体征
  - 诊断
    - 梅毒螺旋体检查：早期梅毒黏膜损害
    - 梅毒血清学试验
      - 梅毒螺旋体血凝试验（TPHA）
      - 快速血浆反应素环状卡片试验（RPR）
  - 治疗
    - 苄星青霉素
    - 头孢曲松钠、四环素

第八章 口腔颌面外科学

- 口腔颌面外科基本知识及基本技术（158-169）
- 麻醉与镇痛（170-177）
- 牙及牙槽外科（178-189）
- 牙种植外科（190-193）
- 口腔颌面部感染（194-217）
- 口腔颌面部创伤（218-234）
- 口腔颌面部肿瘤及瘤样病变（235-264）
- 唾液腺疾病（265-276）
- 颞下颌关节疾病（277-284）
- 颌面部神经疾病（285-290）
- 先天性唇裂和腭裂（291-297）
- 牙颌面畸形（助理不考）（298）
- 口腔颌面部后天畸形和缺损（助理不考）（299-309）

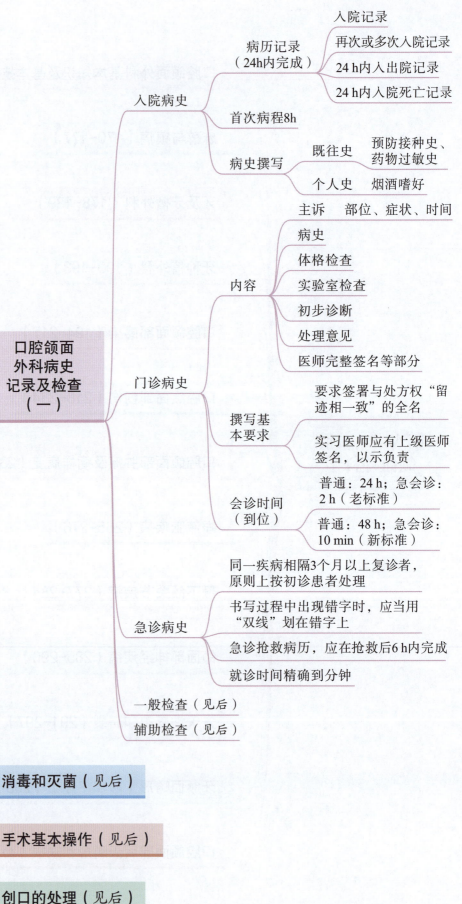

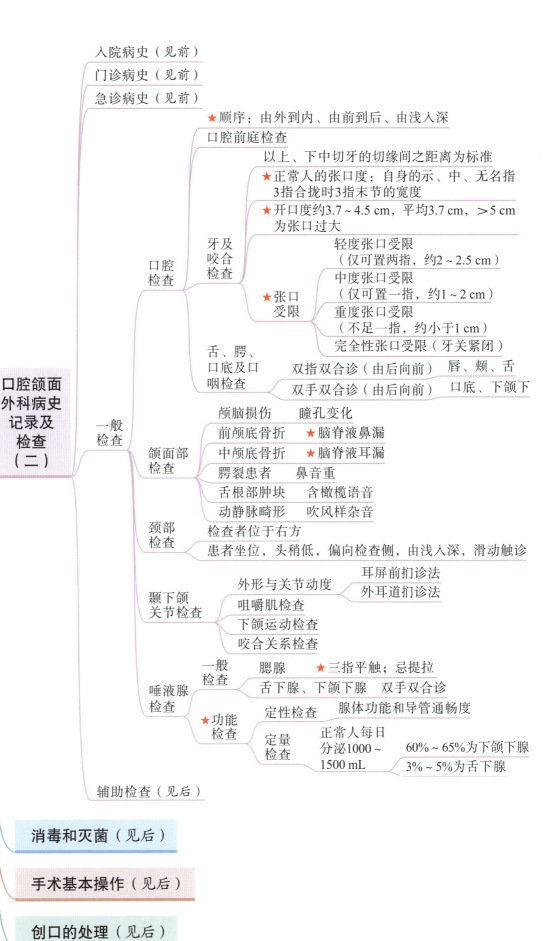

口腔颌面外科基本知识及基本技术（三）

- 口腔颌面外科病史记录及检查（三）
  - 入院病史（见前）
  - 门诊病史（见前）
  - 急诊病史（见前）
  - 一般检查（见前）
  - 辅助检查
    - 化验检查 —— 流行性腮腺炎——淀粉酶
    - ★穿刺检查
      - 囊性肿块
      - 脓肿——8号或9号针头
      - 血管瘤——7号针头
      - 唾液腺和深部肿瘤——6号针头
      - 颈动脉体瘤或动脉瘤——禁忌穿刺
      - 结核病变（形成窦道不愈）；恶性肿瘤（瘤细胞种植）
    - 活体组织检查
      - ★切取活检
        - 适应证：表浅有溃疡肿瘤
        - 大小：交界处0.5~1 cm；黏膜0.2 cm×0.6 cm
        - 注意
          - 不宜采用浸润麻醉
          - 忌染料类消毒剂；忌用电刀取材；勿钳夹挤压组织块
          - 放入10%福尔马林固定液中
          - 血管肿瘤、恶性黑色素瘤忌活检
      - 吸取活检
        - 适应证：深部肿瘤；表面完整较大的肿瘤；颈部大淋巴结
        - 优点：痛苦小，可协助诊断
        - 缺点：组织过少，可引起出血或组织扩散
      - 切除活检
        - 适应证：皮肤黏膜完整，深部可切除的小肿瘤或淋巴结
        - 活检手术一次、肿瘤不易扩散
      - 冷冻活检
        - 适应证：决定手术治疗，一期完成
        - ★新鲜标本送检，不固定
    - 涂片检查 确定病原菌，药敏试验
    - 超声波检查 明确深部肿物和邻近重要血管的关系
    - X线检查
    - ★放射性核素检查
      - ^{131}I、^{125}I 鉴别甲状腺癌和异位甲状腺
      - ^{99m}Tc
        - 颌骨恶性肿瘤
        - 涎石症、下颌下腺功能测量
        - 沃辛瘤"热结节"
    - CT 深部肿瘤早期诊断
    - 磁共振成像（MRI） 颅内和舌根部肿瘤
- 消毒和灭菌（见后）
- 手术基本操作（见后）
- 创口的处理（见后）

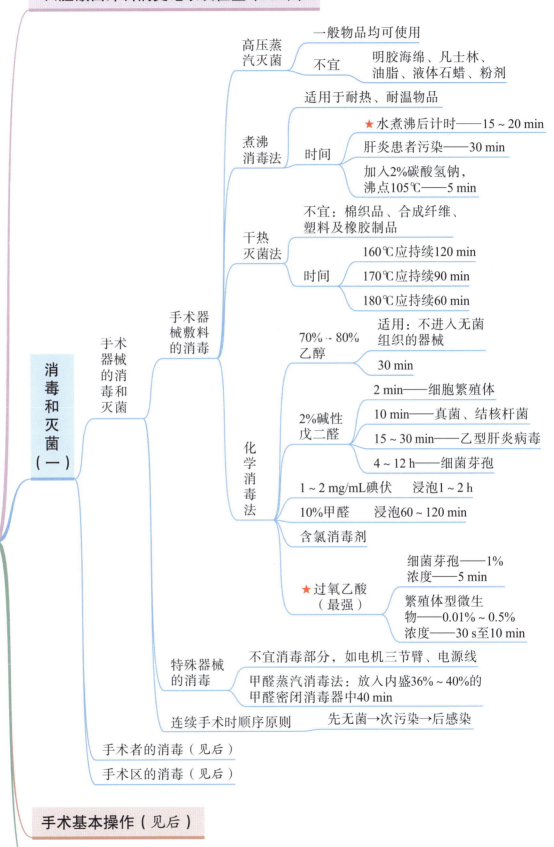

口腔颌面外科基本知识及基本技术（五）

- **口腔颌面外科病史记录及检查（见前）**

- 消毒和灭菌（二）
  - 手术器械的消毒和灭菌（见前）
  - 手术者的消毒
    - 高效复合型消毒剂——氯己定
    - 在门诊进行牙和牙槽手术也应洗手或配戴橡皮手套以防感染和交叉感染
  - 术前准备
    - 理发、沐浴和备皮
    - 口腔治疗，消毒药含漱
    - 取皮或取骨区——术前2日彻底清洁，酒精消毒，无菌敷料包扎
    - ★忌碘伏——染色
  - 手术区的消毒
    - ★手术区常用消毒药物
      - 碘酊
        - 口腔内：1%
        - 颌面颈部：2%
        - 头皮：3%
      - 氯己定液
        - 皮肤：0.5%
        - 口腔内及创口：0.1%
      - 碘伏 0.5%
      - 75%酒精　与碘酊配合；脱碘
    - 消毒方法及范围
      - 消毒方法
        - 非感染创口——中心向四周
        - 感染创口——四周向中心
        - 与口腔相通及多术区手术——分别消毒
      - 消毒范围
        - 头颈部手术——术区外10 cm
        - 四肢、躯干——术区外20 cm
  - 消毒巾铺置法
    - 包头法
    - 手术野铺巾法
      - 孔巾铺置法　门诊小手术
      - 三角形手术野铺巾法　口腔、鼻、唇及颊部手术
      - 四边形手术野铺巾法　腮腺区、下颌下区、颈部及涉及多部位的大型手术
    - 术区周围最少3~4层，外周至少2层

- **手术基本操作（见后）**

- **创口的处理（见后）**

口腔颌面外科基本知识及基本技术（六）

- 口腔颌面外科病史记录及检查（见前）
- 消毒和灭菌（见前）
- 手术基本操作（一）
  - 显露
    - 切口设计
      - 与重要组织结构平行
      - 隐蔽部位；与皮纹方向一致
      - 两次切口尽量一致
      - 长度能充分显露
      - ★考虑弧形、S形和延长切口可能性
    - 切开
      - 亚甲蓝划线标记
      - ★垂直刺入→45°切开→切完垂直出
      - 肿瘤：皮肤层——钢刀，深层——电刀、光刀
      - 整复手术不用电刀、光刀以减少瘢痕
    - 体位
      - 颌下和颈部手术　垫高肩部，头侧位
      - 腭部手术　平卧仰头位
      - 唇部手术　平卧头正位
    - 照明
  - 组织分离
    - 锐性分离
      - 适用：精细层次解剖，粘连坚实的瘢痕
      - 工具：手术刀、手术剪
      - 损伤小
    - 钝性分离
      - 适用：肌肉、疏松结缔组织、良性肿瘤
      - 工具：血管钳、手指
      - 损伤较大
  - 止血（见后）
  - 缝合（见后）
  - 打结（见后）
  - 引流（见后）
- 创口的处理（见后）

口腔颌面外科学－口腔颌面外科基本知识及基本技术

口腔颌面外科基本知识及基本技术（七）

- **口腔颌面外科病史记录及检查（见前）**
- **消毒和灭菌（见前）**
- **手术基本操作（二）**
  - 显露（见前）
  - 组织分离（见前）
  - 止血
    - 钳夹、结扎止血
      - ★最基本、最常用
      - 小出血点 —— 钳夹
      - 大出血点 —— 钳夹+结扎
      - 大块的肌束 —— 先钳夹，再剪断，后缝扎；缝扎方法：贯穿缝合
    - 阻断止血
      - ★最明显、最可靠
      - 知名/较粗血管的阻断止血 —— 断端长度至少为血管管径的2倍；较大动脉——用贯穿缝合法，第二次结扎
      - 颈外动脉结扎 —— 双侧结扎效果更佳
      - 区域缝扎止血 —— 在近心端缝扎
    - ★压迫止血
      - 较大静脉渗血，瘢痕，某些肿瘤 —— 温热盐水纱布压迫止血
      - 无明显出血点的疏松组织局限出血 —— 荷包式/多圈式缝扎
      - 组织移动性差，不能缝合 —— 转移邻近组织覆盖、填塞
      - 骨髓腔出血 —— 骨蜡填充
      - 窦腔出血及颈静脉破裂 —— 碘仿纱条填塞
      - 急性动脉出血 —— 压迫动脉近心端
    - 药物止血
      - 局部 —— 明胶海绵、淀粉海绵、止血粉；注射1:100000肾上腺素的普鲁卡因或生理盐水
      - 全身 —— 止血芳酸（氨甲苯酸）；止血敏（酚磺乙胺）
    - 电凝止血 —— 电刀、光刀
    - 低温止血 —— 体温降至32℃；局部冷冻降温
    - 降压止血 —— 收缩压10 kPa（80 mmHg）；30 min；心血管疾病患者禁用
  - 缝合（见后）
  - 打结（见后）
  - 引流（见后）
- **创口的处理（见后）**

口腔颌面外科基本知识及基本技术（八）

- 口腔颌面外科病史记录及检查（见前）
- 消毒和灭菌（见前）
- 手术基本操作（三）
  - 显露（见前）
  - 组织分离（见前）
  - 止血（见前）
  - 缝合
    - 原则：彻底止血；自深而浅；逐层严密；正确对位；一期愈合
    - 要求
      - 严密无死腔
      - 无张力或最小张力
      - 组织之间不能夹有其他组织
      - 打结松紧适度
      - ★整复手术：边距2~3 mm、针距3~5 mm；
        颈部手术：边距3 mm、针距5 mm；
        舌组织缝合：边距和针距均大于5mm
      - 进出针间距等于或略小于皮下间距，正确对位或稍外翻
      - 先游离侧，后固定侧
      - 避免过长直线缝合
    - 缝合方法
      - 单纯缝合
        - 间断缝合
        - 连续缝合
          - 单纯：皮片移植
          - 锁边：牙槽黏膜
      - 外翻缝合：分纵式和横式；缝线与血供方向一致
      - 皮内缝合：瘢痕小，整复手术
    - 方法
      - 功能部位：对偶三角瓣法换位
      - 张力创口
        - 潜行分离
        - 辅助减张
        - 附加切口
      - ★特殊情况
        - 沿凹陷皱纹切口　内卷缝合
        - 死腔：分层缝合；转移组织
        - 两侧创缘厚薄不均
          - 高厚侧——少而浅缝
          - 低薄侧——多而深缝
        - 创缘长度不等　剪除或做附加切口
        - 三角形皮瓣尖端
          - ★小于90°：使尖端嵌入对侧创缘
          - 大于90°：直接缝合
  - 打结（见后）
  - 引流（见后）
- 创口的处理（见后）

口腔颌面外科基本知识及基本技术（九）

- 口腔颌面外科病史记录及检查（见前）
- 消毒和灭菌（见前）
- 手术基本操作（四）
  - 显露（见前）
  - 组织分离（见前）
  - 止血（见前）
  - 缝合（见前）
  - 打结
    - 口腔打结 —— 三重结
    - ★线头长度
      - 组织内：1 mm
      - 防滑脱：3～4 mm
      - 皮肤黏膜：5 mm
    - 打结方法
      - 一般缝合：单手打结
      - 口内及深部缝合：持针钳打结
  - 引流
    - 适应证
      - 感染或污染创口
      - 渗液多的创口
      - 留有死腔的创口
      - 止血不全的创口
    - 引流方法
      - 开放引流
        - 片状引流 —— 口外创口小量渗液
        - ★纱条引流
          - 油纱条 —— 脓腔引流
          - 碘仿纱条 —— 重度和混合感染的创口引流
        - 管状引流
          - 颌面颈部较大创口和脓腔
          - 优点
            - 引流作用强
            - 可注药；便于冲洗
      - 闭式引流
        - 负压引流
          - 颌面颈部较大手术的术后引流
          - 优点
            - 引流作用强，不需加压包扎，舒适
            - 组织贴合紧密，利于愈合，不易感染
    - 注意事项
      - ★引流的时间
        - 污染创口 —— 多在24～48 h后去除
        - 脓肿或死腔 —— 脓液及渗出液完全消除
        - 负压引流 —— 24 h内引流量不超过20～30 mL时
      - 引流的部位
        - 开放引流创口最低处
        - 创口应封闭，以达负压效应
      - 引流物的固定 —— 最常用、牢靠——缝扎固定
      - 负压引流的装接 —— 低进高出
- 创口的处理（见后）

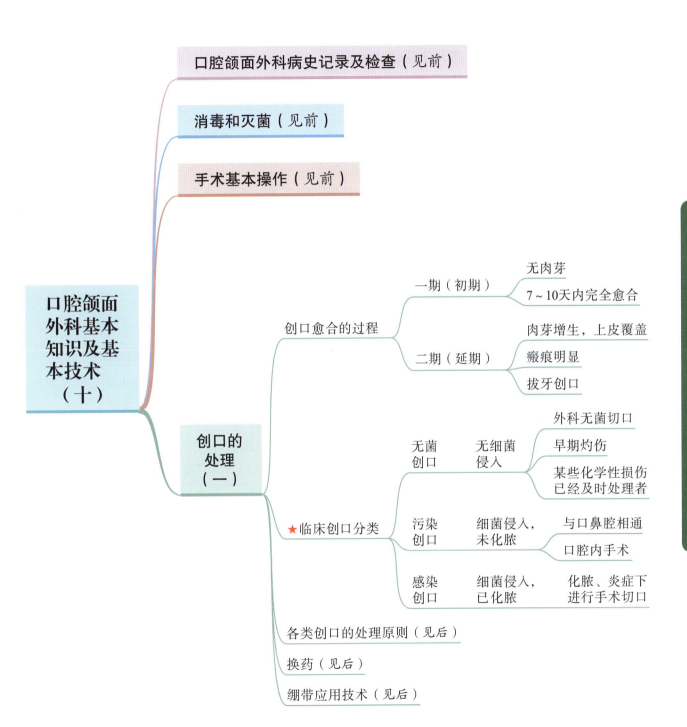

口腔颌面外科基本知识及基本技术（十一）

- 口腔颌面外科病史记录及检查（见前）
- 消毒和灭菌（见前）
- 手术基本操作（见前）
- 创口的处理（二）
  - 创口愈合的过程（见前）
  - 临床创口分类（见前）
  - 各类创口的处理原则
    - 无菌创口的处理
      - 严密缝合
      - 不轻易打开敷料
      - 面部创口可早期暴露
      - 拆线：面部5天；颈部7天；光刀14天
    - 污染创口的处理
      - 初期缝合
      - 不宜打开敷料
      - 面部创口可早期暴露
      - 拆线：口内7~10天；腭裂手术10天以上
      - 愈合
        - 采取抗感染预防措施
        - 污染较重且创口深者，应注射破伤风抗毒素（TAT）
        - 有口内创口应保持口腔卫生
    - 感染创口的处理
      - 不应立即作初期缝合；病灶切除或感染控制后缝合并放置引流物
      - 覆盖敷料，定时换药
      - 肉芽组织生长伴脓性分泌物，应予药物湿敷
      - 保持引流通畅，药物冲洗
      - 拆线延期至1周后
      - 抗菌药物，TAT，支持疗法
  - 换药（见后）
  - 绷带应用技术（见后）

口腔颌面外科基本知识及基本技术（十二）

- 口腔颌面外科病史记录及检查（见前）
- 消毒和灭菌（见前）
- 手术基本操作（见前）
- 创口的处理（三）
  - 创口愈合的过程（见前）
  - 临床创口分类（见前）
  - 各类创口的处理原则（见前）
  - 换药
    - 目的：保证和促进创口的正常愈合
    - 注意事项
      - 严格遵守无菌操作原则
      - 换药次序：先无菌创口，后污染创口，再感染创口
  - 绷带应用技术
    - 绷带包扎的基本原则
      - 包扎绷带应力求严密、稳定、美观、清洁
      - 压力均匀，并应富有弹性
      - 松紧适度，利于引流
      - 注意消灭死腔，防止出血
      - 经常检查
    - 绷带的选择
      - 最常使用　卷带
      - 鼻、颏部创口的包扎固定　四头带
      - 颌骨骨折牵引复位固定　石膏绷带
      - 上、下颌骨骨折　弹性吊颌帽
    - ★绷带应用
      - 交叉十字绷带（环绕法）　颌面和上颈部
      - 面部绷带（单眼交叉绷带）　上颌骨、面颊部

口腔颌面外科学－口腔颌面外科基本知识及基本技术

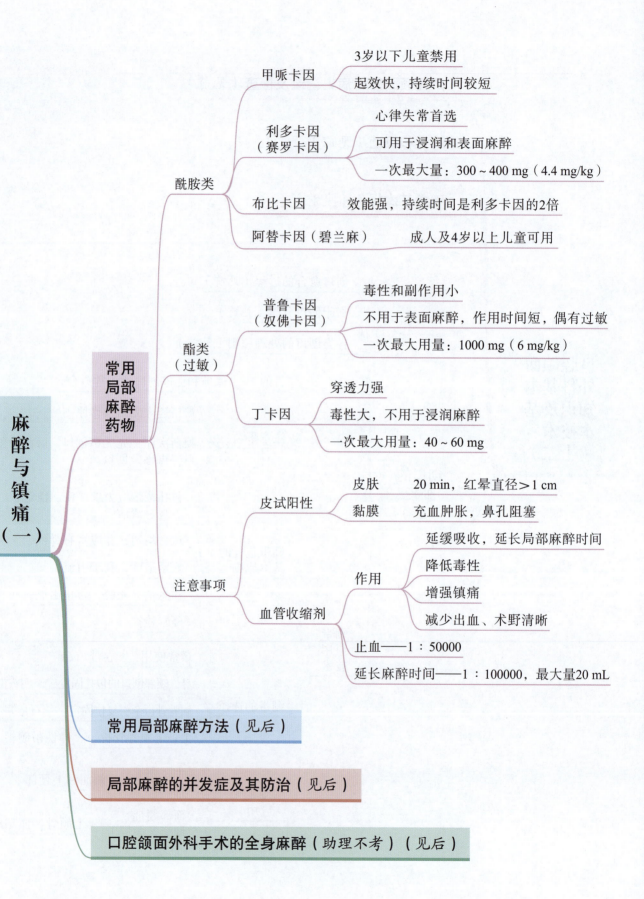

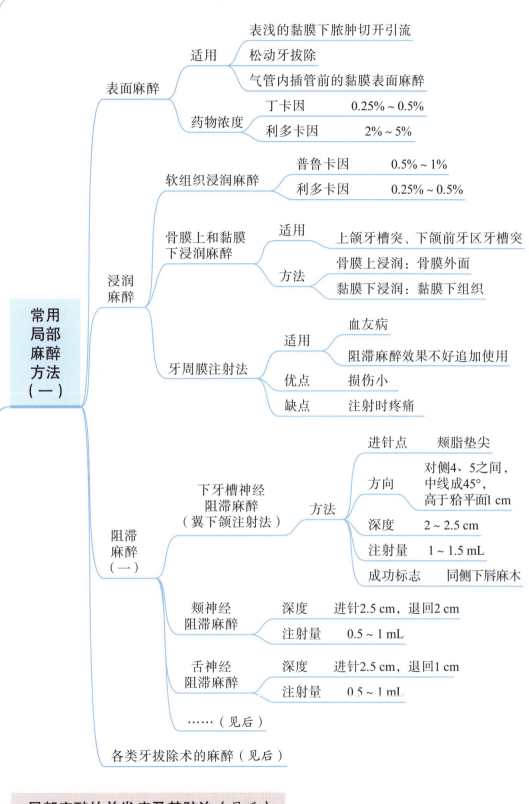

麻醉与镇痛（三）

- **常用局部麻醉药物（见前）**

- **常用局部麻醉方法（二）**
  - 表面麻醉（见前）
  - 浸润麻醉（见前）
  - ……（见前）
  - 阻滞麻醉（二）
    - 鼻腭神经阻滞麻醉（腭前孔注射法）
      - 进针点
        - 尖牙连线与腭中线交点
        - 前牙缺失：唇系带为准，越过牙槽嵴往后0.5 cm
      - 体位：大张口，头后仰
      - 方向：自腭乳头一侧刺入后与中切牙长轴平行
      - 深度：0.5 cm
      - 注射量：0.25～0.5 mL
    - 腭前神经阻滞麻醉（腭大孔注射法）
      - 进针点：上颌第三磨牙腭侧龈缘至腭中线
        - 弓形连线中点
        - 水平连线中外1/3
      - 体位：大张口，上颌平面与地面成60°
      - 方向：对侧口角；后、上进针
      - 深度：0.3～0.5 cm
      - 注射量：0.3～0.5 mL
      - 不良后果：注射不可过多；注射不可偏后以免同时麻醉腭中、腭后神经而致恶心或呕吐
    - 上牙槽后神经阻滞麻醉（上颌结节注射法）
      - 进针点：上颌第二磨牙远中颊侧根部前庭沟；无上颌第二磨牙找第一磨牙远中，无第一磨牙找颧牙槽嵴
      - 体位：半张口，上颌平面与地面成45°
      - 方向：与上牙长轴成40°，上后内刺入
      - 深度：1.5～1.6 cm
      - 注射量：1.5～2 mL
    - 眶下神经阻滞麻醉
      - 进针点
        - 口外法：同侧鼻翼旁1 cm
        - 口内法：上颌侧切牙前庭沟
      - 方向：与皮肤成45°，后上外刺入
      - 深度：1.5 cm
      - 注射量：1 mL
  - 各类牙拔除术的麻醉（见后）

- **局部麻醉的并发症及其防治（见后）**

- **口腔颌面外科手术的全身麻醉（助理不考）（见后）**

麻醉与镇痛（四）

- **常用局部麻醉药物（见前）**

- **常用局部麻醉方法（三）**
  - 表面麻醉（见前）
  - 浸润麻醉（见前）
  - 阻滞麻醉（见前）
  - ★ 各类牙拔除术的麻醉
    - 上颌
      - 切牙
        - 唇腭侧浸润麻醉
        - 阻滞：眶下孔和切牙孔
      - 尖牙
        - 唇腭侧浸润麻醉
        - 阻滞：上牙槽前神经+鼻腭神经+腭前神经
      - 前磨牙
        - 颊侧：浸润麻醉
        - 腭侧：浸润麻醉或腭前神经阻滞麻醉
      - 磨牙
        - 第一磨牙：腭前神经+上牙槽中后神经阻滞麻醉
        - 磨牙：上颌结节及腭大孔阻滞麻醉
    - 下颌
      - 中切牙：局部浸润麻醉
      - 前牙
        - 唇舌侧浸润麻醉
        - 阻滞下牙槽神经+舌神经
      - 后牙
        - 阻滞：下牙槽神经+舌神经+颊神经

- **局部麻醉的并发症及其防治（见后）**

- **口腔颌面外科手术的全身麻醉（助理不考）（见后）**

麻醉与镇痛（五）

常用局部麻醉药物（见前）

常用局部麻醉方法（见前）

局部麻醉的并发症及其防治（一）

- ★晕厥
  - 临床表现：四肢厥冷无力、脉搏快而弱
  - 防治
    - 避免空腹手术
    - 停止注射，放平座椅，头低位
    - 松衣领、气道通畅

- ★过敏反应
  - 酯类局部麻醉药注射后
  - 延迟反应：血管神经性水肿（巨唇、巨舌）
  - 即刻反应：类似中毒

- ★中毒
  - 原因：药量过大或快速入血
  - 表现
    - 兴奋型：血压升高
    - 抑制型：血压下降
  - 防治
    - 坚持回抽无血
    - 不超最大用量

- 注射区疼痛和水肿（助理不考）
  - 药物变质或混有杂质，未等渗
  - 注射针头钝或弯曲
  - 未执行无菌操作

- 血肿（见后）
- 感染（见后）
- 神经损伤（见后）
- 暂时性面瘫（见后）
- 暂时性牙关紧闭（见后）
- 暂时性复视或失明（助理不考）（见后）
- 颈丛神经阻滞麻醉的并发症（助理不考）（见后）
- 黏膜溃疡（见后）
- 注射针折断（见后）

口腔颌面外科手术的全身麻醉（助理不考）（见后）

麻醉与镇痛（六）

- 常用局部麻醉药物（见前）
- 常用局部麻醉方法（见前）
- 局部麻醉的并发症及其防治（二）
  - ★晕厥（见前）
  - ★过敏反应（见前）
  - ★中毒（见前）
  - 注射区疼痛和水肿（助理不考）（见前）
  - 血肿
    - 原因：上牙槽后神经阻滞麻醉刺破翼静脉丛
    - 治疗
      - 压迫止血，24 h内冷敷
      - 2天后热敷
    - 预防
      - 针无倒钩
      - 避免反复穿刺
  - 感染：注射针被污染，局部麻醉药物消毒不严，注射针穿过感染灶
  - 神经损伤
    - 注射针穿刺或撕拉
    - 注射液混入酒精
  - 暂时性面瘫
    - 注射针偏向后方，麻醉面神经
    - 注射针偏上越过乙状切迹
  - 暂时性牙关紧闭：麻醉药注入翼内肌或咬肌内
  - 暂时性复视或失明（助理不考）：麻醉药进入下牙槽动脉，逆行进入脑膜中动脉或眼动脉
  - 颈丛神经阻滞麻醉的并发症（助理不考）
    - 颈交感神经综合征、霍纳（horner）征
    - 声音嘶哑 麻醉喉返神经
    - 全脊髓麻醉 注入蛛网膜下腔
  - 黏膜溃疡：口腔麻醉后偶尔在注射部位出现多个疱疹性小溃疡，较多见于腭部，常伴有疼痛
  - 注射针折断：注射时应有1cm长度保留在组织之外
- 口腔颌面外科手术的全身麻醉（助理不考）（见后）

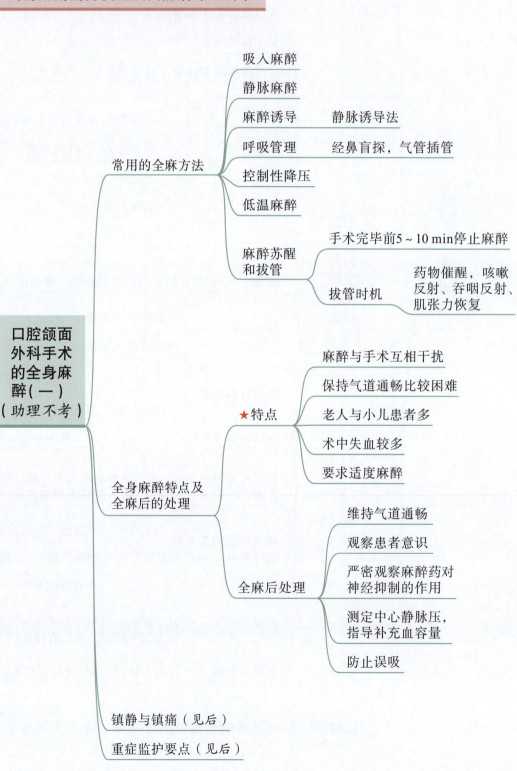

麻醉与镇痛（八）

- 常用局部麻醉药物（见前）
- 常用局部麻醉方法（见前）
- 局部麻醉的并发症及其防治（见前）
- 口腔颌面外科手术的全身麻醉(二)（助理不考）
  - 常用的全麻方法（见前）
  - 全身麻醉特点及全麻后的处理（见前）
  - 镇静与镇痛
    - 镇静
      - 特点
        - 意识存在，能服从指令
        - 生命体征变化小
        - 几乎无镇痛作用
        - 深度镇静达浅麻醉程度
      - 方法
        - 口服
        - 肌内注射
        - 静脉给药
        - 吸入氧化亚氮
          - 气胸、肠梗阻和中耳疾病患者禁用
          - 氧浓度：不低于30%
    - 镇痛
      - "三阶梯"
        - ① 非甾体抗炎药（非类固醇）
        - ② 可待因或弱阿片类
        - ③ 强阿片类
      - 大手术后或癌性镇痛　首选阿片类
  - 重症监护要点
    - ICU
      - 收
        - 某些急症或危重病
        - 病情程度中等或中等偏重
      - 不收
        - 慢性病患者晚期
        - 恶性肿瘤晚期
        - 病因不能纠正的濒死患者

牙及牙槽外科（一）

- **牙拔除术的基本知识（一）**
  - 适应证
    - ★ 是相对的
    - 参考医疗水平及患者自身条件
    - 拔除不能治好也不能修复的
  - ★ 禁忌证
    - 心脏病
      - 6个月内发生过心肌梗死
      - 不稳定的或最近开始的心绞痛
      - 充血性心力衰竭　心功能Ⅲ、Ⅳ级不可拔
      - 未控制的心律失常　三度、二度Ⅱ型、双束支传导阻滞及阿-斯综合征不拔
      - 未控制的高血压
      - 亚急性细菌性心内膜炎
        - 致病菌：草绿色链球菌（甲型溶血性链球菌）
        - 药物：青霉素首选术前1h口服；大环内酯类
        - 注意：多个牙要拔：一次全部拔除
    - 高血压
      - 低于24/13.3 kPa（180/100 mmHg）
      - 高龄患者——160/90 mmHg
      - 局麻药：利多卡因
    - 炎症和肿瘤
      - 急性炎症　拔牙可导致感染扩散
      - 肿瘤
        - 放疗前7~10天：处理病灶牙
        - 放疗后3~5年：不拔牙
        - 必须拔牙时——术前、术后应使用大量抗生素
    - ……（见后）
  - 术前准备（见后）
  - 拔牙器械及用法（见后）
- 牙拔除术的基本方法和步骤（见后）
- 各类牙的拔除法（见后）
- 牙根拔除术（见后）
- 阻生牙拔除术（见后）
- 牙拔除术的并发症及防治（见后）
- 拔牙创的愈合（见后）
- 植牙术（见后）
- 牙槽外科手术（见后）

牙及牙槽外科（二）

牙拔除术的基本知识（二）

- 适应证（见前）
- ★禁忌证
  - ……（见前）
  - 糖尿病
    - 如需拔牙，空腹血糖应在8.88 mmol/L（160 mg/dL）以内
    - 使用胰岛素者　早餐后1~2h拔牙
  - 贫血　血红蛋白>80 g/L，红细胞比容>30%
  - 造血系统疾病
    - 白细胞减少
      - 白细胞：$4×10^9$/L以上
      - 中性粒细胞：$(2~2.5)×10^9$/L以上
      - 粒细胞低于$1×10^9$/L 避免手术
    - 原发性血小板减少性紫癜
      - 血小板不低于$50×10^9$/L
      - 血小板最好>$100×10^9$/L
    - 急性白血病：绝对禁忌
    - 血友病　Ⅷ因子：30%以上
  - 甲状腺功能亢进
    - 基础代谢率：+20%以下
    - 静息脉搏<100次/分
    - 不加肾上腺素
  - 肾炎　肾功能衰竭或肾病严重者，均不宜行拔牙手术
  - 肝炎　凝血功能异常
    - 术前2~3天补维生素K和维生素C等保肝药物
    - 术中给予止血药物
  - 妊娠　第4~6个月较安全
  - 月经期　暂缓
  - 长期抗凝药物治疗　时机：停药后等凝血酶原时间恢复至接近正常时可拔牙
  - 精神疾患　合作问题
- 术前准备（见后）
- 拔牙器械及用法（见后）

- 牙拔除术的基本方法和步骤（见后）
- 各类牙的拔除法（见后）
- 牙根拔除术（见后）
- 阻生牙拔除术（见后）
- 牙拔除术的并发症及防治（见后）
- 拔牙创的愈合（见后）
- 植牙术（见后）
- 牙槽外科手术（见后）

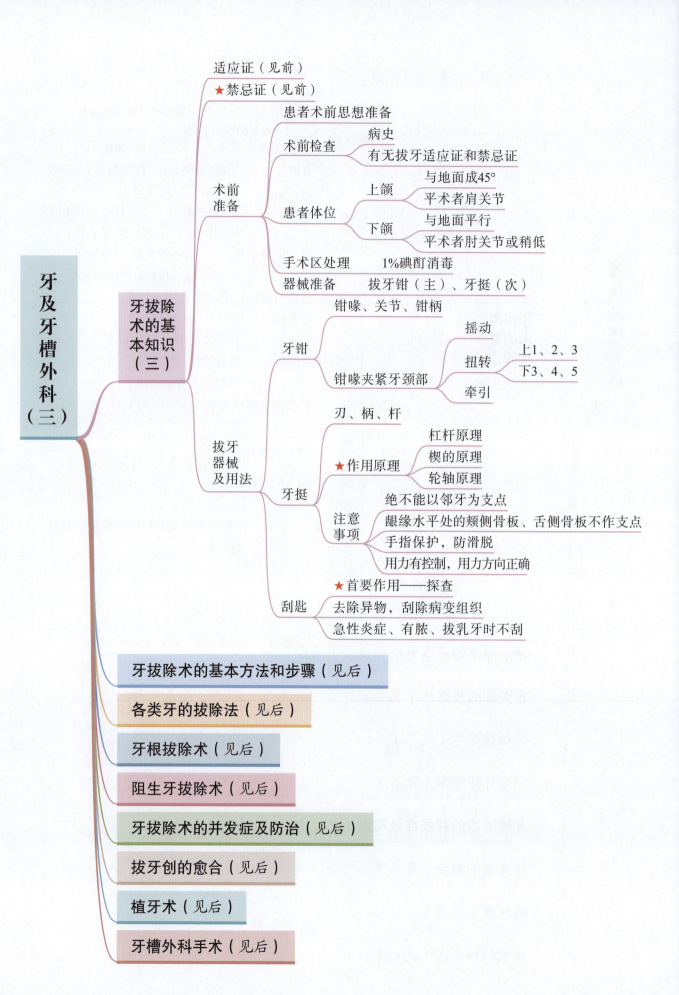

牙及牙槽外科（四）

- 牙拔除术的基本知识（见前）

- 牙拔除术的基本方法和步骤
  - 分离牙龈
    - 分离到牙槽嵴顶
    - 防止牙龈撕裂
  - 安放牙钳
    - 选用正确牙钳
    - 握钳靠近末端
    - 钳喙与牙长轴平行
    - 钳喙尽可能向根方
    - 夹紧病牙防断根
    - 防止损伤邻牙
    - 拔前二次核对牙位
  - 拔除病牙
    - 摇动：向弹性大、阻力小的一侧进行
    - 扭转：圆锥形牙根
    - 牵引：选择阻力最小方向，即脱位方向
  - ★拔除牙的检查、拔牙创的处理
    - 牙根是否完整
    - 牙龈有无撕裂
    - 拔牙创内有无残留物
    - 压迫复位牙槽窝
    - 修整过高牙槽中隔、骨嵴
    - 棉卷压迫止血（30 min）
  - 术后医嘱
    - 24 h不刷牙漱口
    - 2 h后进食，温凉食物，忌拔牙侧咀嚼
    - 勿舌舔、吸吮创口
    - 术后2~3天唾液有血丝正常
    - 酌情给抗生素
    - 5~7天拆线

- 各类牙的拔除法（见后）

- 牙根拔除术（见后）

- 阻生牙拔除术（见后）

- 牙拔除术的并发症及防治（见后）

- 拔牙创的愈合（见后）

- 植牙术（见后）

- 牙槽外科手术（见后）

口腔颌面外科学－牙及牙槽外科

牙及牙槽外科（五）

- 牙拔除术的基本知识（见前）
- 牙拔除术的基本方法和步骤（见前）
- 各类牙的拔除法
  - ★可以使用扭转力　上1、2、3；下3、4、5
  - 上颌中切牙　步骤
    - 向唇、腭侧摇动（唇侧幅度大）
    - 向远中及近中扭转
  - 上颌侧切牙　步骤
    - 方法同上颌中切牙，但扭转角度小
    - 牵引的方向宜向下前并稍向远中
    - 防根尖折断（因根尖偏远中）
  - 上颌尖牙
    - 向唇、腭侧摇动，以唇侧为主
    - 适当扭转
  - 上颌前磨牙
    - 先向颊侧后向腭侧摇动
    - 不能扭转
  - 上颌第一、二磨牙
    - 先用牙挺挺松
    - 颊腭向摇松
    - 向下、向颊侧方向牵引
  - 上颌第三磨牙
    - 向颊、腭侧摇松后，再向下向颊侧并向远中牵引
    - 也可用牙挺向下后方挺出
  - 下颌切牙
    - 唇舌向摇动，唇侧为主
    - 上前方牵引脱位
    - 不能扭转
  - 下颌尖牙
    - 唇舌向摇动，唇侧为主
    - 可稍加扭转力
  - 下颌前磨牙
    - 颊舌向摇动
    - 可稍加扭转
    - 向上、颊侧、远中脱位
  - 下颌第一磨牙
    - 牙挺挺松
    - 颊舌向的摇动，向上、向颊侧脱位
    - 牛角钳用于此牙
  - 下颌第二磨牙
    - 同下颌第一磨牙
  - 下颌第三磨牙
    - 方法：同下颌第一磨牙
    - 方向：舌侧骨板薄，向上、向舌侧
  - 乳牙拔除
    - 不遗漏残片
    - 禁忌搔刮牙槽窝以免损伤恒牙胚
- 牙根拔除术（见后）
- 阻生牙拔除术（见后）
- 牙拔除术的并发症及防治（见后）
- 拔牙创的愈合（见后）
- 植牙术（见后）
- 牙槽外科手术（见后）

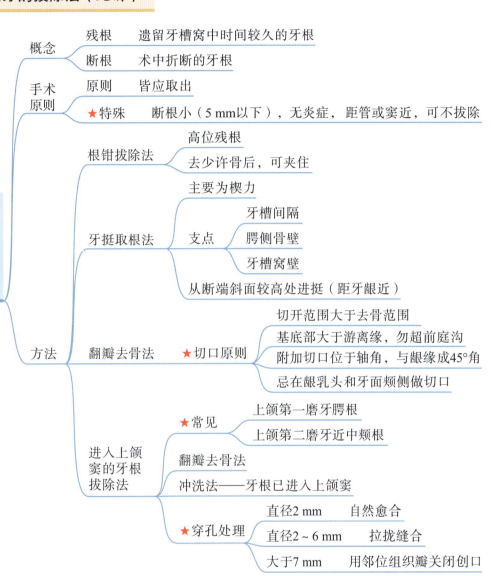

牙及牙槽外科（七）

- 牙拔除术的基本知识（见前）
- 牙拔除术的基本方法和步骤（见前）
- 各类牙的拔除法（见前）
- 牙根拔除术（见前）
- 阻生牙拔除术（一）
  - 临床分类
    - 下颌第三磨牙
      - 升支及与下第二磨牙的关系
        - Ⅰ类：阻生牙牙冠的近远中径完全位于下颌支前缘的前方
        - Ⅱ类：一半以内的阻生牙牙冠的近远中径位于下颌支内
        - Ⅲ类：一半以上的阻生牙牙冠的近远中径位于下颌支内
      - 骨内的深度
        - 高位：第三磨牙最高部位平行或高于咬合平面
        - 中位：第三磨牙的最高部位低于咬合平面，高于第二磨牙颈部
        - 低位：第三磨牙的最高部位低于第二磨牙的颈部；骨埋伏阻生
      - 长轴关系
        - 垂直阻生
        - 水平阻生
        - 倒置阻生
        - 近中阻生
        - 远中阻生
        - 颊向阻生
        - 舌向阻生
      - 牙列位置
        - 颊侧移位
        - 舌侧移位
        - 正中位
    - 上颌尖牙
      - 第Ⅰ类：腭侧
      - 第Ⅱ类：唇侧
      - 第Ⅲ类：唇及腭侧（横）
      - 第Ⅳ类：牙槽突（卡）
      - 第Ⅴ类：无牙颌
    - 上颌第三磨牙
      - ★颌骨内深度
        - 低位：上颌第三磨牙最低部位——平第二磨牙牙面
        - 中位：上颌第三磨牙最低部位——第二磨牙牙面与颈部之间
        - 高位：上颌第三磨牙最低部位——平或高于第二磨牙的颈部
      - 与上颌窦的关系
        - 与窦底接近（SA），无骨质或仅有一薄层
        - ★不与窦接近（NSA），有2 mm以上的骨质
  - 下颌阻生牙拔除适应证（见后）
  - 阻生牙的概述（见后）
  - 术前检查（见后）
  - ★阻力分析（见后）
  - 手术步骤和注意事项（见后）
- 牙拔除术的并发症及防治（见后）
- 拔牙创的愈合（见后）
- 植牙术（见后）
- 牙槽外科手术（见后）

牙及牙槽外科（八）

- 牙拔除的基本知识（见前）
- 牙拔除术的基本方法和步骤（见前）
- 各类牙的拔除法（见前）
- 牙根拔除术（见前）
- 阻生牙拔除术（二）
  - 临床分类（见前）
  - 下颌阻生牙拔除适应证
    - 反复引起冠周炎症者
    - 自身有龋坏或引起第二磨牙牙体、牙周病变者
    - 正畸需要拔除者
    - 可能是颞下颌关节紊乱综合征诱因者
    - 因完全骨阻生而被疑为原因不明的神经痛病因者或可疑为病灶牙者
  - 阻生牙的概述
    - 概念：由于邻牙、骨或软组织的阻碍而只能部分萌出或完全不能萌出，且以后也不可能萌出的牙
    - 常见（下颌第三磨牙＞上颌第三磨牙＞上颌尖牙）
      - 下颌第三磨牙
      - 上颌第三磨牙
      - 上颌尖牙
    - 下颌第三磨牙应用解剖特点
      - 颊侧骨板厚而舌侧薄
      - 牙根较邻牙短，2根多见，形态多变异
      - 舌神经位置较高
      - 与下颌神经管关系密切
  - 术前检查（见后）
  - ★阻力分析（见后）
  - 手术步骤和注意事项（见后）
- 牙拔除术的并发症及防治（见后）
- 拔牙创的愈合（见后）
- 植牙术（见后）
- 牙槽外科手术（见后）

牙及牙槽外科（九）

- 牙拔除的基本知识（见前）
- 牙拔除术的基本方法和步骤（见前）
- 各类牙的拔除法（见前）
- 牙根拔除术（见前）
- 阻生牙拔除术（三）
  - 临床分类（见前）
  - 下颌阻生牙拔除适应证（见前）
  - 阻生牙的概述（见前）
  - 术前检查
    - 常规询问病史
    - 检查萌出情况、周围组织有无炎症
    - 开口度
    - 下颌第一、二磨牙的情况
    - X线片对于了解阻生状况、牙根形态、与下颌管的关系、周围骨质情况等有重要意义
  - ★阻力分析
    - 软组织阻力 —— 切开
    - 骨阻力
      - 冠部 —— 去骨
      - 根部 —— 分根去骨增隙
    - 邻牙阻力 —— 分冠去骨
  - 手术步骤和注意事项
    - 标准的手术步骤
      - 切开、翻瓣
      - 去骨、劈开
      - 挺出牙并以钳拔除之
      - 处理拔牙创
      - 缝合切口并压迫止血
    - 拔牙方法
      - 垂直阻生 —— 牙挺拔出
      - 舌向阻生 —— 冲击法
      - 近中阻生 —— 最常见，分牙拔出
    - 术中注意事项
      - 远中切口勿偏舌侧，以免损伤舌神经
      - 切口45°角，勿超前庭沟
      - 切开黏骨膜全层
      - 用锤凿法去骨，应在第二磨牙颊侧远中角形成一个沟，避免暴露第二磨牙牙根
      - 用锤凿法劈开
        - 要求：显露足够牙冠，且牙不松
        - 部位：颊面近中发育沟处
      - 涡轮钻拔牙法 ★无缺点
      - ★颊侧切口
        - 不能切在龈缘中间（张力过大）
        - 不能切在龈乳头（引起坏死）
- 牙拔除术的并发症及防治（见后）
- 拔牙创的愈合（见后）
- 植牙术（见后）
- 牙槽外科手术（见后）

牙及牙槽外科（十）

- 牙拔除术的基本知识（见前）
- 牙拔除术的基本方法和步骤（见前）
- 各类牙的拔除法（见前）
- 牙根拔除术（见前）
- 阻生牙拔除术（见前）
- 牙拔除术的并发症及防治（一）
  - 术中
    - 牙根折断（最常见）
      - 拔牙钳位置和方向错误
      - 钳子选择不当
      - 牙冠有广泛龋坏
      - 牙体过脆
      - 牙根外形变异
      - 根尖骨过度致密或粘连
      - 暴力拔牙
    - 邻牙或对颌牙损伤
      - 邻牙
        - 牙钳选择有误
        - 方向不平行
        - 牙挺用力方向不当
      - 对颌牙：牙钳撞击而损伤，术中未保护
    - 下颌骨骨折
      - 用力过大或不正确的力
      - 下颌骨解剖结构有4个薄弱区域
    - 牙龈损伤
      - 分离牙龈不彻底
      - 安放牙钳时夹住牙龈所致
    - 下牙槽神经损伤
      - 原因：术前未仔细观察X线片，术中向神经管用力
      - 处理：药物或理疗
    - 舌神经损伤
      - 原因：下颌阻生牙远中切口过于偏舌
  - 术后
    - 出血
      - 阿司匹林
      - 抗凝药物
      - 广谱抗生素
      - 大量饮酒
      - 抗癌药物
    - 拔牙后出血
      - 半小时仍有明显出血
      - 原因
        - 局部因素
          - 残留炎性肉芽组织
          - 软组织撕裂
          - 牙槽骨骨折
          - 牙槽窝内小血管破裂
          - 较大知名血管破损
        - 创口感染：多发生在拔牙48h以后，称为继发性出血
        - 全身因素：较少见，如应用抗凝药物等
      - 防治：局部及全身两方面着手
    - ……（见后）
- 拔牙创的愈合（见后）
- 植牙术（见后）
- 牙槽外科手术（见后）

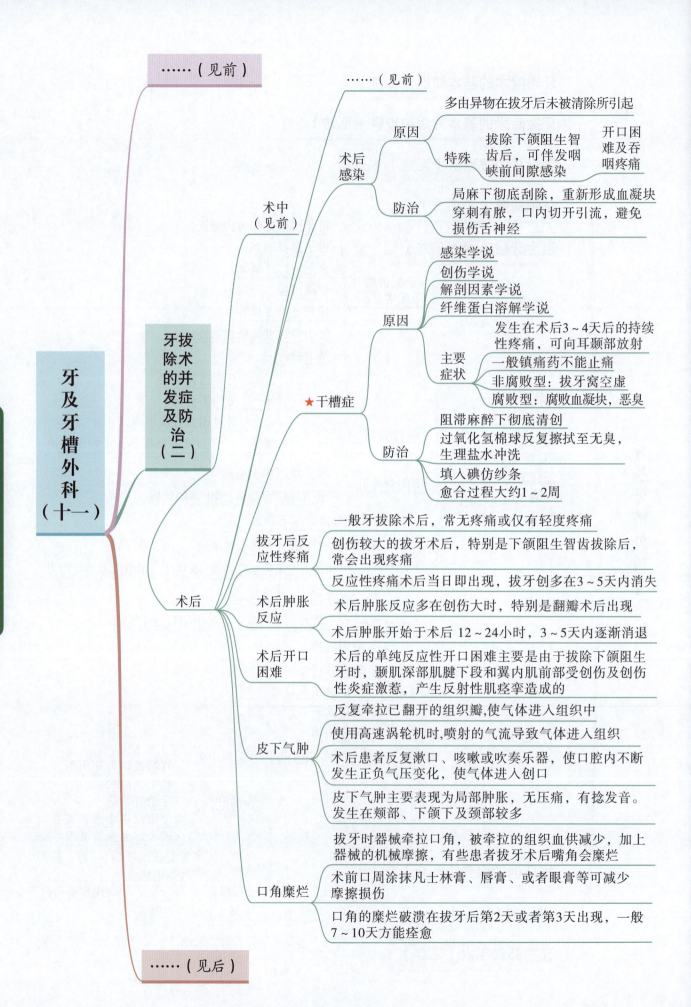

牙及牙槽外科（十二）

- 牙拔除术的基本知识（见前）
- 牙拔除术的基本方法和步骤（见前）
- 各类牙的拔除法（见前）
- 牙根拔除术（见前）
- 阻生牙拔除术（见前）
- 牙拔除术的并发症及防治（见前）
- 拔牙创的愈合
  - 血凝块形成 —— 15~30 min
  - 血块机化、肉芽组织形成 —— 最早24 h，约7天完成
  - 结缔组织、上皮组织替代肉芽组织 —— 3~4天开始，20天完成
  - 原始的纤维样骨替代结缔组织
    - 5~8天开始形成新骨
    - 38天后拔牙窝2/3被纤维样骨充填
    - 3个月完全形成骨组织
  - 成熟的骨组织替代不成熟骨质
    - 牙槽突改建——术后3天开始
    - 3~6个月重建完成
- 植牙术
  - 分类
    - 牙再植
      - 即刻再植——多见
      - 延期再植——少见
    - 牙移植
      - 自体移植
      - 异体移植
    - 牙种植
  - 牙再植术
    - 愈合方式
      - 牙周膜愈合——最理想
      - 骨性愈合
      - 纤维性愈合
    - 成功标准
      - X线：牙根无异常投射影
      - 行使功能5年以上
- 牙槽外科手术
  - 牙槽突修整术
    - 适应证：牙槽骨吸收不全；骨尖、骨嵴有压痛
    - 时机：拔牙后3个月以上
  - 系带矫正术
    - 适应证：影响义齿就位或言语功能
    - 时机：学说话前，2岁左右

口腔颌面外科学－牙及牙槽外科

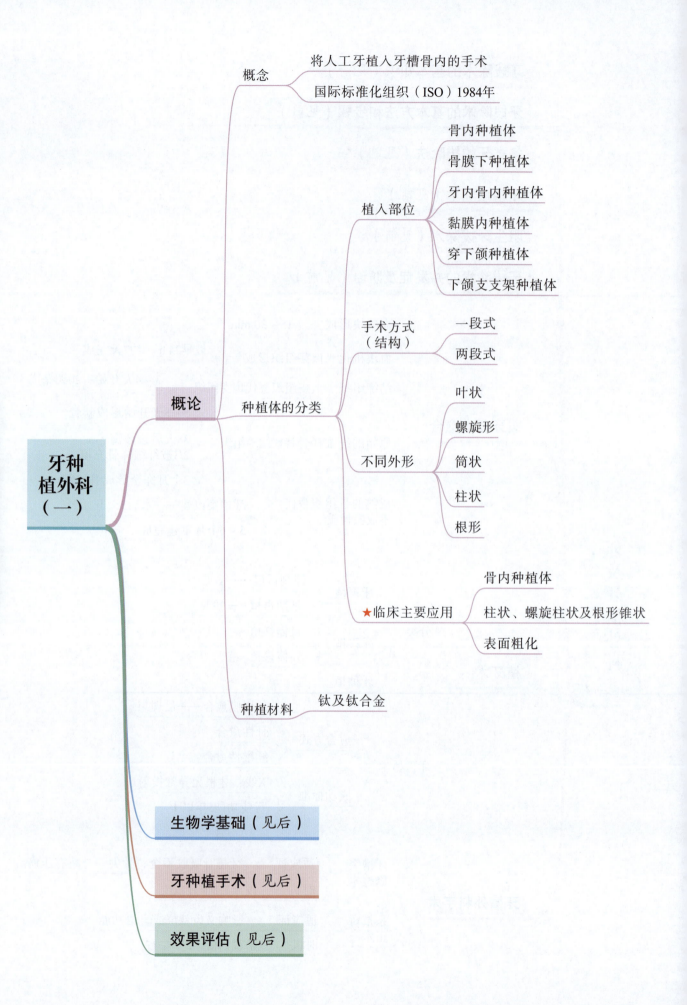

牙种植外科（二）

- 概论（见前）
- 生物学基础
  - 种植体与骨组织间的界面
    - 失败：纤维骨性结合
    - ★正常愈合：骨结合
  - 骨结合
    - 阶段
      - 第一阶段
        - 血块包绕
        - 高分子吸附，形成适应层
      - 第二阶段
        - 修复期
          - 术后1个月
          - 组织破坏与增生同时发生
        - 松动原因：钻骨切削引起的骨损伤多
      - 第二阶段
        - 至术后3个月
        - 种植体周围形成胶原纤维、网状纤维
        - 逐步完成骨结合
    - 状态的确认
      - 种植体无松动、叩击声清脆
      - X线：无透射间隙
      - 动物实验组织学
  - 种植体与牙龈软组织间的界面：生物学封闭——袖口
  - 影响种植体骨结合的因素
    - ★手术创伤：产热大于47℃
    - 患者自身条件
    - 生物相容性
    - 外形设计
    - 应力分布
    - 早期负载
  - ★颌骨质量
    - 1级：几乎完全由均质密质骨构成
    - 2级：厚层密质骨包绕骨小梁密集排列的松质骨
    - 3级：薄层密质骨包绕骨小梁密集排列的松质骨
    - 4级：薄层密质骨包绕骨小梁疏松排列的松质骨
- 牙种植手术（见后）
- 效果评估（见后）

口腔颌面外科学－牙种植外科

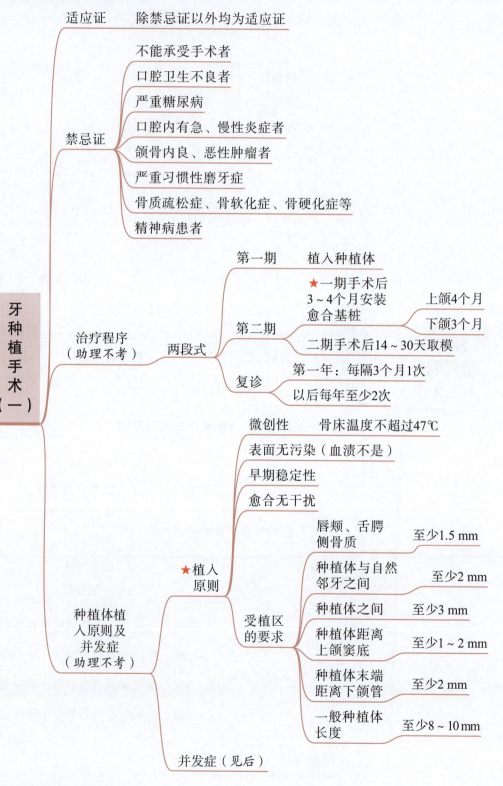

牙种植外科（四）

- 概论（见前）
- 生物学基础（见前）
- 牙种植手术（二）
  - 种植体植入原则及并发症（助理不考）
    - 适应证（见前）
    - 禁忌证（见前）
    - 治疗程序（助理不考）（见前）
    - 植入原则（见前）
    - 并发症
      - 创口裂开
        - 缝合过紧或过松
        - 及时清创，再次缝合
      - 出血
        - 术后压迫不够导致
        - 充分压迫，术后早期冷敷，晚期热敷
      - 下唇麻木
        - 损伤颏神经——多可恢复
        - 损伤下牙槽神经——去除种植体，避开神经重新植入
      - 窦腔黏膜穿通
        - 骨量不足（10 mm）
        - 及时去除种植体
      - 感染
        - 未遵守无菌操作原则
        - 抗炎
      - 牙龈炎——口腔卫生不良或清洁方法不当所致
      - 牙龈增生——基桩穿龈过少或与桥架连接不良
      - 进行性边缘性骨吸收——颈部多发
      - 种植体创伤——种植体义齿被意外撞击
      - 种植体机械折断
        - 机械因素
        - 应力分布不合理
- 效果评估
  - 1995年我国种植成功标准
    - 功能好，无不适
    - ★种植体周围X线无透射区，横行骨吸收不超1/3，不松动
    - 无与种植体相关的感染，龈炎可控
    - 对邻牙支持组织无损害
    - 咀嚼效率大于70%
    - ★5年成功率85%以上；10年80%以上
  - 1986年瑞典Albrektsson和Zarb标准：
    - ★负重一年后，垂直向骨吸收＜0.2 mm/年

口腔颌面部感染（一）

概论（一）

- **解剖生理特点与感染的关系**
  - 机体以防御为主的全身及局部反应
  - 颌面部腔窦与外界相通，细菌多
  - 较多潜在性筋膜间隙
  - "危险三角区"
    - 无静脉瓣膜
    - 鼻根至两侧口角
    - 感染易向颅内扩散

- **常见致病菌**
  - 感染类型
    - 化脓性
      - 致病菌：金黄色葡萄球菌、溶血性链球菌、大肠埃希菌等
      - 最多见 ★需氧菌与厌氧菌的混合感染
    - 特异性：结核、梅毒、放线菌

- **感染途径**
  - 牙源性——主要途径
  - 腺源性——淋巴结感染扩散；最常见的——颌下间隙感染
  - 损伤性
  - 血源性——常见——新生儿颌骨骨髓炎
  - 医源性

- 临床表现（见后）
- 诊断与鉴别诊断（见后）
- 治疗原则（见后）

- 下颌智齿冠周炎（见后）
- 间隙感染（见后）
- 化脓性颌骨骨髓炎（见后）
- 新生儿颌骨骨髓炎（助理不考）（见后）
- 放射性颌骨骨髓炎（见后）
- 面部疖痈（见后）
- 面颈部淋巴结炎（见后）
- 颌面部特异性感染（助理不考）（见后）

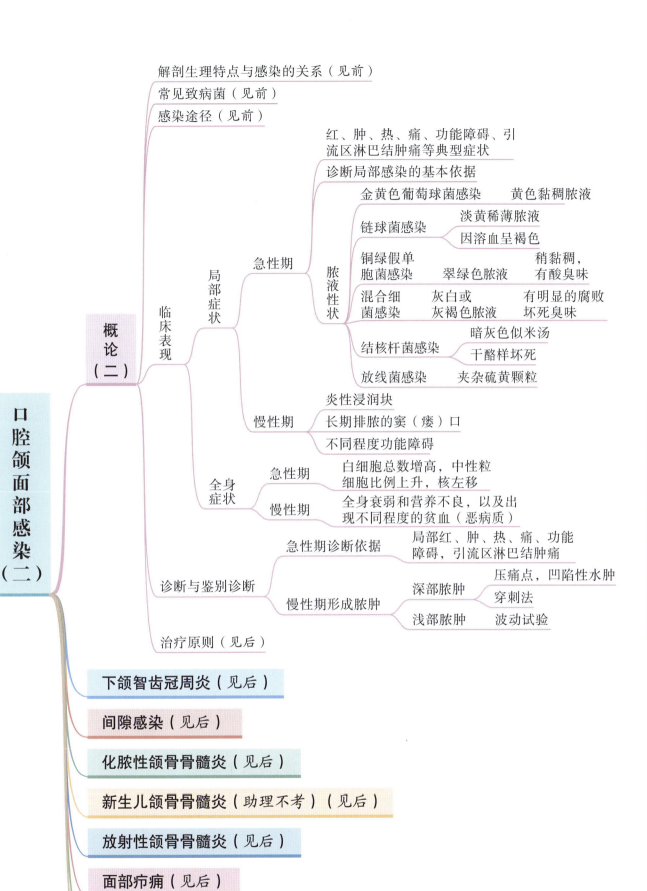

口腔颌面部感染（三）

概论（三）

- 解剖生理特点与感染的关系（见前）
- 常见致病菌（见前）
- 感染途径（见前）
- 临床表现（见前）
- 诊断与鉴别诊断（见前）
- 治疗原则
  - 局部治疗
    - 面部疖、痈应严禁挤压，防扩散
    - 保持清洁，减少活动
    - 急性期——外敷中草药
    - 已有局限倾向时，促炎症消散或加速形成脓肿
  - 全身治疗
    - 合理用抗菌药物
      - 用药前应尽可能进行药敏试验
      - 能窄谱不广谱
      - 遵循口服、肌内注射、静脉注射的顺序
      - 适当的用药指征和剂量
      - 能单一就不联合
      - 恰当地预防性用药
    - 全身给营养、支持
  - 感染治疗以局部为主，全身为辅
  - 手术治疗（见后）

口腔颌面部感染（三）

- 下颌智齿冠周炎（见后）
- 间隙感染（见后）
- 化脓性颌骨骨髓炎（见后）
- 新生儿颌骨骨髓炎（助理不考）（见后）
- 放射性颌骨骨髓炎（见后）
- 面部疖痈（见后）
- 面颈部淋巴结炎（见后）
- 颌面部特异性感染（助理不考）（见后）

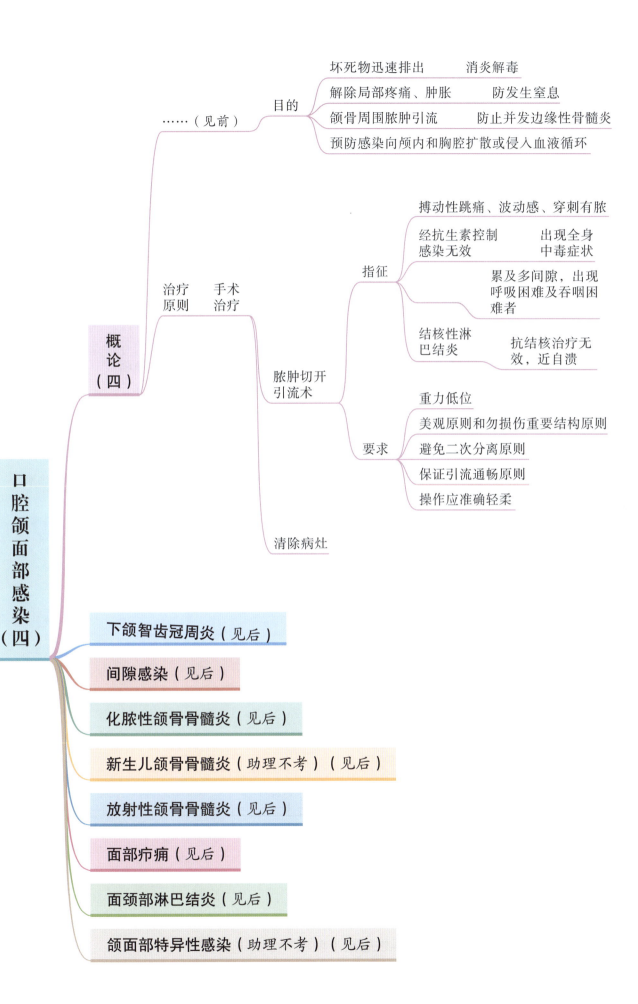

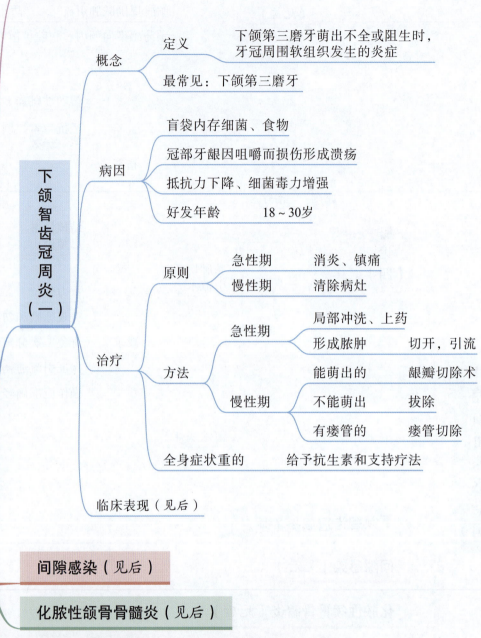

口腔颌面部感染（六）

- 概论（见前）
- 下颌智齿冠周炎（二）
  - 概念（见前）
  - 病因（见前）
  - 治疗（见前）
  - 临床表现
    - 急性期
      - 局部症状
        - 磨牙后区胀痛不适，活动时疼痛加重
        - 张口受限
        - 相邻下颌第二磨牙可有叩击痛，龋坏
        - 淋巴结的肿胀、压痛
      - 全身症状
        - 畏寒、发热、头痛、全身不适
        - 白细胞增高
        - 中性粒细胞比例上升
    - 慢性期：症状轻，仅有轻度压痛、不适
  - ★扩散途径
    - 向磨牙后区扩散——面颊瘘
    - 沿下颌骨外斜线向前——下颌第一磨牙颊侧瘘
    - 沿下颌支内侧
      - 颊间隙感染
      - 翼下颌间隙感染
        - 下颌下间隙感染
        - 口底间隙感染
        - 咽旁间隙感染
    - 沿下颌支外侧——咬肌间隙感染
- 间隙感染（见后）
- 化脓性颌骨骨髓炎（见后）
- 新生儿颌骨骨髓炎（助理不考）（见后）
- 放射性颌骨骨髓炎（见后）
- 面部疖痈（见后）
- 面颈部淋巴结炎（见后）
- 颌面部特异性感染（助理不考）（见后）

口腔颌面部感染（七）

- 概论（见前）
- 下颌智齿冠周炎（见前）
- 间隙感染（一）
  - 概论
    - 感染部位：潜在间隙（不是空的，是潜在性的）
    - 部位分类：咬肌间隙、翼下颌间隙、颞下间隙、颞间隙、下颌下间隙、咽旁间隙、颊间隙、口底多间隙等
    - 感染来源
      - 常见：牙源性、腺源性
      - 较少见：损伤性、医源性、血源性
    - 感染特点
      - 化脓性炎症
        - 可波及相邻的几个间隙
        - 可局限于一个间隙内
      - 可沿神经、血管扩散
        - 海绵窦血栓性静脉炎
        - 脑脓肿
        - 败血症
        - 纵隔炎
  - 眶下间隙感染
    - 位置：眼眶下方
    - 感染来源
      - 上颌尖牙及第一前磨牙或上颌切牙的根尖化脓性炎症或牙槽脓肿
      - 上颌骨骨髓炎
      - 上唇底部与鼻侧的化脓性炎症
    - 临床特点
      - 肿胀部位：眶下区，有波动感
      - 激惹眶下神经，引起疼痛
      - 沿面静脉、内眦静脉、眼静脉扩散 → 海绵窦血栓性静脉炎
    - 治疗：切口位置：上颌尖牙、前磨牙对应前庭沟
  - 咬肌间隙感染（见后）
  - 翼下颌间隙感染（见后）
  - 颞下间隙感染（见后）
  - 下颌下间隙感染（见后）
  - 颊间隙感染（助理不考）（见后）
  - 颞间隙感染（助理不考）（见后）
  - 咽旁间隙感染（助理不考）（见后）
  - 口底多间隙感染（见后）
- 化脓性颌骨骨髓炎（见后）
- 新生儿颌骨骨髓炎（助理不考）（见后）
- 放射性颌骨骨髓炎（见后）
- 面部疖痈（见后）
- 面颈部淋巴结炎（见后）
- 颌面部特异性感染（助理不考）（见后）

口腔颌面部感染（八）

- 概论（见前）
- 下颌智齿冠周炎（见前）
- 间隙感染（二）
  - 概论（见前）
  - 眶下间隙感染（见前）
  - 咬肌间隙感染
    - 位置
      - 咬肌
      - 下颌升支外侧
    - 感染来源
      - 下颌智牙冠周炎
      - 下颌磨牙的根尖周炎
      - 磨牙后三角区黏膜的感染
      - 相邻间隙感染
      - 化脓性腮腺炎
    - 临床特点
      - 肿胀部位　下颌支、下颌角
      - 不易触到波动感（穿刺诊断）
      - 明显张口受限
      - 易形成边缘性骨髓炎
    - 治疗
      - 口外切口（弧形切口）
        - 从下颌支后缘绕过下颌角
        - 距下颌下缘2 cm处切开
        - 切口长3～5 cm
  - 翼下颌间隙感染
    - 位置　下颌支内侧骨壁与翼内肌外侧面之间
    - ★感染来源
      - 下牙槽神经阻滞麻醉时消毒不严
      - 下颌智牙冠周炎及下颌磨牙根尖周炎
      - 相邻间隙感染
    - 临床特点
      - 张口受限
      - 下颌升支内侧深压痛
      - 翼下颌皱襞处黏膜水肿
      - 不易触到波动感（穿刺诊断）
    - 治疗
      - 口内切口：翼下颌皱襞稍外侧纵行切开2～3 cm
      - 口外切口：同咬肌间隙感染
  - 颞下间隙感染（见后）
  - 下颌下间隙感染（见后）
  - 颊间隙感染（助理不考）（见后）
  - 颞间隙感染（助理不考）（见后）
  - 咽旁间隙感染（助理不考）（见后）
  - 口底多间隙感染（见后）
- 化脓性颌骨骨髓炎（见后）
- 新生儿颌骨骨髓炎（助理不考）（见后）
- 放射性颌骨骨髓炎（见后）
- 面部疖痈（见后）
- 面颈部淋巴结炎（见后）
- 颌面部特异性感染（助理不考）（见后）

口腔颌面部感染（九）

- **概论**（见前）
- **下颌智齿冠周炎**（见前）
- **间隙感染（三）**
  - 概论（见前）
  - 眶下间隙感染（见前）
  - 咬肌间隙感染（见前）
  - 翼下颌间隙感染（见前）
  - **颞下间隙感染**
    - 位置：颅中窝底
    - 感染来源
      - 相邻间隙感染
      - 上颌结节、卵圆孔、圆孔阻滞麻醉时带入感染
      - 上颌磨牙的根尖周感染或拔牙后感染引起
    - 临床特点
      - 颧弓上、下及下颌支后方微肿
      - 张口受限
      - 不易触到波动感（穿刺诊断）
      - 警惕海绵窦静脉炎
    - 治疗
      - 应用大剂量抗生素
      - 口外切口　同咬肌间隙感染
      - 口内切口　上颌结节外侧前庭沟
  - **下颌下间隙感染**
    - 位置：下颌下三角内
    - 感染来源
      - 下颌智牙冠周炎、下颌后牙根尖周炎、牙槽脓肿等牙源性炎症的扩散（多见）
      - 下颌下淋巴结炎
      - 化脓性下颌下腺炎
    - 临床特点
      - 早期表现：下颌下淋巴结炎
      - 触及明显波动
      - 下颌下三角区肿胀，下颌骨下缘轮廓消失
    - 治疗
      - 下颌骨体部下缘以下2 cm做与下颌下缘平行之切口（平行切口）
      - 注意避免损伤面神经（下颌缘支）
  - 颊间隙感染（助理不考）（见后）
  - 颞间隙感染（助理不考）（见后）
  - 咽旁间隙感染（助理不考）（见后）
  - 口底多间隙感染（见后）
- **化脓性颌骨骨髓炎**（见后）
- **新生儿颌骨骨髓炎**（助理不考）（见后）
- **放射性颌骨骨髓炎**（见后）
- **面部疖痈**（见后）
- **面颈部淋巴结炎**（见后）
- **颌面部特异性感染**（助理不考）（见后）

口腔颌面部感染（十）

- 概论（见前）
- 下颌智齿冠周炎（见前）
- 间隙感染（四）
  - 概论（见前）
  - 眶下间隙感染（见前）
  - 咬肌间隙感染（见前）
  - 翼下颌间隙感染（见前）
  - 颞下间隙感染（见前）
  - 下颌下间隙感染（见前）
  - 颊间隙感染（助理不考）
    - 位置
      - 广义：颊部皮肤和颊黏膜之间、颊肌周围的间隙
      - 狭义：咬肌和颊肌之间的间隙
    - 感染来源
      - 上、下颌磨牙的根尖周脓肿或牙槽脓肿穿破骨膜，侵入颊间隙
      - 颊部皮肤损伤、颊黏膜溃疡继发感染
      - 颊、颌上淋巴结的炎症扩散
    - 临床特点
      - 皮下或黏膜下的脓肿，病程进展缓慢
      - 波及颊脂垫时，病情发展迅速，形成多间隙感染
    - 治疗
      - 皮下脓肿：浅表处沿皮肤皱褶线切开
      - 广泛的颊间隙感染：做平行于下颌骨下缘1~2 cm的切口
  - 颞间隙感染（助理不考）
    - 位置：位于颧弓上方的颞区，分为颞浅与颞深两间隙
    - 感染来源
      - 间隙感染扩散
      - 中耳炎
      - 颞部疖痈及颞部损伤
    - 临床特点
      - 颞浅间隙 波动感
      - 颞深间隙 穿刺
      - 张口受限
    - 治疗 多为多间隙感染：贯穿式引流
  - 咽旁间隙感染（助理不考）（见后）
  - 口底多间隙感染（见后）
- 化脓性颌骨骨髓炎（见后）
- 新生儿颌骨骨髓炎（助理不考）（见后）
- 放射性颌骨骨髓炎（见后）
- 面部疖痈（见后）
- 面颈部淋巴结炎（见后）
- 颌面部特异性感染（助理不考）（见后）

口腔颌面部感染（十一）

- 概论（见前）
- 下颌智齿冠周炎（见前）
- 间隙感染（五）
  - 概论（见前）
  - 眶下间隙感染（见前）
  - 咬肌间隙感染（见前）
  - 翼下颌间隙感染（见前）
  - 颞下间隙感染（见前）
  - 下颌下间隙感染（见前）
  - 颊间隙感染（助理不考）（见前）
  - 颞间隙感染（助理不考）（见前）
  - 咽旁间隙感染（助理不考）
    - 位置：咽上缩肌与翼内肌和腮腺深叶之间
    - 感染来源
      - 下颌智牙冠周炎
      - 腭扁桃体感染
      - 相邻间隙感染
      - 腮腺炎、耳源性炎症和颈深上淋巴结炎
    - 临床特点
      - 腭垂被推向健侧
      - 张口受限
      - 感染深；需穿刺
      - 2个特点
        - 血管丰富，极易扩散和吸收
        - 感染可到纵隔
    - 治疗
      - 口内切口：翼下颌皱襞稍内侧纵切
      - 口外切口：同咬肌间隙感染
  - 口底多间隙感染（见后）
- 化脓性颌骨骨髓炎（见后）
- 新生儿颌骨骨髓炎（助理不考）（见后）
- 放射性颌骨骨髓炎（见后）
- 面部疖痈（见后）
- 面颈部淋巴结炎（见后）
- 颌面部特异性感染（助理不考）（见后）

口腔颌面部感染（十二）

- 概论（见前）
- 下颌智齿冠周炎（见前）
- 间隙感染（六）
  - 概论（见前）
  - 眶下间隙感染（见前）
  - 咬肌间隙感染（见前）
  - 翼下颌间隙感染（见前）
  - 颞下间隙感染（见前）
  - 下颌下间隙感染（见前）
  - 颊间隙感染（助理不考）（见前）
  - 颞间隙感染（助理不考）（见前）
  - 咽旁间隙感染（助理不考）（见前）
  - 口底多间隙感染
    - 位置：双侧下颌下、舌下以及颏下间隙
    - 感染来源：
      - 下颌牙各种炎症
      - 下颌下腺炎、淋巴结炎
      - 急性扁桃体炎、口底软组织和颌骨的损伤
    - 临床特点：
      - 化脓性：一侧扩散至双侧；弥漫性肿胀
      - 腐败坏死性：
        - 肌组织呈棕黑色；结缔组织呈灰白色
        - 产气，捻发音
        - 内容物：咖啡色、稀薄、恶臭、混有气泡的液体
      - 路德维希咽峡炎
      - 严重者出现三凹征
      - 全身症状重　高热
    - 治疗：
      - 大量应用广谱抗菌药物
      - "衣领"形或倒"T"形切口
      - 做好呼吸道管理
- 化脓性颌骨骨髓炎（见后）
- 新生儿颌骨骨髓炎（助理不考）（见后）
- 放射性颌骨骨髓炎（见后）
- 面部疖痈（见后）
- 面颈部淋巴结炎（见后）
- 颌面部特异性感染（助理不考）（见后）

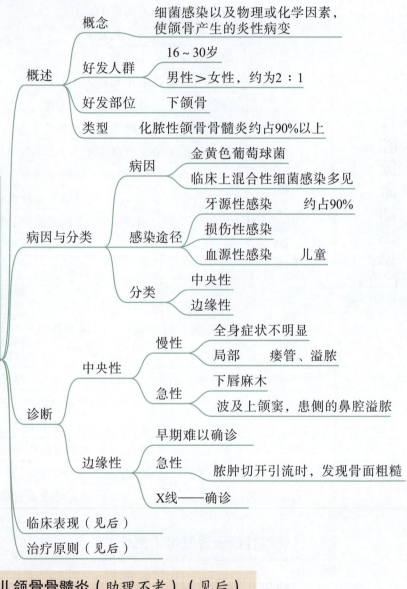

口腔颌面部感染（十四）

- 概论（见前）
- 下颌智齿冠周炎（见前）
- 间隙感染（见前）
- 化脓性颌骨骨髓炎（二）
  - 概述（见前）
  - 病因与分类（见前）
  - 诊断（见前）
  - 临床表现（一）
    - 中央性颌骨骨髓炎
      - 病因：根尖周炎及根尖周脓肿
      - 临床特点
        - 急性期
          - 分期
            - 急性期
              - 全身：发热，白细胞、中性粒细胞增高
              - 局部：剧烈跳痛，软组织肿胀、充血
              - 病源牙：叩痛、伸长感
            - 慢性期
              - 全身：低热；消瘦、贫血
              - 局部：肿胀区牙松动；瘘孔溢脓
          - 全身症状
            - 初期：高热40℃；白细胞20×10⁹/L以上；食欲减退，嗜睡
            - 化脓期：中毒症状及局部症状加重；败血症
          - 局部症状（肿痛，淋巴结肿大）
            - 受累牙剧痛，向三叉神经分支区放射
            - 受累区牙松动，伸长感，不能咀嚼
            - 患侧下唇麻木
            - 累及对侧下颌骨
            - 张口受限
            - 侵入颅底和中耳
        - 慢性期
          - 发病2周转入慢性期
          - 全身：体温正常或低热，长期造成中毒、消瘦、贫血
          - 局部
            - 多个瘘孔长期排脓
            - 死骨
              - 下颌骨：大块死骨
              - 上颌骨：血供丰富、骨质疏松颗粒状死骨
            - 咬合错乱与面部畸形
          - 儿童：破坏颌骨内牙胚；咬合错乱
    - 边缘性颌骨骨髓炎（见后）
    - 中央性颌骨骨髓炎与边缘性颌骨骨髓炎的鉴别（见后）
  - 治疗原则（见后）
- 新生儿颌骨骨髓炎（助理不考）（见后）
- 放射性颌骨骨髓炎（见后）
- 面部疖痈（见后）
- 面颈部淋巴结炎（见后）
- 颌面部特异性感染（助理不考）（见后）

口腔颌面部感染（十五）

- 概论（见前）
- 下颌智齿冠周炎（见前）
- 间隙感染（见前）
- 化脓性颌骨骨髓炎（三）
  - 概述（见前）
  - 病因与分类（见前）
  - 诊断（见前）
  - 分期（见前）
  - 中央性颌骨骨髓炎（见前）
  - 临床表现（二）
    - 边缘性颌骨骨髓炎
      - 定义：发于骨膜炎或骨膜下脓肿的骨密质外板的炎性病变
      - 好发部位
        - 下颌骨
          - 升支
          - 下颌角部
      - 病变范围
        - 局限型
        - 弥散型
      - 感染来源
        - 多为牙源性
        - 以下颌智牙冠周炎为最多
      - 急性期：咬肌间隙、翼下颌间隙感染表现
      - 慢性期
        - 弥漫性肿胀，压痛，无波动感
        - 不同程度的张口受限
      - ★分型
        - 骨质增生型
          - 发生条件：病原菌毒力弱，抵抗力较强
          - 症状：全身症状轻，局部的病变发展缓慢
          - X线：有明显的骨密质增生，骨质呈致密影像
        - 骨质溶解破坏型
          - 发生条件：抵抗力较弱，病原菌毒力强
          - 症状
            - 骨膜或黏膜下脓肿，一旦自溃或切开引流，则遗留瘘孔
            - 久治不愈，长期从瘘孔溢脓
          - X线
            - 骨质稀疏脱钙，形成不均匀的骨粗糙面
            - 很少有大块死骨形成
  - 中央性颌骨骨髓炎与边缘性颌骨骨髓炎的鉴别（见后）
  - 治疗原则（见后）
- 新生儿颌骨骨髓炎（助理不考）（见后）
- 放射性颌骨骨髓炎（见后）
- 面部疖痈（见后）
- 面颈部淋巴结炎（见后）
- 颌面部特异性感染（助理不考）（见后）

口腔颌面部感染（十六）

- 概论（见前）
- 下颌智齿冠周炎（见前）
- 间隙感染（见前）
- 化脓性颌骨骨髓炎（四）
  - 概述（见前）
  - 病因与分类（见前）
  - 诊断（见前）
  - 临床表现（三）
    - 分期（见前）
    - 中央性颌骨骨髓炎（见前）
    - 边缘性颌骨骨髓炎（见前）
    - 中央性颌骨骨髓炎与边缘性颌骨骨髓炎的鉴别
      - 中央性
        - 感染来源：以龋病继发病、牙周膜炎、根尖周炎为主
        - 感染途径：先松质骨，后密质骨
        - 临床表现：弥漫型较多
        - 累及牙是否松动：是
        - 病变部位：多在颌骨体
        - X线：大块死骨形成，与周围骨质分界清楚或伴有病理性骨折
        - 手术时间：慢性期3~4周
      - 边缘性
        - 感染来源：下颌智牙冠周炎
        - 感染途径：先形成骨膜下脓肿，主要破坏密质骨，很少破坏松质骨
        - 临床表现：局限型较多
        - 累及牙是否松动：否
        - 病变部位：多在下颌角及升支
        - X线：增生型：骨密质增生；溶解破坏型：不均匀骨粗糙面
        - 手术时间：慢性期2~4周
      - 骨质破坏时间：一般在发病2~4周。儿童颌骨骨髓炎一般7~10天后可开始形成死骨
  - 治疗原则（见后）
- 新生儿颌骨骨髓炎（助理不考）（见后）
- 放射性颌骨骨髓炎（见后）
- 面部疖痈（见后）
- 面颈部淋巴结炎（见后）
- 颌面部特异性感染（助理不考）（见后）

口腔颌面部感染（十七）

- 概论（见前）
- 下颌智齿冠周炎（见前）
- 间隙感染（见前）
- 化脓性颌骨骨髓炎（五）
  - 概述（见前）
  - 病因与分类（见前）
  - 诊断（见前）
  - 临床表现（见前）
  - 治疗原则
    - 急性颌骨骨髓炎的治疗
      - 药物治疗
      - 外科治疗
        - 引流排脓及去除病灶
        - 有化脓性病灶时，拔除病灶牙及相邻的松动牙，排脓
    - 慢性颌骨骨髓炎的治疗
      - 手术去除死骨
      - 慢性中央性颌骨骨髓炎：病灶清除应以摘除死骨为主
      - 慢性边缘性颌骨骨髓炎
        - 散在的浅表性死骨，刮除
        - 没死骨，刮除肉芽
    - 死骨摘除及病灶清除术
      - 手术指征
        - 治疗后，仍有瘘管，长期流脓
        - 发现死骨
        - X线片已发现有颌骨骨质破坏者
        - 患者能耐受手术
      - ★手术时间
        - 中央性
          - 局限：3～4周
          - 弥漫：5～6周
        - 边缘性：2～4周
      - 麻醉
        - 死骨片较小，局麻
        - 死骨片大，全麻
      - 手术切口：根据死骨所在部位、死骨的大小，以及瘘孔在口腔黏膜或面部皮肤而选择口内切口或面部切口
      - 术中注意事项
        - 波及上颌窦的：上颌窦根治术
        - 下颌骨手术：勿损伤下牙槽神经
        - 儿童患者手术中：勿损伤健康牙胚（牙胚已感染化脓，需去除）
        - 术中去骨见到肉芽：彻底去除
      - 术后处理
        - 酌情给抗生素
        - 出现问题
          - 有引流条：2日抽出或更换
          - 上颌窦内填塞的碘仿纱条：分期抽出
          - 颌骨体缺失而引起舌后坠：气管切开术
          - 颌骨缺损过多，影响功能：骨移植术及义颌修复
          - 缝线：5～7天拆除
          - 有骨折：及时处理
- 新生儿颌骨骨髓炎（助理不考）（见后）
- 放射性颌骨骨髓炎（见后）
- 面部疖痈（见后）
- 面颈部淋巴结炎（见后）
- 颌面部特异性感染（助理不考）（见后）

口腔颌面部感染（十八）

- 概论（见前）
- 下颌智齿冠周炎（见前）
- 间隙感染（见前）
- 化脓性颌骨骨髓炎（见前）
- 新生儿颌骨骨髓炎（助理不考）
  - 概念
    - 出生后3个月以内的化脓性中央性颌骨骨髓炎
    - ★主要发生在上颌骨
    - 下颌骨极为罕见
  - 病因
    - 感染来源　★血源性
    - 感染细菌　金黄色葡萄球菌
  - 临床表现与诊断要点
    - 全身症状
      - 全身有高热、寒战
      - 重者：昏睡、意识不清
    - 局部症状
      - 眶下及内眦部皮肤红肿
      - 眼睑肿胀，睑裂狭窄
      - 结膜外翻或眼球外突，眶周蜂窝织炎
    - ★新生儿上颌骨骨髓炎很少形成大块死骨，多为颗粒状
    - X线片在诊断死骨形成上帮助不大
  - 治疗原则（保守）
    - 急性期
      - ★大量有效抗生素
      - 形成脓肿，及早切开引流
      - 青霉素冲洗
      - 防止脓液误吸引起肺部并发症
    - 慢性期
      - 不急于做死骨清除术
      - 牙胚
        - 坏死牙胚　取出
        - 未感染牙胚　尽量留
      - 死骨较大不能排出　仅摘除已分离的死骨，保守
- 放射性颌骨骨髓炎（见后）
- 面部疖痈（见后）
- 面颈部淋巴结炎（见后）
- 颌面部特异性感染（助理不考）（见后）

口腔颌面部感染（十九）

- 概论（见前）
- 下颌智齿冠周炎（见前）
- 间隙感染（见前）
- 化脓性颌骨骨髓炎（见前）
- 新生儿颌骨骨髓炎（助理不考）（见前）
- 放射性颌骨骨髓炎
  - 概念：射线引起的颌骨骨髓炎
  - 病因：口腔软组织对射线平均耐受量为6~8周内给予60~80 Gy
  - 临床表现与诊断
    - 发病时间：放射治疗后，数月乃至十余年
    - 局部症状
      - 初期呈持续性针刺样剧痛，牙槽骨、颌骨骨面外露，呈黑褐色，溢脓
      - 口腔和面颊部可形成洞穿缺损畸形
      - ★主要特征：死骨与正常骨常界限不清
    - 全身症状：慢性消耗性衰竭，常表现为消瘦及贫血
  - 治疗原则
    - 全身治疗
      - 抗菌药物
      - 镇痛剂
      - 输血、高压氧治疗促进死骨分离
    - 局部治疗
      - 死骨在分离前，使用低浓度过氧化氢或抗生素液进行冲洗
      - 露出的死骨：用骨钳分次逐步咬除
      - 切在哪：应在健康骨质范围内施行死骨切除术
  - ★预防措施
    - 放疗前准备工作（10天）
      - 牙周洁治
      - 能留的牙治，不能治愈的拔
      - 去除金属义齿
      - 停止佩戴活动义齿
    - 放疗过程中
      - 局部涂抗生素软膏并加强口腔护理
      - 氟化物防龋
      - 对非照射区隔离保护
    - 放疗后
      - 3~5年不拔牙
      - 必须拔牙时，给予足量抗生素
    - "精确"放疗
- 面部疖痈（见后）
- 面颈部淋巴结炎（见后）
- 颌面部特异性感染（助理不考）（见后）

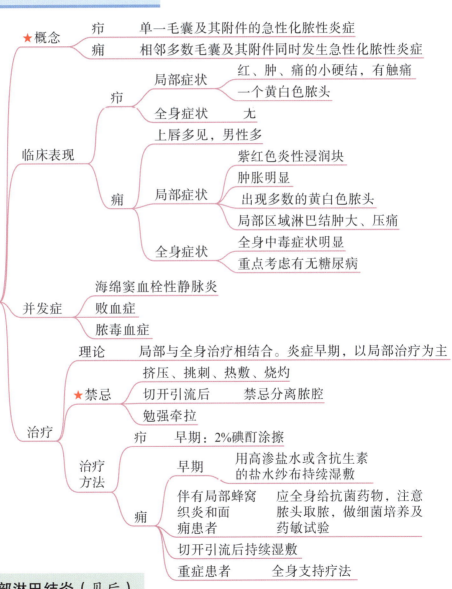

口腔颌面部感染（二十一）

- 概论（见前）
- 下颌智齿冠周炎（见前）
- 间隙感染（见前）
- 化脓性颌骨骨髓炎（见前）
- 新生儿颌骨骨髓炎（助理不考）（见前）
- 放射性颌骨骨髓炎（见前）
- 面部疖痈（见前）
- 面颈部淋巴结炎（一）
  - 感染来源
    - 牙源性及口腔感染为最多见
    - 小儿患者大多数由上呼吸道感染及扁桃体炎引起
    - 化脓性淋巴结炎　由化脓性细菌如葡萄球菌及链球菌等引起
    - 结核性淋巴结炎　由结核杆菌感染引起
  - 临床表现
    - 化脓性淋巴结炎
      - 分期
        - 急性
          - 浆液性
            - 局部症状
              - 淋巴结肿大变硬，疼痛或有压痛
              - 可移动
              - 界清，无粘连
            - 全身症状　轻或有低热
          - 化脓性
            - 局部症状　淋巴结与周围组织粘连，不动
            - 全身症状
              - 全身反应加重，出现高热等
              - 小儿可烦躁不安
        - 慢性
          - 患者抵抗力强而细菌毒力较弱的情况下
          - 淋巴结内结缔组织增生形成微痛的硬结
    - 结核性淋巴结炎
      - 发病年龄　儿童及青年
      - 临床表现
        - 最初　缓慢肿大，较硬，无痛无粘连
        - 淋巴结中心干酪样坏死似米汤，粘连
        - ★冷脓肿
  - 诊断（见后）
  - 治疗（见后）
- 颌面部特异性感染（助理不考）（见后）

口腔颌面部感染（二十二）

- 概论（见前）
- 下颌智齿冠周炎（见前）
- 间隙感染（见前）
- 化脓性颌骨骨髓炎（见前）
- 新生儿颌骨骨髓炎（助理不考）（见前）
- 放射性颌骨骨髓炎（见前）
- 面部疖痈（见前）
- 面颈部淋巴结炎（二）
  - 感染来源（见前）
  - 临床表现（见前）
  - 诊断
    - 结核性淋巴结炎
      - 冷脓肿的脓液稀薄污浊
      - 暗灰色似米汤
      - 夹杂有干酪样坏死物
  - 治疗
    - 化脓性
      - 急性期
        - 炎症初期
          - 全身给抗菌药物
          - 局部用物理疗法或六合丹外敷
        - 化脓者：切开引流，同时处理原发灶
      - 慢性淋巴结炎
        - 一般不需治疗
        - 反复发作　寻找，清除病灶
    - 结核性
      - 常用抗结核药物
        - 异烟肼
        - 利福平
        - 链霉素
        - 乙胺丁醇
        - 吡嗪酰胺
      - 局限的、可移动的或经药物治疗效果不明显者——应及早手术摘除
- 颌面部特异性感染（助理不考）（见后）

口腔颌面部感染（二十三）

- 概论（见前）
- 下颌智齿冠周炎（见前）
- 间隙感染（见前）
- 化脓性颌骨骨髓炎（见前）
- 新生儿颌骨骨髓炎（助理不考）（见前）
- 放射性颌骨骨髓炎（见前）
- 面部疖痈（见前）
- 面颈部淋巴结炎（见前）
- 颌面部特异性感染（助理不考）（一）
  - 颌面骨结核
    - 感染来源：血行播散
    - 发病年龄：儿童、青少年
    - 好发部位：
      - 上颌骨颧骨结合部
      - 下颌支
    - 临床特征：
      - 干酪样坏死物，冷脓肿
      - 继发化脓性感染可出现红、肿、热、痛
    - 诊断：
      - 临床表现
      - ★脓液涂片：抗酸杆菌
    - 治疗：全身支持、营养疗法和抗结核治疗
  - 颌面部放线菌病
    - 感染来源：Wollf-Israel型放线菌
    - 发病年龄：以20~45岁的男性多见
    - 好发部位：腮腺咬肌区
    - 临床特征：
      - 早期：
        - 无自觉症状
        - 无痛性硬结
        - 表面皮肤呈棕红色
        - 炎症侵及咬肌，形成板状硬
      - 成脓性状：黄色黏稠脓液，可查出硫黄样颗粒
    - 诊断：
      - 临床表现
      - ★涂片可发现革兰氏阳性、呈放射状的菌丝
    - 治疗：
      - 药物治疗：
        - 青霉素首选
        - 碘制剂
        - 免疫疗法
      - 手术疗法
  - 颌面部梅毒（见后）

口腔颌面部感染（二十四）

- 概论（见前）
- 下颌智齿冠周炎（见前）
- 间隙感染（见前）
- 化脓性颌骨骨髓炎（见前）
- 新生儿颌骨骨髓炎（助理不考）（见前）
- 放射性颌骨骨髓炎（见前）
- 面部疖痈（见前）
- 面颈部淋巴结炎（见前）
- 颌面部特异性感染（助理不考）（二）
  - 颌面骨结核（见前）
  - 颌面部放线菌病（见前）
  - 颌面部梅毒
    - 颌面部先天梅毒
      - 感染来源：母体
      - 发病年龄
        - 在4岁以内发病者为早期传染
        - 4岁以后发病者为晚期
      - 临床特征
        - 营养障碍，貌似老人
        - ★先天性梅毒的哈钦森三征
          - 角膜混浊
          - 神经性耳聋
          - 哈钦森牙
      - 诊断
        - 临床表现
        - 实验室检查有苍白螺旋体
      - 治疗：青霉素首选
    - 颌面部后天梅毒
      - 感染来源：性行为多见
      - 发病年龄
        - 一、二期属早期梅毒，多在感染后4年内出现症状，传染性强
        - 三期梅毒又称晚期梅毒，在感染4年后出现症状，一般无传染性
      - ★临床特征
        - 一期：口唇下疳
        - 二期：梅毒疹
        - 三期：树胶样肿（梅毒瘤）
      - 诊断
        - 临床表现
        - 实验室检查有苍白密螺旋体
      - ★治疗：青霉素首选

口腔颌面部创伤（一）

概论

- 口腔颌面部血运丰富在损伤时的利弊
  - 利：组织抗感染、修复能力较强，创口易于愈合
  - 弊：出血多，易形成血肿、窒息
- 牙损伤时的利与弊
  - 利
    - 利用牙复位固定
    - 颌骨骨折治疗标准——恢复正常的咬合关系
  - 弊："二次弹片"伤
- 易并发颅脑损伤
- 有时伴有颈部伤
- 易发生窒息
- 影响进食和口腔卫生　　颌间牵引
- 易发生感染　　口腔腔窦多，内含大量细菌
- 易伴其他解剖结构的损伤
- 面部畸形

口腔颌面部创伤的急救（见后）

口腔颌面部软组织创伤（见后）

口腔颌面部硬组织创伤（见后）

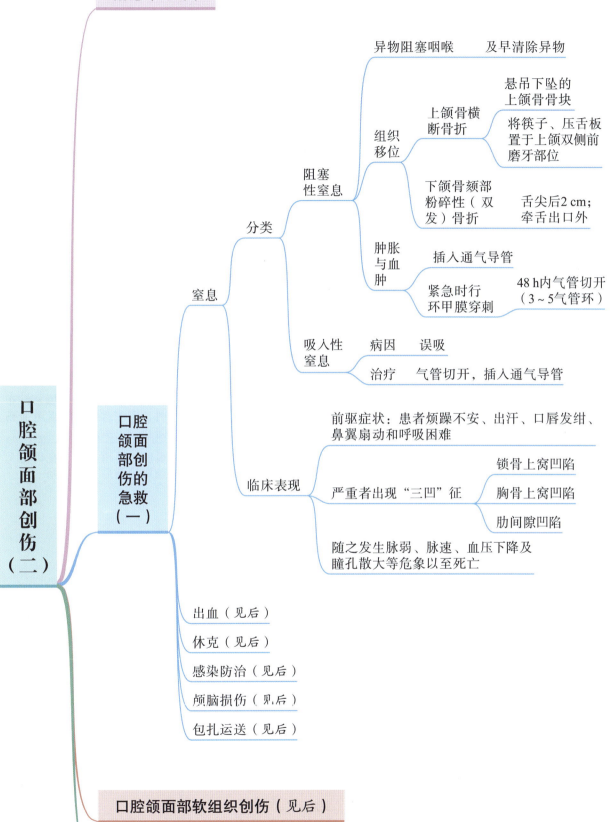

口腔颌面部创伤（三）

- 概论（见前）
- 口腔颌面部创伤的急救（二）
  - 窒息（见前）
  - 出血
    - 压迫止血
      - 指压止血（属暂时措施，压迫近心端）
        - 额颞出血 —— 颞浅动脉 —— 耳屏前
        - 面部出血 —— 面动脉 —— 咬肌前缘和下颌骨下缘交界处
        - 大面积出血 —— 将颈总动脉压至第6颈椎横突
          - 不超过5 min
          - 压单侧
      - 包扎止血：毛细血管、小静脉及小动脉的出血或创面渗血
        - 注意事项
          - 压力适度，勿影响呼吸道通畅
          - 颈部不宜做环形包扎
      - 填塞止血
        - 开放性和洞穿性创口、窦腔出血
        - 在颈部或口底创口填塞纱布时，应注意保持呼吸道通畅，防止发生窒息
        - 注意事项：鼻腔、耳道出血，在确定无脑脊液漏后才可填塞
    - 结扎止血
      - 是常用而可靠的止血方法
      - 注意事项：出血严重时结扎双侧颈外动脉
    - 药物止血
      - 适用于创面渗血、小静脉和小动脉出血
      - 注意事项
        - 局部常用的止血药：止血纱布及止血海绵
        - 全身可辅助使用
  - 休克（见后）
  - 感染防治（见后）
  - 颅脑损伤（见后）
  - 包扎运送（见后）
- 口腔颌面部软组织创伤（见后）
- 口腔颌面部硬组织创伤（见后）

口腔颌面部创伤（四）

- 概论（见前）

口腔颌面部创伤的急救（三）

- 窒息（见前）
- 出血（见前）
- 休克
  - 分类
    - 创伤性休克
    - 失血性休克
  - 主要指征
    - 血压、脉搏、皮肤色泽与温度、尿量等
    - 早期休克指征 —— 心率达到120次/分
  - ★治疗
    - 目的 —— 恢复组织灌流量
    - 失血性休克 —— 补充血容量
    - 创伤性休克 —— 安静、镇痛、止血、补液、维持血压
    - 补液方法
      - 休克早期或代偿期：成人首剂量2000 mL晶体和胶体液
      - 中度休克者：第1 h 输全血1000 mL
      - 重度休克者（收缩压<70 mmHg）：10～30 min内输全血1500 mL
  - 注意事项 —— 镇静不可用吗啡 —— 会抑制呼吸和缩瞳，导致无法确定患者的情况
- 感染防治
  - ★颌面战伤创口的感染率更高，约为20%
  - 尽早清创是最重要的手段之一
  - 使用广谱抗生素
  - 注射破伤风抗毒素、狂犬病疫苗
- 颅脑损伤（见后）
- 包扎运送（见后）

口腔颌面部软组织创伤（见后）

口腔颌面部硬组织创伤（见后）

口腔颌面部创伤（五）

概论（见前）

口腔颌面部创伤的急救（四）

- 窒息（见前）
- 出血（见前）
- 休克（见前）
- 感染防治（见前）
- 颅脑损伤
  - 颌面伤常伴发颅脑损伤，发生率约40%。
  - 脑震荡：一过性意识障碍，不超过半小时，逆行性遗忘
  - 脑挫裂伤：体征取决于损害部位
  - ★颅内血肿：昏迷—清醒—再昏迷；呼吸、脉搏变慢，血压升高（两慢一高）
  - 对于颅脑损伤患者，镇静禁用吗啡，以免抑制呼吸，影响瞳孔变化的观察以及引起呕吐，增高颅内压
  - 情况
    - 鼻孔或外耳道有脑脊液漏出
      - 原因：颅前窝或颅中窝有骨折
      - 判定：将液体滴在吸水纸或纱布上，血迹周围出现一圈被水湿润的环形红晕
      - 处理：禁止做耳道与鼻腔填塞与冲洗
    - 脑水肿、颅内压增高
      - 判定：喷射状呕吐
      - 处理：脱水治疗
        - 20%甘露醇
        - 速尿（呋塞米）
    - 昏迷
      - 处理：严禁做颌间结扎固定
- 包扎运送（见后）

口腔颌面部软组织创伤（见后）

口腔颌面部硬组织创伤（见后）

- 口腔颌面部创伤（六）
  - 概论（见前）
  - 口腔颌面部创伤的急救（五）
    - 窒息（见前）
    - 出血（见前）
    - 休克（见前）
    - 感染防治（见前）
    - 颅脑损伤（见前）
    - 包扎运送
      - 包扎
        - ★作用
          - 压迫止血
          - 暂时性固定，减少骨折段活动，防止进一步移位
          - 保护并缩小创口，减少污染或唾液外流
        - 常用的包扎法
          - 单眼包扎法
          - 四尾带包扎法
          - 十字绷带包扎法
      - 运送
        - 保持呼吸道通畅
        - ★昏迷患者：俯卧位，额部垫高，使口鼻悬空
        - 一般患者：侧卧位或头侧向一侧
        - 疑有颈椎损伤的患者
          - 应多人同时搬运，平直整体移动
          - 颈部应放置小枕，固定头部
  - 口腔颌面部软组织创伤（见后）
  - 口腔颌面部硬组织创伤（见后）

口腔颌面部创伤（七）

- 概论（见前）
- 口腔颌面部创伤的急救（见前）
- 口腔颌面部软组织创伤（一）
  - 创伤类型
    - 擦伤
      - 临床表现
        - 表皮和真皮浅层破损
        - 点片状出血
        - 痛感明显
      - 处理原则
        - 清洗创面，去除异物，防感染
        - 用无菌凡士林纱布覆盖，或任其干燥结痂，自行愈合
    - 挫伤（闭合性）
      - 临床表现
        - 深部受挤压；无开放创口
        - 瘀斑，血肿
      - ★处理原则
        - 原则：止血、止痛、预防感染、促进血肿吸收和恢复功能
        - 方法
          - 大血肿：无菌条件下，穿刺
          - 小血肿：24 h内冷敷，2天后可用热敷
          - 感染：切开引流
    - 刺、割伤
      - 临床表现
        - 切割伤：创缘整齐
        - 刺伤：创口小而伤道深
      - 处理原则
        - 治疗应行早期清创术
        - 面颊部和腮腺咬肌区的损伤应注意探查面神经主干、分支以及腮腺导管有无断裂
    - 撕裂或撕脱伤
      - 临床表现
        - 创缘不整齐
        - 撕裂伤：组织未离体
        - 撕脱伤：组织离体
      - ★处理原则
        - 伤后6 h内，切削成全厚或中厚层皮片做再植术
        - 超过6 h，切取健康皮片游离移植消灭创面
    - 咬伤
      - 处理原则：注射狂犬病疫苗
  - 各部位软组织清创术特点（见后）
- 口腔颌面部硬组织创伤（见后）

口腔颌面部创伤（八）

- **概论**（见前）
- **口腔颌面部创伤的急救**（见前）
- **口腔颌面部软组织创伤（二）**
  - 创伤类型（见前）
  - 清创术
    - 总原则：6~8h内进行
    - 步骤
      - 冲洗创口
        - 细菌在进入创口6~12h以内，易清除
        - 先四周后创口局麻
      - 清理创口
        - 只要没有感染和坏死，尽量保留
        - 如创口有急性炎症、异物位于大血管旁、定位不准确、术前准备不充分或异物与伤情无关者，可暂不摘除（深部异物必须去）
      - 缝合
        - 口腔颌面部只要无明显感染坏死，甚至超过48h也可严密缝合
        - 感染者，放置引流物
        - 先关闭和腔窦相通的创口
        - 分层缝、灭死腔
        - 定向拉拢缝合
  - 各部位软组织清创术特点
  - 各部位软组织损伤处理
    - 损伤部位
      - 舌损伤
        - 纵向缝合 保持舌的长度
        - 舌的腹面与口底黏膜都有创面，分别缝，防粘连
        - 大针粗线缝
          - 4号以上
          - 最好加用褥式缝合
      - 颊部贯通伤
        - 无组织缺损或缺损较少 —— 黏膜、肌和皮肤分层缝
        - 口腔黏膜缺损较少，皮肤缺损多
          - 先缝合黏膜
          - 植皮、整复
        - 全层洞穿型缺损 —— 黏膜、皮肤相对缝合
      - 腭损伤 缺损太大——腭护板
      - 唇、舌、耳、鼻及眼睑断裂伤 不超过6h，尽量缝回原处
      - 腮腺、腮腺导管和面神经损伤 术后绷带加压包扎7天左右
- **口腔颌面部硬组织创伤**（见后）

口腔颌面部创伤（九）

- 概论（见前）
- 口腔颌面部创伤的急救（见前）
- 口腔颌面部软组织创伤（见前）
- 口腔颌面部硬组织创伤（一）
  - 牙槽突骨折
    - 好发部位：上颌前部
    - 诊断标准
      - 摇动损伤区某一牙时，其他牙随之移动
      - "牵一发而动全身"
    - 治疗方法
      - 局麻复位
      - 固定
        - 跨过骨折线至少3个正常牙位
        - 单颌牙弓夹板
        - 4周
  - 颌骨骨折
    - 概述：颌骨骨折的发生率约占颌面损伤的35%
      - 骨折时处理不当，会影响咀嚼功能
      - 交通事故为其主要原因
    - 解剖特点
      - 下颌骨薄弱区
        - 正中联合部
        - 颏孔区
        - 下颌角区
        - 髁突颈部
          - 直接打击髁突部
          - 颏部或体部受打击，髁突应力集中骨折
      - 下颌骨受肌肉牵拉和外力作用，使骨折块发生移位，导致各种形式的咬合错乱
      - 上颌骨支柱结构
        - 尖牙支柱
        - 颧突支柱
        - 翼突支柱
        - 严重时可并发颅脑损伤和颅底骨折
      - 咬合紧密接触，增加对打击力的耐受
    - 临床表现（见后）
    - 颌骨骨折的诊断（见后）
    - 颌骨骨折的治疗（见后）
  - 颧骨及颧弓骨折（见后）
  - 眼眶骨折（助理不考）（见后）
  - 骨折的愈合（见后）

口腔颌面部创伤（十）

- 概论（见前）
- 口腔颌面部创伤的急救（见前）
- 口腔颌面部软组织创伤（见前）
- 口腔颌面部硬组织创伤（二）
  - 牙槽突骨折（见前）
  - 颌骨骨折
    - 概述（见前）
    - 解剖特点（见前）
    - 临床表现
      - 下颌骨骨折
        - 骨折段移位
          - 主要因素——咀嚼肌的牵拉作用
          - 正中联合部骨折
            - 如为单发——常无明显移位
            - 两侧双发骨折
              - 正中骨折段——向下后方退缩（舌后坠）
            - 粉碎性骨折或有骨质缺损
              - 两侧骨折段
                - 受下颌舌骨肌的牵拉
                - 向中线移位，下颌牙弓变窄
              - 舌后坠——窒息
          - 颏孔区骨折
            - 一侧颏孔区骨折
              - 前骨折段向下方移位，并稍偏向外侧
              - 后骨折段向上前方移位，且稍偏向内侧
            - 双侧颏孔区骨折
              - 后骨折段向上前方移位
              - 前骨折段则向下后方移位，致颏部后缩及舌后坠
          - 下颌角骨折
            - 正位于下颌角——不发生移位
            - 肌肉附着之前
              - 前骨折段向下内移位
              - 后骨折段向上前移位
          - ……（见后）
        - 咬合错乱
        - 骨折段异常动度
        - 下唇麻木
        - 张口受限
        - 牙龈撕裂
      - 上颌骨骨折（见后）
    - 颌骨骨折的诊断（见后）
    - 颌骨骨折的治疗（见后）
  - 颧骨及颧弓骨折（见后）
  - 眼眶骨折（助理不考）（见后）
  - 骨折的愈合（见后）

口腔颌面部创伤（十一）

- 概论（见前）
- 口腔颌面部创伤的急救（见前）
- 口腔颌面部软组织创伤（见前）
- 口腔颌面部硬组织创伤（三）
  - 颌骨骨折
    - 牙槽突骨折（见前）
    - 概述（见前）
    - 解剖特点（见前）
    - 临床表现
      - ……（见前）
      - 下颌骨骨折
        - 骨折段移位
          - 髁突骨折
            - 翼外肌附着下方：折断的髁突受翼外肌牵拉而向前内移位
            - 单侧
              - 患侧下颌向外侧及后方移位
              - 患侧后牙早接触
              - 前牙及对侧牙可出现开𬌗
              - 不能向对侧做侧向运动
            - 双侧
              - 下颌升支向后上移位
              - 前牙开𬌗更明显
              - 下颌不能做前伸运动
              - 侧向运动受限
              - 双侧后牙早接触
        - 髁突骨折线
          - 翼外肌附着上方：又称为囊内骨折或脱帽骨折，不移位
          - 髁突内髁的纵劈型（矢状），骨折不移位
          - 关节囊以外
            - 翼外肌附着的以下称为髁突颈部骨折
            - 位于乙状切迹水平的骨折称为髁突基部骨折，症状同翼外肌附着下方骨折
        - 咬合错乱
        - 骨折段异常动度
        - 下唇麻木——下牙槽神经受损
        - 张口受限——疼痛和升颌肌群痉挛
        - 牙龈撕裂
      - 上颌骨骨折（见后）
    - 颌骨骨折的诊断（见后）
    - 颌骨骨折的治疗（见后）
  - 颧骨及颧弓骨折（见后）
  - 眼眶骨折（助理不考）（见后）
  - 骨折的愈合（见后）

口腔颌面部创伤（十二）

- 概论（见前）
- 口腔颌面部创伤的急救（见前）
- 口腔颌面部软组织创伤（见前）
- 口腔颌面部硬组织创伤（四）
  - 牙槽突骨折（见前）
  - 颌骨骨折
    - 概述（见前）
    - 解剖特点（见前）
    - 下颌骨骨折（见前）
    - 临床表现
      - 上颌骨骨折
        - 骨折线
          - Le Fort Ⅰ型骨折
            - 上颌骨低位骨折或水平骨折
            - 梨状孔、牙槽突上方、上颌翼突缝
          - Le Fort Ⅱ型骨折
            - 上颌骨中位骨折或锥形骨折
            - 鼻额缝、眶底、颧上颌缝、翼突
            - 脑脊液鼻漏
            - 位于眶底
          - Le Fort Ⅲ型骨折
            - 上颌骨高位骨折或颅面分离骨折
            - 鼻额缝、眶部、颧额缝、翼突
            - 脑脊液鼻漏、耳漏
            - 位于眶部
        - 骨折段移位
          - 重力+外力——后下方向移位
        - 咬合关系错乱
          - 上颌骨块移位必然引起咬合关系错乱
          - 上颌骨向下移位，该侧出现咬合早接触
          - 上颌骨与翼突同时骨折，因翼内肌向下牵拉，常使后牙早接触，而前牙开𬌗
        - 眶及眶周变化
          - "眼镜"征
          - 眶周瘀斑，睑结膜、球结膜下出血
          - 眼球移位、复视
        - 颅脑损伤
          - 常伴发颅脑损伤或颅底骨折
          - 脑脊液漏
    - 颌骨骨折的诊断（见后）
    - 颌骨骨折的治疗（见后）
  - 颧骨及颧弓骨折（见后）
  - 眼眶骨折（助理不考）（见后）
  - 骨折的愈合（见后）

口腔颌面部创伤（十三）

口腔颌面部创伤

- 概论（见前）
- 口腔颌面部创伤的急救（见前）
- 口腔颌面部软组织创伤（见前）
- 口腔颌面部硬组织创伤（五）
  - 牙槽突骨折（见前）
    - 概述（见前）
    - 解剖特点（见前）
    - 临床表现（见前）
  - 颌骨骨折
    - 颌骨骨折的诊断
      - X线片 —— 骨折线
      - 咬合错乱
      - 颏部闭合性骨折时，伴有髁突颈部和下颌角的间接性骨折
    - 颌骨骨折的治疗原则
      - 治疗时机 —— 及早治疗
      - 骨折治疗原则
        - 正确复位
        - 稳定固定
          - 下颌骨固定4周
          - 上颌骨固定3周
      - 骨折线上牙的处理
        - 尽量保留
        - 松动、折断、龋坏、牙根裸露过多或有炎症者，拔除
        - 儿童恒牙胚已暴露、感染，去除
    - 颌骨骨折的复位方法
      - 手法复位 —— 新鲜的并且移位不大的线形骨折
      - 牵引复位
        - 颌间牵引 —— 下颌骨骨折
        - 颅颌牵引 —— 上颌骨骨折
      - 手术切开复位 —— 开放性骨折，复杂性骨折或错位愈合的陈旧性骨折
    - 颌骨骨折的固定方法（见后）
    - 髁突骨折的治疗（见后）
    - 无牙颌及儿童颌骨骨折的治疗（见后）
  - 颧骨及颧弓骨折（见后）
  - 眼眶骨折（助理不考）（见后）
  - 骨折的愈合（见后）

口腔颌面部创伤（十四）

- 概论（见前）
- 口腔颌面部创伤的急救（见前）
- 口腔颌面部软组织创伤（见前）
- 口腔颌面部硬组织创伤（六）
  - 颌骨骨折
    - 牙槽突骨折（见前）
    - 概述（见前）
    - 解剖特点（见前）
    - 临床表现（见前）
    - 颌骨骨折的诊断（见前）
    - 颌骨骨折的治疗原则（见前）
    - 颌骨骨折的复位方法（见前）
    - 颌骨骨折的固定方法
      - 单颌固定
        - 牙槽突骨折
        - 移位不大的颏部线形骨折
      - 颌间固定
        - 下颌骨固定4~6周
        - 上颌骨固定3~4周
      - ★坚强内固定——首选
    - ★髁突骨折的治疗
      - 保守治疗
        - 轻度开𬌗者：患侧磨牙区垫上2~3mm厚的橡皮垫，恢复咬合关系；撤除橡皮垫，颌间固定3~4周
        - 早期开口训练，防关节强直
      - 手术治疗
        - 成角畸形大于45°
        - 不需辅助颌间牵引固定或仅固定1~3天
    - 无牙颌及儿童颌骨骨折的治疗
      - 无牙颌骨折
        - 移位较小骨折：可利用原有修复的义齿，结扎，恢复咬合关系
        - 移位较大的骨折：切开行复位坚固内固定
      - 儿童颌骨骨折
        - 多保守治疗，如颅颌绷带
        - 固定最好选用单皮质钉，防止损伤牙胚
  - 颧骨及颧弓骨折（见后）
  - 眼眶骨折（助理不考）（见后）
  - 骨折的愈合（见后）

口腔颌面部创伤（十五）

- 概论（见前）
- 口腔颌面部创伤的急救（见前）
- 口腔颌面部软组织创伤（见前）
- 口腔颌面部硬组织创伤（七）
  - 牙槽突骨折（见前）
  - 颌骨骨折（见前）
  - 颧骨及颧弓骨折
    - **Knight和North分类**
      - ①颧骨无移位骨折
      - ②单纯颧弓骨折
      - ③颧骨体骨折向后内下移位，无转位
      - ④颧骨体骨折向内转位
      - ⑤颧骨体骨折向外转位
      - ⑥颧骨体粉碎性骨折
      - （②⑤不固定，③④⑥固定）
    - **临床表现**
      - 颧面部塌陷畸形
      - 张口受限——压迫颞肌和咬肌，阻碍冠突运动
      - 复视——压迫眼球移位
      - 瘀斑——"熊猫眼"
      - 神经症状
        - 眶下神经损伤——麻木感
        - 损伤面神经颧支——眼睑闭合不全
    - **诊断**
      - X线片
        - 鼻颏位（华特位）
        - 颧弓切线位
      - 颧弓骨折X线："M"或"V"形
    - **治疗**
      - 保守治疗——轻度移位，畸形不明显，无功能障碍
      - 手术——有塌陷畸形、张口受限、复视者
      - 巾钳牵拉复位——单纯颧弓骨折（尖端刺入皮肤）
      - 颧弓单齿钩切开复位——单纯颧弓骨折（皮肤要切开）
      - 复位内固定——有明显畸形者虽无功能障碍
      - 头皮冠状切开复位内固定——额、鼻、眶、颧区多发性、陈旧性骨折
  - 眼眶骨折（助理不考）（见后）
  - 骨折的愈合（见后）

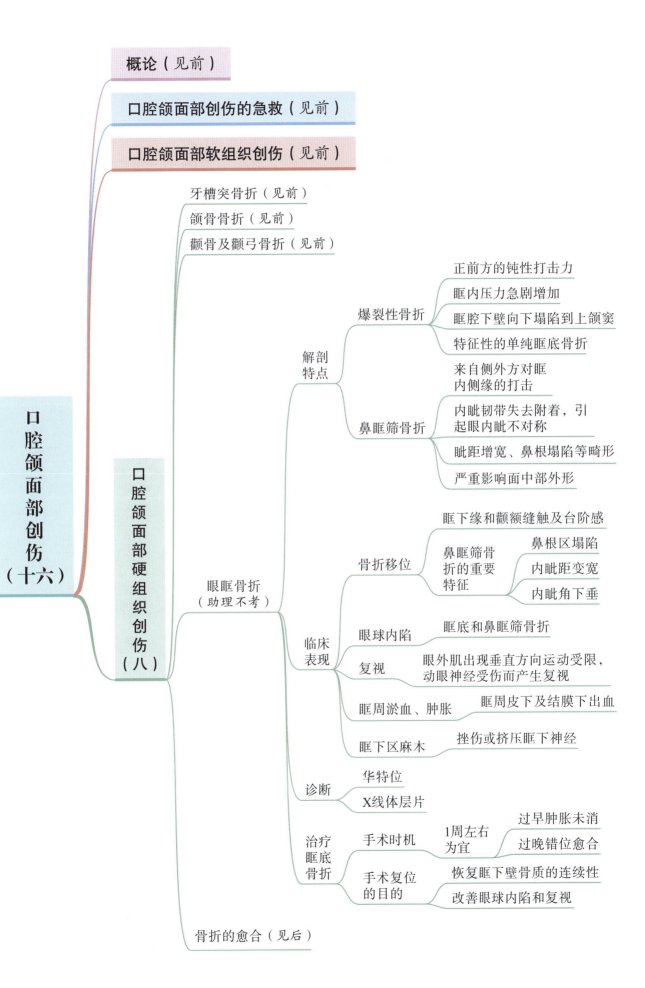

口腔颌面外科学-口腔颌面部创伤

口腔颌面部创伤（十七）

- 概论（见前）
- 口腔颌面部创伤的急救（见前）
- 口腔颌面部软组织创伤（见前）
- 口腔颌面部硬组织创伤（九）
  - 牙槽突骨折（见前）
  - 颌骨骨折（见前）
  - 颧骨及颧弓骨折（见前）
  - 眼眶骨折（助理不考）（见前）
  - 骨折的愈合
    - 传统骨折愈合（二期愈合）
      - 阶段
        - 血肿形成　4~8 h
        - 血肿机化　24~72 h内
        - 骨痂形成　1~2周
        - 骨痂改建　2周后
      - 临床愈合：下颌骨骨折愈合所需时间为6~8周
      - 骨性愈合：一般需5~6个月后
    - 直接愈合（一期愈合）
      - 坚固内固定
      - 骨折的修复仅限于骨内，不需外骨痂参与
      - X线：6周时骨折线基本消失
      - 愈合较传统固定方法提前2周左右
      - 患者可早期行使咀嚼功能

口腔颌面部肿瘤及瘤样病变（一）

概论（一）

- **概念**
  - 内在和外界致病因素长时间的作用
  - DNA突变
  - 细胞的生长和分裂失去控制而发生异常增生和功能失调所造成的一种疾病

- **口腔颌面肿瘤的分类及命名**
  - 命名：发病部位+组织来源+瘤/癌/肉瘤
  - 概念
    - 良性——瘤
    - 恶性
      - 上皮组织——癌
      - 间叶组织——肉瘤
    - ★临界瘤
      - 生物学行为介于良、恶性之间
      - 成釉细胞瘤、乳头状瘤、多形性腺瘤等
      - 具有恶性倾向
    - 囊肿和瘤样病变
      - 不是真性肿瘤
      - 具有肿瘤的某些生物学特性和临床表现
  - ★分类
    - 良性
      - 牙源性及上皮源性：成釉细胞瘤、多形性腺瘤
      - 间叶组织来源：管型瘤、纤维瘤
    - 恶性
      - 癌
        - 鳞状上皮细胞癌最多见
        - 其次为腺源性上皮癌及未分化癌
      - 肉瘤：骨肉瘤、纤维肉瘤

- 口腔颌面肿瘤的致病因素（见后）
- 口腔颌面肿瘤的临床表现（见后）
- 口腔颌面肿瘤的诊断（见后）
- 口腔颌面肿瘤的治疗（见后）
- 口腔颌面肿瘤的预防（见后）

口腔颌面部囊肿（见后）

良性肿瘤和瘤样病变（见后）

恶性肿瘤（见后）

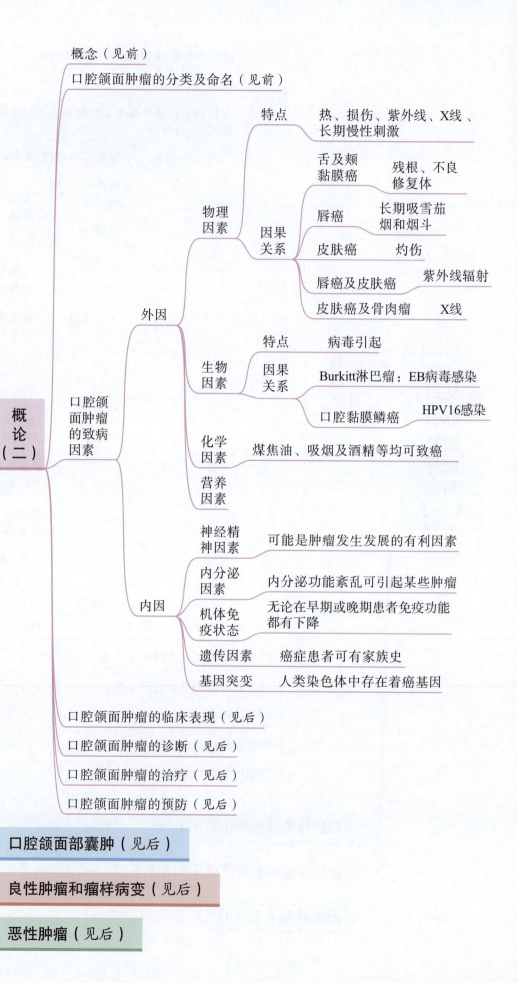

口腔颌面部肿瘤及瘤样病变（三）

概论（三）

- 概念（见前）
- 口腔颌面肿瘤的分类及命名（见前）
- 口腔颌面肿瘤的致病因素（见前）
- 口腔颌面肿瘤的临床表现
  - 良性肿瘤与恶性肿瘤的鉴别
    - 良性肿瘤
      - 发病年龄：任何年龄
      - 生长速度：慢
      - 生长方式：膨胀性生长
      - 与周围组织的关系：有包膜，界限清楚，可移动
      - 症状：一般无
      - 转移：无
      - 对机体的影响：一般对机体无影响，但也可危及生命
      - 组织学结构：细胞分化良好，似正常组织
    - 恶性肿瘤
      - 发病年龄
        - 癌 老年多见
        - 肉瘤 青壮年多见
      - 生长速度：快
      - 生长方式：浸润性生长
      - 与周围组织的关系：界限不清，活动受限
      - 症状：疼痛、麻木、面瘫等症状
      - 转移：常发生转移
      - 对机体的影响大，可发生死亡
      - 组织学结构：细胞分化差，异形性，异常核分裂象
  - 与恶性肿瘤相关的概念
    - ★原位癌：不突破基底膜
    - 癌在临床上的分型
      - 溃疡型：中间凹陷、边缘隆起的火山口状
      - 外生型：菜花样
      - 浸润型：表面稍隆起而粗糙不平，深部可扪及不易移动的硬块
    - 肉瘤：多见于儿童及年轻人
- 口腔颌面肿瘤的诊断（见后）
- 口腔颌面肿瘤的治疗（见后）
- 口腔颌面肿瘤的预防（见后）

口腔颌面部囊肿（见后）

良性肿瘤和瘤样病变（见后）

恶性肿瘤（见后）

口腔颌面部肿瘤及瘤样病变（四）

概论（四）

- 概念（见前）
- 口腔颌面肿瘤的分类及命名（见前）
- 口腔颌面肿瘤的致病因素（见前）
- 口腔颌面肿瘤的临床表现（见前）
- 口腔颌面肿瘤的诊断
  - 早期发现，正确诊断是根治恶性肿瘤的关键
  - 放射性核素检查
    - 甲状腺癌及口腔内异位甲状腺
      - ^{131}I
      - ^{125}I（分辨率好）
    - 颌骨恶性肿瘤 ^{99m}Tc
  - 穿刺液涂片检查
    - 囊肿　有时有胆固醇晶体
    - 血管瘤　血性液体
    - 囊性淋巴管瘤　淋巴液
  - 肿瘤标志物
    - 以抗原、激素、受体、酶、蛋白以及各种癌基因等的形式出现
    - 这些产物多由肿瘤细胞产生、分泌和释放
- 口腔颌面肿瘤的治疗（见后）
- 口腔颌面肿瘤的预防（见后）

口腔颌面部囊肿（见后）

良性肿瘤和瘤样病变（见后）

恶性肿瘤（见后）

口腔颌面部肿瘤及瘤样病变（五）

概论（五）

- 概念（见前）
- 口腔颌面肿瘤的分类及命名（见前）
- 口腔颌面肿瘤的致病因素（见前）
- 口腔颌面肿瘤的临床表现（见前）
- 口腔颌面肿瘤的诊断（见前）
- 口腔颌面肿瘤的治疗
  - 治疗原则（一）
    - 应注意第一次治疗，常是治愈的关键
    - 良性肿瘤
      - 外科治疗为主
      - 临界瘤
        - 应切除肿瘤周围部分正常组织，将切除组织作冷冻切片病理检查
        - 有恶变时还应扩大切除范围
    - 恶性肿瘤
      - 组织来源：肿瘤的组织来源不同，治疗方法也不同
      - 细胞分化程度
        - 分化好——放疗不敏感
        - 分化差或未分化——放疗敏感
      - 生长部位
        - 口咽部肿瘤
          - 先考虑能否应用放射治疗
          - 必要时再考虑手术
        - 唇癌——手术切除
        - 颌骨肿瘤——手术治疗为主
    - 临床分期（见后）
  - 治疗方法（见后）
- 口腔颌面肿瘤的预防（见后）

口腔颌面部囊肿（见后）

良性肿瘤和瘤样病变（见后）

恶性肿瘤（见后）

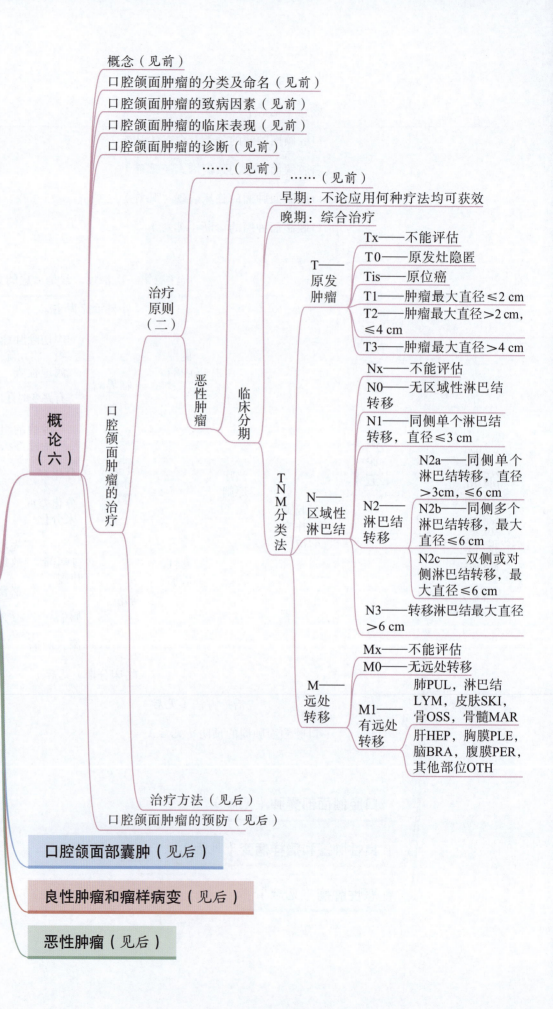

口腔颌面部肿瘤及瘤样病变（七）

概论（七）

- 概念（见前）
- 口腔颌面肿瘤的分类及命名（见前）
- 口腔颌面肿瘤的致病因素（见前）
- 口腔颌面肿瘤的临床表现（见前）
- 口腔颌面肿瘤的诊断（见前）
- 治疗原则（见前）
- 口腔颌面肿瘤的治疗
  - 治疗方法（一）
    - 手术治疗
      - 无瘤操作原则
        - ① 保证切除手术在正常组织内进行
        - ② 避免切破肿瘤
        - ③ 防止挤压
        - ④ 应作整体切除，外露部分覆盖纱布、缝包
        - ⑤ 表面溃疡者，可采用电灼或化学药物处理
        - ⑥ 缝合时应用大量盐水及化学药物（质量分数为5%的氮芥）作冲洗湿敷，缝合时换手套及器械
        - ⑦ 采用电刀，也可于静脉或区域性动脉注射化学药物
        - ⑧ 对可疑肿瘤残存组织或未能切除的肿瘤，可辅以电灼、冷冻、激光、局部注射抗癌药物或放射等治疗
    - 放射治疗（见后）
    - 化学药物治疗（见后）
    - ……（见后）
- 口腔颌面肿瘤的预防（见后）

口腔颌面部囊肿（见后）

良性肿瘤和瘤样病变（见后）

恶性肿瘤（见后）

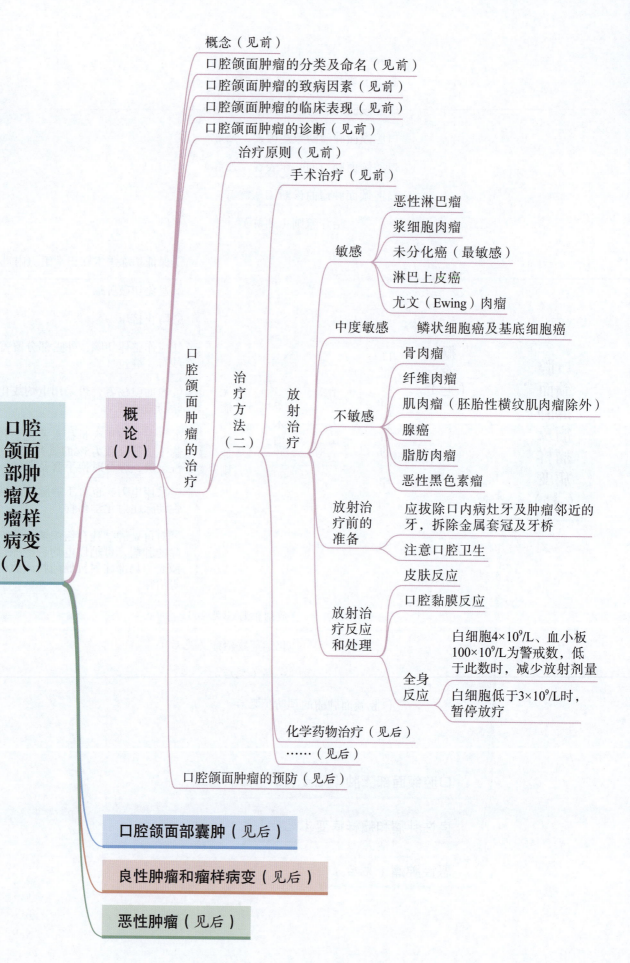

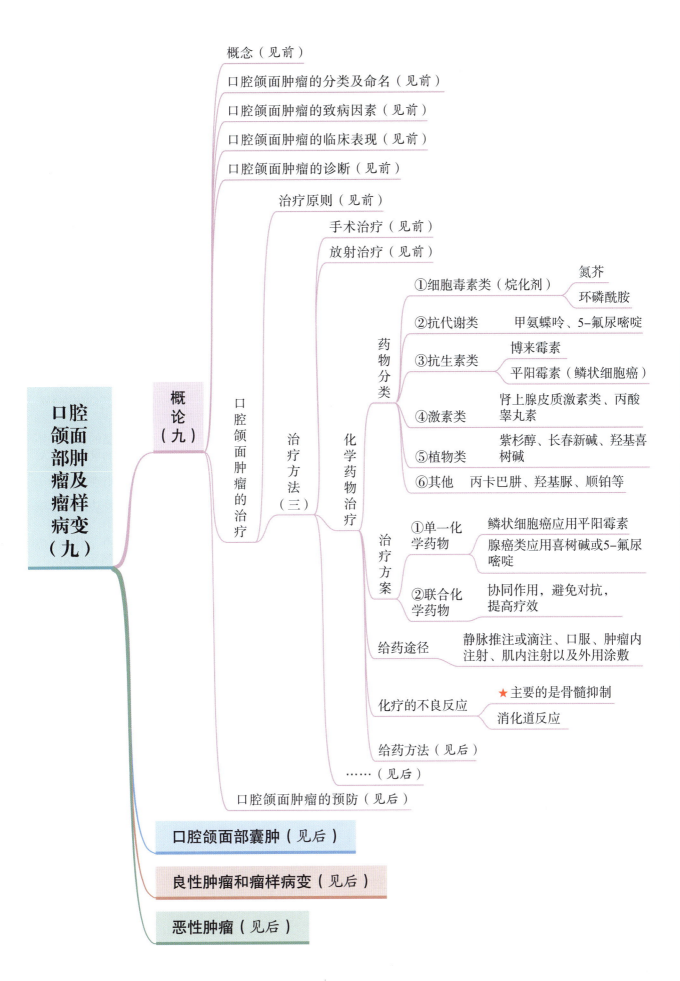

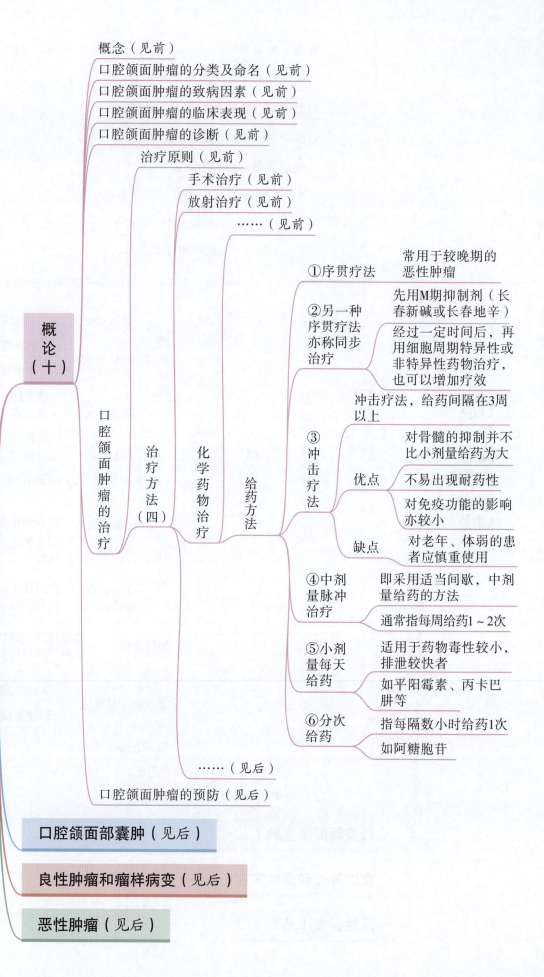

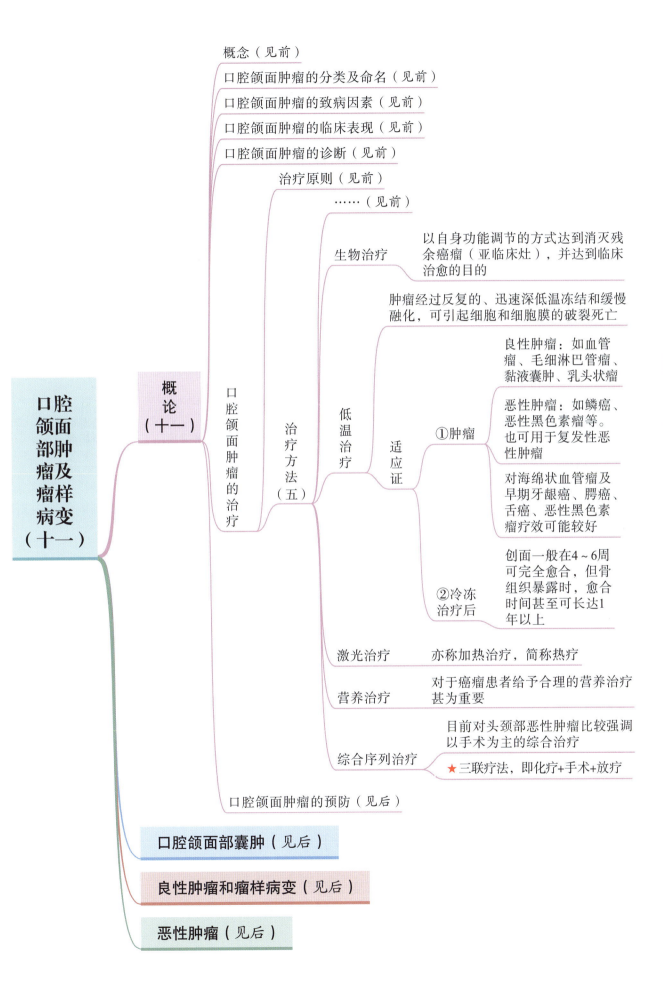

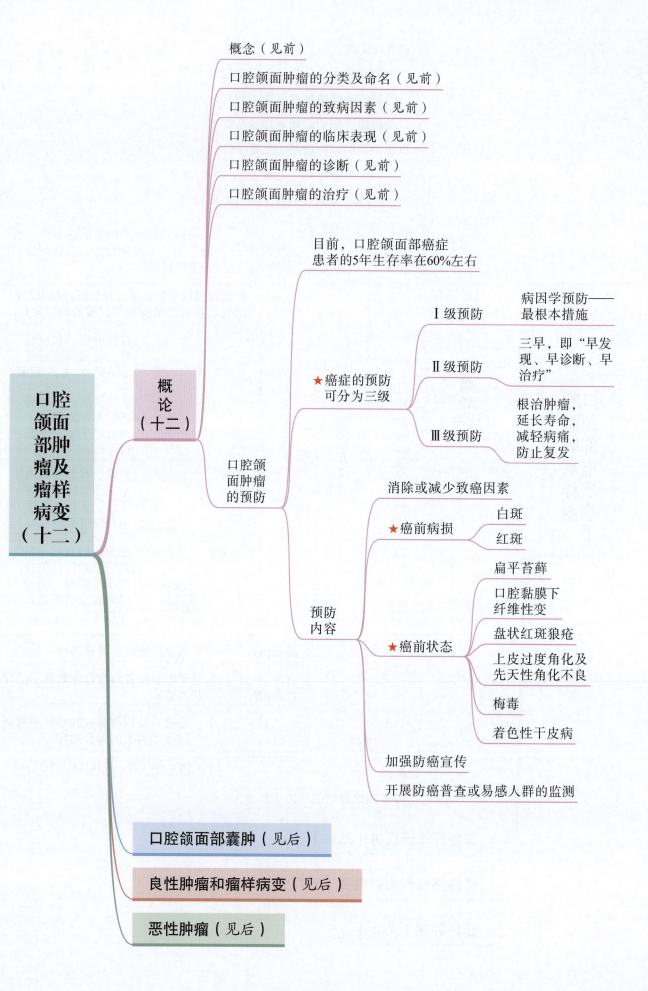

口腔颌面部肿瘤及瘤样病变（十三）

- 概论（见前）
- 口腔颌面部囊肿（一）
  - 软组织囊肿（一）
    - 皮样囊肿或表皮样囊肿
      - 概念
        - 皮样囊肿（发瘤）：有皮肤附件（毛发等）
        - 表皮样囊肿：无皮肤附件
      - 临床表现
        - 皮样囊肿　　口底、颏下
        - 表皮样囊肿　　眼睑、额、鼻、眶外侧、耳下等部位
        - 扪诊　　"面团样"
        - 乳白色豆渣样分泌物
      - 诊断　　在镜下可见有脱落的上皮细胞、毛囊和皮脂腺
      - 治疗　　手术摘除
    - 鳃裂囊肿
      - 概述　　发育性囊肿
      - 临床表现
        - 可发生于任何年龄，常见于20～50岁；来自第一鳃裂者，年龄则常更小些
        - 来源
          - 第一鳃裂　　下颌角以上及腮腺区
          - 第二鳃裂（最多）　　胸锁乳突肌上1/3前缘附近
          - 第三、第四鳃裂　　发生于颈根区
        - 原发性第二鳃裂瘘外口一般多位于颈中、下1/3，胸锁乳突肌前缘处内口通向咽侧壁
        - 上呼吸道感染后增大
      - 诊断　　穿刺：黄色或棕色的、清亮的，可有胆固醇晶体
      - 治疗
        - 第二鳃裂囊肿或瘘手术时应慎勿损伤副神经
        - 第一鳃裂囊肿或瘘手术时应特别注意保护面神经
      - 预后
        - 鳃裂囊肿可以恶变
        - 囊壁上可查到原位癌
    - ……（见后）
  - 颌骨囊肿（见后）
- 良性肿瘤和瘤样病变（见后）
- 恶性肿瘤（见后）

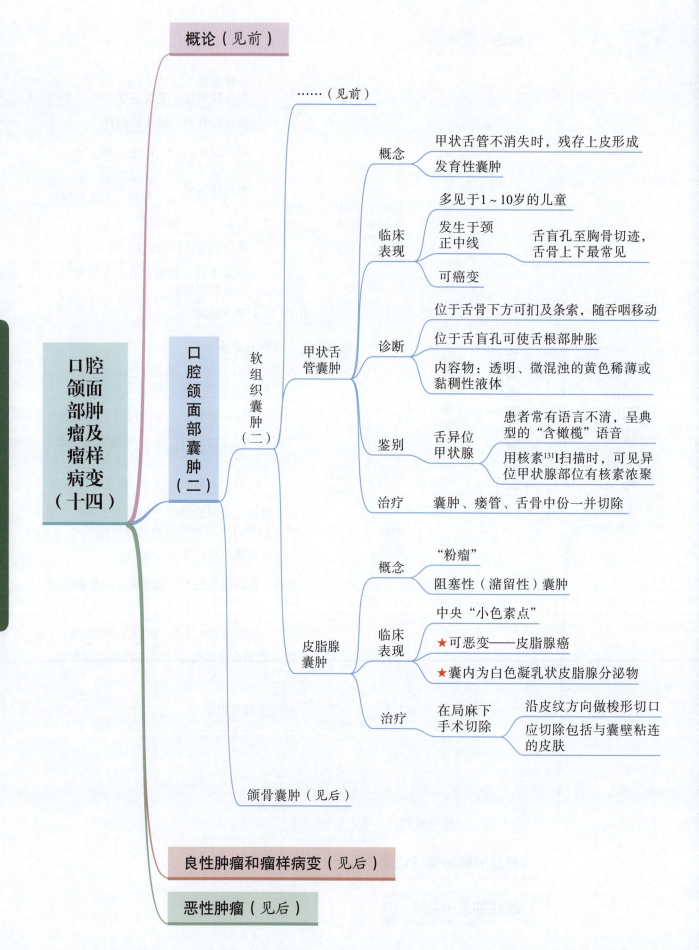

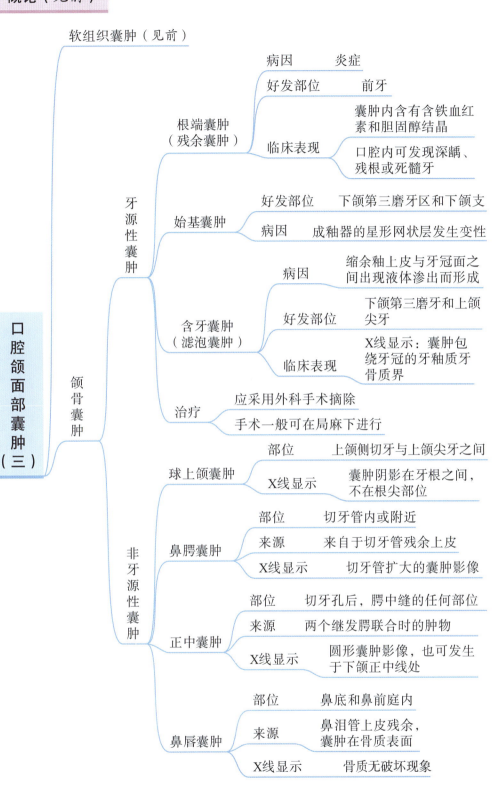

口腔颌面部肿瘤及瘤样病变（十六）

- 概论（见前）
- 口腔颌面部囊肿（见前）
- 良性肿瘤和瘤样病变（一）
  - 血管瘤和脉管畸形（一）
    - 脉管畸形
      - 血管
        - ★静脉畸形
          - 海绵状血管瘤
          - 静脉石
          - 体位试验（+）
          - 治疗：5%鱼肝油酸钠、无水乙醇、平阳霉素
        - ★微静脉畸形
          - 葡萄酒色斑
          - 沿三叉神经分布
          - 充血
          - 中线型静脉畸形——项部；可自行消退
          - 激光治疗
        - ★动静脉畸形
          - 蔓状血管瘤
          - 颞浅动脉所在的颞部，念珠状
          - 皮温高
          - 扪诊——震颤感
          - 自觉——搏动
          - 听诊——吹风样杂音
          - 治疗：无水乙醇栓塞
      - 淋巴管
        - 微囊型
          - 毛细管型及海绵型淋巴管瘤
          - 巨舌症
        - 大囊型
          - 囊肿型或囊性水瘤
          - 多房性囊腔
          - 透光试验（+）
        - 治疗：硬化剂
      - 混合型
        - 淋巴血管瘤
          - 红色小疱——微静脉畸形
          - 黄色小疱——微囊型淋巴管畸形
    - 血管瘤（见后）
  - 色素痣（见后）
  - 牙龈瘤（见后）
  - 骨化纤维瘤（助理不考）（见后）
  - 牙源性角化囊性瘤（见后）
  - 成釉细胞瘤（见后）
- 恶性肿瘤（见后）

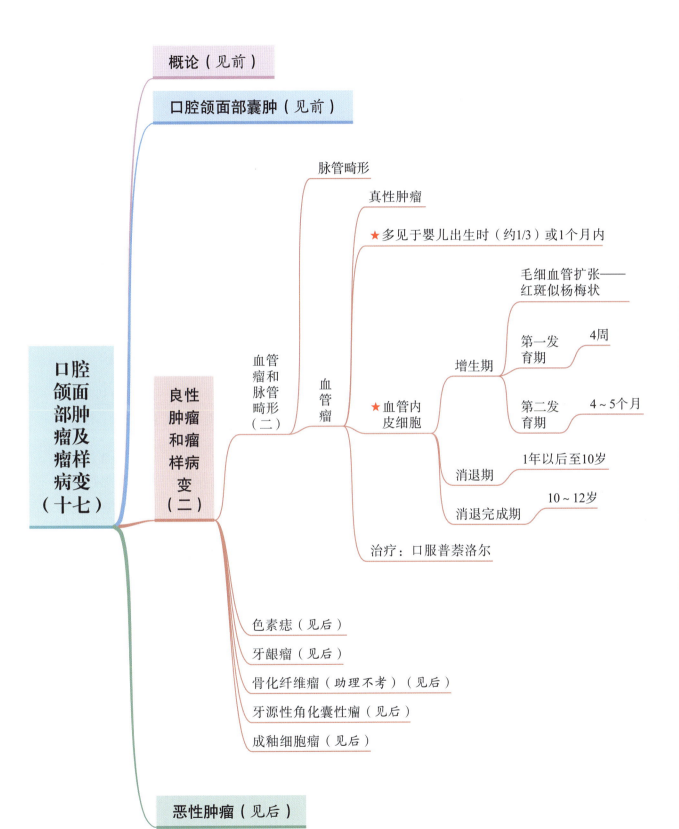

口腔颌面部肿瘤及瘤样病变（十八）

- **概论（见前）**
- **口腔颌面部囊肿（见前）**
- **良性肿瘤和瘤样病变（三）**
  - 血管瘤和脉管畸形（见前）
  - 色素痣
    - 病理表现
      - 皮内痣 ★小痣细胞
      - 交界痣 ★大痣细胞
      - 复合痣 两者都有
    - 临床表现（交界痣）
      - 一般无自觉症状
        - 斑疹、丘疹或结节
        - 较小、光滑、无毛
      - 恶变
        - 卫星小点
        - 淋巴结肿大
    - 治疗
      - 无恶变证据者，分期部分切除
      - 怀疑恶变，一次手术切除，活检
  - 牙龈瘤
    - 分型
      - 血管性（肉芽肿性）
        - 局部刺激
        - 有蒂/无蒂
        - 基底较宽
      - 纤维性
      - 巨细胞性
    - 临床表现
      - 女性较多
      - 多发生于龈乳头部、前磨牙区
    - 来源 牙周膜；牙槽突结缔组织
    - 治疗
      - 易复发
      - 将病变所波及的牙同时拔除
  - 骨化纤维瘤（助理不考）（见后）
  - 牙源性角化囊性瘤（见后）
  - 成釉细胞瘤（见后）
- **恶性肿瘤（见后）**

口腔颌面部肿瘤及瘤样病变（十九）

- **概论**（见前）
- **口腔颌面部囊肿**（见前）
- **良性肿瘤和瘤样病变（四）**
  - 血管瘤和脉管畸形（见前）
  - 色素痣（见前）
  - 牙龈瘤（见前）
  - 骨化纤维瘤（助理不考）
    - 病理：大量纤维组织排列成束和漩涡状
    - 临床表现
      - 常见于年轻人
      - 单发性
      - 下颌骨多见
      - 边界清楚
      - 局限性膨胀，向四周发展
      - 密度减低
    - 鉴别诊断 —— 骨纤维异常增殖症
      - 发病年龄早
      - 多发性
      - 上颌骨多见
      - 边界不清
      - 广泛性或局限性沿长轴发展
      - 密度高低不等，病变呈毛玻璃状
    - 治疗 —— 手术切除
      - 小——早期切除
      - 大——青春后期切除
  - 牙源性角化囊性瘤（见后）
  - 成釉细胞瘤（见后）
- **恶性肿瘤**（见后）

口腔颌面部肿瘤及瘤样病变（二十）

- 概论（见前）
- 口腔颌面部囊肿（见前）
- 良性肿瘤和瘤样病变（五）
  - 血管瘤和脉管畸形（见前）
  - 色素痣（见前）
  - 牙龈瘤（见前）
  - 骨化纤维瘤（助理不考）（见前）
  - 牙源性角化囊性瘤
    - 好发部位：下颌第三磨牙区和下颌支
    - 临床表现
      - 扪诊时——乒乓球样的感觉
      - 羊皮纸样脆裂声
    - 穿刺：可见黄、白色角蛋白样（皮脂样）物质混杂其中
    - "痣样基底细胞癌综合征"
      - 多发性角化囊性瘤伴发皮肤基底细胞痣（或基底细胞癌）
      - 伴分叉肋、眶距增宽、颅骨异常、小脑镰钙化等症状
  - ★成釉细胞瘤
    - 概述
      - 在牙源性肿瘤中最常见
      - 下颌多见
    - 组织发生及病理改变
      - 成釉器/牙板上皮
      - 易复发，临界瘤
    - 临床表现
      - 多见于青壮年
      - 部位：下颌体及下颌角
      - 牙松动，患侧下唇及颊部可能麻木
      - X线
        - 边缘呈蜂房状
        - 受累牙根呈锯齿状吸收
    - 诊断
      - 穿刺：褐色液体
      - 牙源性腺样瘤：好发于上颌尖牙
    - 治疗：至少切除肿瘤周围骨质0.5cm
- 恶性肿瘤（见后）

口腔颌面部肿瘤及瘤样病变（二十一）

- **概论（见前）**
- **口腔颌面部囊肿（见前）**
- **良性肿瘤和瘤样病变（见前）**
- **恶性肿瘤（一）**
  - **鳞状细胞癌（一）**
    - **概述**
      - 口腔颌面部的恶性肿瘤以癌（上皮组织）为最常见，肉瘤（间叶组织）较少
      - 在癌瘤中又以鳞状细胞癌为最多见
      - 多发年龄　40~60岁
      - 我国发病率　舌癌＞颊癌＞龈癌＞腭癌＞上颌窦癌
      - 生物学行为：鳞癌常向区域淋巴结转移，晚期可发生远处转移
        - 早期：黏膜白斑
        - 发展：溃疡型或乳头状；溃疡型最多见
      - 组织病理学特点　鳞癌分为三级
        - Ⅰ级分化较好，低恶性
        - Ⅲ级分化最差，高恶性
        - 未分化癌的恶性程度最高
    - **舌癌**
      - 我国最常见
      - 临床表现
        - 部位
          - ★多发生于舌缘
          - 其次为舌尖、舌背
        - 溃疡型、浸润型多见
        - ★舌癌常发生早期颈淋巴结转移
        - 淋巴转移率最高
          - 舌背或越过舌体中线的舌癌→向对侧颈淋巴结转移
          - 舌前部的癌→多向下颌下及颈深淋巴结上、中群转移
          - 舌尖部癌→转移至颏下或直接至颈深中群淋巴结
        - 远处转移　肺部
      - 治疗　综合治疗
    - 牙龈癌（见后）
    - 颊黏膜癌（见后）
    - 腭癌（见后）
    - 唇癌（见后）
    - 口底癌（见后）
    - 上颌窦癌（见后）
    - 中央性颌骨癌（助理不考）（见后）
  - 恶性黑色素瘤（助理不考）（见后）
  - 口腔颌面部肉瘤（助理不考）（见后）
  - 恶性淋巴瘤（见后）

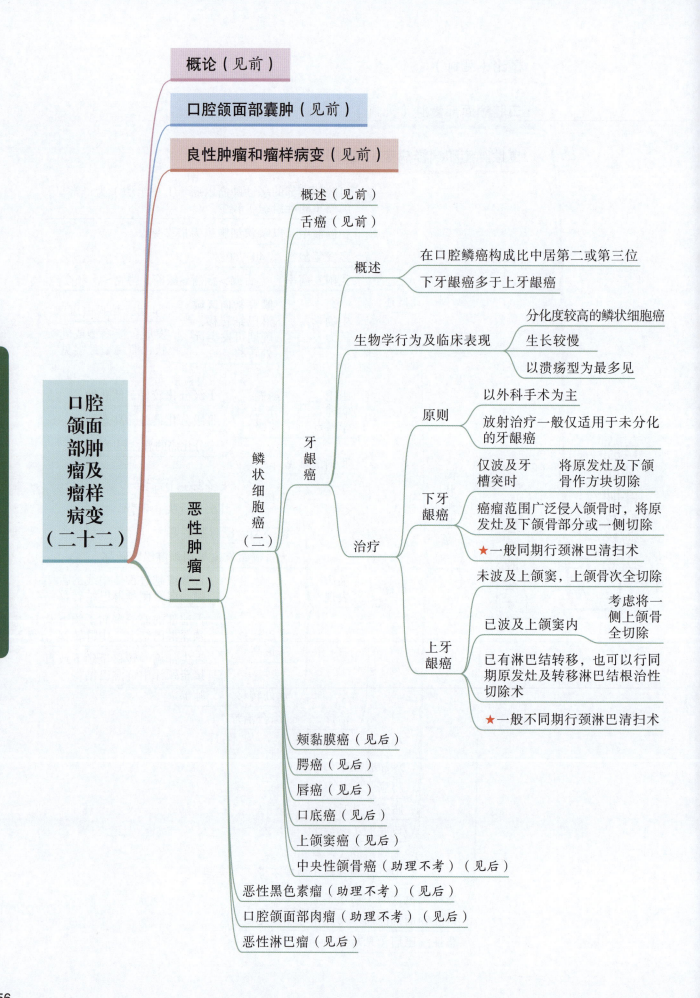

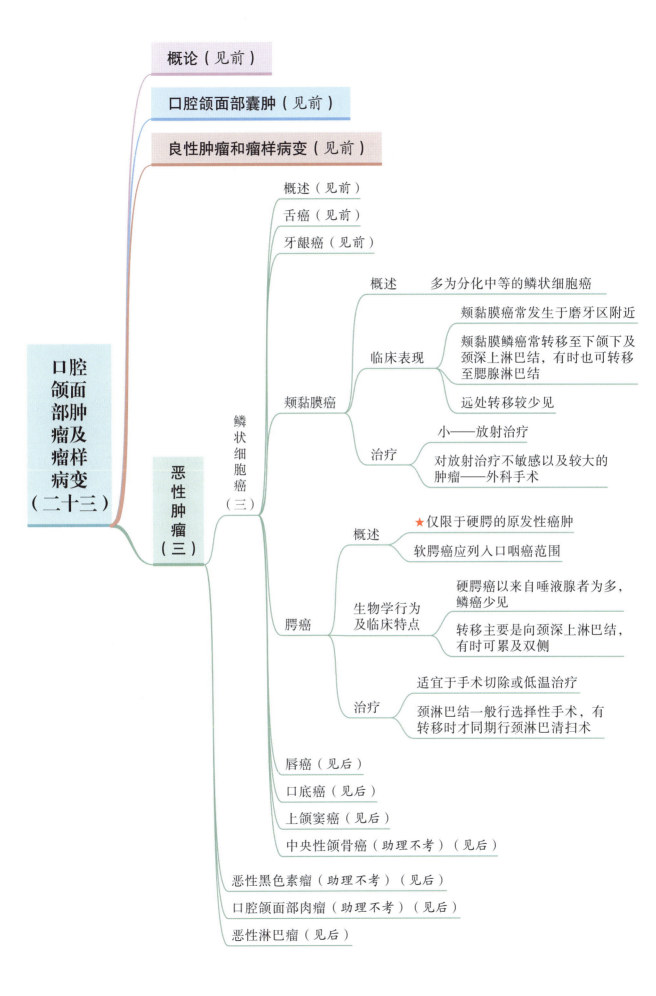

口腔颌面部肿瘤及瘤样病变（二十四）

- 概论（见前）
- 口腔颌面部囊肿（见前）
- 良性肿瘤和瘤样病变（见前）
- 恶性肿瘤（四）
  - 鳞状细胞癌（四）
    - 概述（见前）
    - 舌癌（见前）
    - 牙龈癌（见前）
    - 颊黏膜癌（见前）
    - 腭癌（见前）
    - 唇癌
      - 概述：仅限于可见唇红黏膜原发的癌
      - 生物学行为及临床特点
        - 唇癌主要为鳞癌
        - 下唇较上唇多发
        - ★好发生于下唇中外1/3间的唇红缘部黏膜
        - 上唇癌的转移较下唇早，并较多见
        - 唇癌的转移一般较其他口腔癌为少见，且迟
      - 治疗
        - 早期：手术、放疗、激光或低温，均有良好的疗效
        - 晚期病例及有淋巴结转移者，应用外科治疗
    - 口底癌
      - 概述：我国较少见
      - 生物学行为及临床特点
        - 多为中分化鳞癌
        - ★口底癌常早期发生淋巴结转移，转移率仅次于舌癌
        - ★常发生双侧转移
        - 口底前部较后部恶性程度低
      - 治疗
        - 早期浅表的口底鳞癌可用放射治疗
        - 肿瘤侵及下颌骨或有颈部淋巴转移时，应施行口底部、下颌骨、颈淋巴联合根治术
        - 晚期患者可用放射治疗或化学药物行姑息性治疗
    - 上颌窦癌（见后）
    - 中央性颌骨癌（助理不考）（见后）
  - 恶性黑色素瘤（助理不考）（见后）
  - 口腔颌面部肉瘤（助理不考）（见后）
  - 恶性淋巴瘤（见后）

口腔颌面部肿瘤及瘤样病变（二十五）

- 概论（见前）
- 口腔颌面部囊肿（见前）
- 良性肿瘤和瘤样病变（见前）
- 恶性肿瘤（五）
  - 鳞状细胞癌（五）
    - 概述（见前）
    - 舌癌（见前）
    - 牙龈癌（见前）
    - 颊黏膜癌（见前）
    - 腭癌（见前）
    - 唇癌（见前）
    - 口底癌（见前）
    - 上颌窦癌
      - 概述：鳞癌最常见
      - ★临床表现
        - 早期不易发现，晚期才有明显骨质破坏
        - 发生自上颌窦内壁时，常出现鼻塞、出血
        - 发生自上颌窦上壁时：眼球突出，移位，复视
        - 发生自上颌窦外壁时：
          - 面部及唇颊沟肿胀
          - 眶下神经受累可发生面颊部感觉迟钝或麻木
        - 发生自上颌窦后壁时：可侵入翼腭窝，引起张口困难
        - 发生自上颌窦下壁时：龈颊沟肿胀，牙齿松动
      - 转移
        - 常转移至下颌下及颈上部淋巴结
        - 有时可转移至耳前及咽后淋巴结
        - 远处转移少见
      - 诊断
        - 早期诊断常常是治疗能否成功的关键
        - 曲面体层X线片、CT检查
      - 治疗
        - 外科治疗为主
        - 综合疗法
  - 中央性颌骨癌（助理不考）（见后）
  - 恶性黑色素瘤（助理不考）（见后）
  - 口腔颌面部肉瘤（助理不考）（见后）
  - 恶性淋巴瘤（见后）

口腔颌面外科学－口腔颌面部肿瘤及瘤样病变

口腔颌面部肿瘤及瘤样病变（二十六）

- 概论（见前）
- 口腔颌面部囊肿（见前）
- 良性肿瘤和瘤样病变（见前）
- 恶性肿瘤（六）
  - 鳞状细胞癌（六）
    - 概述（见前）
    - 舌癌（见前）
    - 牙龈癌（见前）
    - 颊黏膜癌（见前）
    - 腭癌（见前）
    - 唇癌（见前）
    - 口底癌（见前）
    - 上颌窦癌（见前）
  - 中央性颌骨癌（助理不考）
    - 概述：发生自牙胚成釉上皮的剩余细胞
    - 好发于下颌骨，特别是下颌磨牙区
    - 临床表现
      - 早期：无自觉症状，以后可以出现牙痛、局部疼痛，并相继出现下唇麻木
      - 晚期：可浸润皮肤，影响咀嚼肌而致张口受限
      - 可向区域性淋巴结（下颌下、颈深上群）及血液循环转移，预后较差
    - 诊断
      - 早期确诊较困难
      - 早期诊断十分重要
      - ★首要症状　下唇麻木
      - 临床表现、X线不能完全鉴别时，应于手术时冰冻活检，以排除中央性癌
    - 治疗
      - 手术是治疗中央性颌骨癌的主要方法
      - 限于一侧者一般应行半侧下颌骨切除
      - 邻近中线或超越中线者，应根据解剖特点于对侧下颌骨颏孔或下颌孔处截骨，甚至行全下颌骨切除
      - 中央性颌骨癌一般应行选择性颈淋巴清扫术。为了防止远处转移，尚应配合化疗
  - 恶性黑色素瘤（助理不考）（见后）
  - 口腔颌面部肉瘤（助理不考）（见后）
  - 恶性淋巴瘤（见后）

口腔颌面部肿瘤及瘤样病变（二十七）

- 概论（见前）
- 口腔颌面部囊肿（见前）
- 良性肿瘤和瘤样病变（见前）
- 恶性肿瘤（七）
  - 鳞状细胞癌（见前）
  - 恶性黑色素瘤（助理不考）
    - 概述：来源于黑色素细胞，好发于皮肤
    - 组织发生及病因
      - 由交界痣或复合痣中的交界痣成分恶变而来
      - 早期处理颜面皮肤痣及口腔内黏膜黑斑是预防恶性黑色素瘤最有效的措施
    - 临床表现
      - 病变内或周围出现结节（卫星结节）
      - 表面发生溃疡，易出血和疼痛，并有所属区域的淋巴结突然增大
      - 生长迅速，常向四周扩散，并浸润至黏膜下及骨组织内，引起牙槽突及颌骨破坏，使牙发生松动
      - 常发生广泛转移
    - 诊断
      - 不宜行活组织检查
      - 不能区别是否为恶性黑色素瘤时，可行原发灶冷冻活检，并争取一期完成治疗
    - 治疗
      - 以外科手术切除为主
      - 手术原则必须作广泛彻底切除，切除范围要比其他恶性肿瘤更广、更深
      - 应施行选择性颈淋巴清扫术
      - 推荐下列方案：原发灶首选冷冻治疗→化学治疗→颈部选择性或治疗性清扫术→免疫治疗
    - 预后：皮肤恶性黑色素瘤的总5年生存率为50%，黏膜者为20%
  - 口腔颌面部肉瘤（助理不考）（见后）
  - 恶性淋巴瘤（助理不考）（见后）

口腔颌面外科学-口腔颌面部肿瘤及瘤样病变

口腔颌面部肿瘤及瘤样病变（二十八）

- 概论（见前）
- 口腔颌面部囊肿（见前）
- 良性肿瘤和瘤样病变（见前）
- 恶性肿瘤（八）
  - 鳞状细胞癌（见前）
  - 恶性黑色素瘤（助理不考）（见前）
  - 口腔颌面部肉瘤（一）（助理不考）
    - 软组织肉瘤
      - 概述：好发于成年人
      - 病因
        - 因良性病损而行放射治疗可能导致肉瘤变
        - 最常见
          - 纤维肉瘤
          - 恶性纤维组织细胞瘤
      - 临床表现
        - 发病年龄较癌为轻；病程发展较快；多呈现为实质性（或有分叶）肿块
        - 常发生血液循环转移
        - 晚期肿瘤可呈巨大肿块，全身多见恶病质
      - 诊断与鉴别诊断
        - 实质性进行性肿大，伴或不伴疼痛，有时呈分叶状，体积可以长得很大
        - 晚期可出现溃疡、出血，以及因部位不同而出现各种功能障碍症状
        - 对来自深部的软组织肉瘤，如颞下窝、咽旁及舌根者，应行CT检查并采用吸取活检以明确病理诊断
        - X线、CT、MRI等均有助于确定肿瘤的侵犯范围
      - 治疗
        - 局部根治性广泛性切除，即以手术治疗为主
        - 对于局部复发率较高的肉瘤，术后可辅以放射治疗及化学治疗
        - 除个别情况外，肉瘤的淋巴结转移率较低
        - 血液循环转移的概率较高
      - 预后
        - 口腔颌面部软组织肉瘤的预后比癌为差
        - 纤维肉瘤的预后较好
  - 骨源性肉瘤（见后）
  - 恶性淋巴瘤（助理不考）（见后）

口腔颌面部肿瘤及瘤样病变（二十九）

- 概论（见前）
- 口腔颌面部囊肿（见前）
- 良性肿瘤和瘤样病变（见前）
- 恶性肿瘤（九）
  - 鳞状细胞癌（见前）
  - 恶性黑色素瘤（助理不考）（见前）
  - 软组织肉瘤（见前）
  - 口腔颌面部肉瘤（二）（助理不考）
    - 骨源性肉瘤
      - 概述：口腔颌面部以骨肉瘤为最常见
      - 临床表现
        - 上、下颌骨为最常见
        - 发病年龄轻，多见于青年及儿童
        - 呈中央（心）性，由内向外发展
        - 骨源性肉瘤可发生远处转移，骨肉瘤最常见，转移部位以肺、脑为多
        - 骨恶性纤维组织细胞瘤则常发生区域性淋巴结转移
        - 软骨肉瘤则少有转移倾向，无论是血液循环或淋巴道转移
      - 诊断与鉴别诊断
        - 骨源性肉瘤 X线
          - 软组织阴影伴有骨破坏，呈不规则透射阴影
          - 有时有骨质反应性增生及钙化斑块出现
          - 牙在肿瘤中多呈漂浮状
        - 成骨性骨肉瘤 X线 典型的日光放射状排列
        - 溶骨性骨肉瘤 X线
          - 骨质呈不规则破坏，由内向外
          - 由于破坏迅速，使骨膜反应性新生骨不易产生
        - 软骨肉瘤 X线 日光放射状，在透射区内有时可含有一定数量的钙化斑点，其周缘不甚规则
        - 骨纤维肉瘤 X线 溶骨性病损
        - 骨髓炎 X线
          - 骨髓炎：除骨质破坏还有死骨
          - 常有骨膜反应性增生
      - 治疗
        - 以手术为主的综合治疗
        - 手术需行大块根治性切除，特别是强调器官切除的概念
      - 预后 比鳞癌、腺源性上皮癌差
  - 恶性淋巴瘤（助理不考）（见后）

口腔颌面部肿瘤及瘤样病变（三十）

口腔颌面外科学-口腔颌面部肿瘤及瘤样病变

- 概论（见前）
- 口腔颌面部囊肿（见前）
- 良性肿瘤和瘤样病变（见前）
- **恶性肿瘤（十）**
  - 鳞状细胞癌（见前）
  - 恶性黑色素瘤（助理不考）（见前）
  - 口腔颌面部肉瘤（助理不考）（见前）
  - **恶性淋巴瘤（助理不考）**
    - 概念
      - 病理上
        - 霍奇金淋巴瘤（HL）
        - 非霍奇金淋巴瘤（NHL）
      - 临床以NHL多见
    - 病因、病理及其生物学行为
      - 免疫功能紊乱、长期抗原刺激以及病毒感染等
      - 儿童与青壮年多发
      - 颈部淋巴结最好发
      - 分型
        - 结内型：发生于淋巴结者
        - 结外型：发生于淋巴结外者
      - 病理类型以B细胞型为主约占2/3；其中约95%为弥散型
    - 临床表现
      - 恶性淋巴瘤常沿淋巴管扩散
      - 如侵入血流时，可成为淋巴性白血病
      - NK/T淋巴瘤：中线坏死性肉芽肿，首发部位是鼻腔和鼻窦
    - 诊断与鉴别诊断
      - 活组织检查方能确诊
      - 非洲淋巴瘤（African lymphoma），亦称Burkitt淋巴瘤
        - 此瘤多好发于颌骨的牙槽突，也可波及肝、脾等内脏
        - 与恶性淋巴瘤不同的是不侵犯浅表淋巴结也不发生白血病
    - 治疗原则
      - 恶性淋巴瘤对放射治疗和化学药物治疗都比较敏感
      - 霍奇金淋巴瘤
        - 早期HL的治疗以放射治疗为主
        - 对于晚期HL常用的化疗方案为MOPP
          - M氮芥
          - O长春新碱
          - P泼尼松
          - P丙卡巴肼
      - 非霍奇金淋巴瘤
        - 由于容易全身播散，故一般应以化疗为主
        - 目前大都采用化疗方案为CHOP：C环磷酰胺，H阿霉素，O长春新碱，P泼尼松
        - 阿霉素有心脏毒性：对已有心脏疾病患者可采用COP

唾液腺疾病（一）

急性化脓性腮腺炎

- **概述**：又称术后腮腺炎
- **病因**
  - 金黄色葡萄球菌感染
  - 基本因素是机体严重脱水致唾液分泌减少或停止
  - 逆行性感染
- **临床表现**
  - ★以耳垂为中心的肿胀
  - 导管口红肿，有脓液
  - 全身中毒症状明显，有高热
  - 可出现中毒颗粒
- **诊断及鉴别诊断**
  - 诊断：★不宜做腮腺造影
  - 鉴别诊断
- **预防**：大手术后，应加强护理
- **治疗**
  - 全身
    - 纠正机体脱水和电解质紊乱
    - 抗生素
  - 局部
    - 保守治疗；加强口腔卫生护理
    - 切开引流
      - 切开引流指征
        - 局部有明显的凹陷性水肿
        - 局部有跳痛并有局限性压痛点，穿刺抽出脓液
        - 腮腺导管口有脓液排出，全身感染中毒症状明显
      - 切口部位
        - 耳屏前绕过下颌角呈"S"形
        - 向不同方向分离脓腔

慢性复发性腮腺炎（见后）

慢性阻塞性腮腺炎（见后）

涎石病及下颌下腺炎（见后）

舍格伦综合征（助理不考）（见后）

涎瘘（见后）

舌下腺囊肿（见后）

黏液囊肿（见后）

多形性腺瘤（见后）

沃辛瘤（助理不考）（见后）

腺样囊性癌（助理不考）（见后）

黏液表皮样癌（助理不考）（见后）

唾液腺疾病（二）

- **急性化脓性腮腺炎（见前）**

- **慢性复发性腮腺炎**
  - 概述：儿童和成人均可发生
  - 病因
    - 先天性发育异常（双侧发生）
    - 自身免疫功能异常
    - 细菌逆行感染
    - 成人复发性腮腺炎为儿童复发性腮腺炎迁延未愈而来
  - 临床表现
    - ★发病年龄：婴幼儿至15岁；5岁左右最为常见
    - 腮腺反复肿胀不适
    - 管口有脓液或胶冻状液体溢出
    - 年龄越小，间隔时间越短，越易复发
  - 诊断及鉴别诊断
    - ★腮腺造影
      - 常规双侧造影
      - 末梢导管呈点状、球状扩张
    - 鉴别诊断
      - 流行性腮腺炎：有发热史，无反复发作史
      - 舍格伦综合征：造影显示主导管扩张不整，呈葱皮样
  - 治疗
    - 有自愈性
    - 增强抵抗力、防止继发感染，减少发作

- **慢性阻塞性腮腺炎（见后）**

- **涎石病及下颌下腺炎（见后）**

- **舍格伦综合征（助理不考）（见后）**

- **涎瘘（见后）**

- **舌下腺囊肿（见后）**

- **黏液囊肿（见后）**

- **多形性腺瘤（见后）**

- **沃辛瘤（助理不考）（见后）**

- **腺样囊性癌（助理不考）（见后）**

- **黏液表皮样癌（助理不考）（见后）**

唾液腺疾病（三）

- 急性化脓性腮腺炎（见前）
- 慢性复发性腮腺炎（见前）
- 慢性阻塞性腮腺炎
  - 概述：又称腮腺管炎
  - 病理
    - 导管扩张
    - 腺泡萎缩
    - 管内分泌物潴留
  - 临床表现
    - 部分患者肿胀与进食有关
    - 晨起感觉腮腺区发胀
    - 导管口流出混浊的"雪花样"或黏稠的蛋清样唾液
  - 诊断：★造影：主导管腊肠样改变
  - 治疗
    - 去除病因为主
    - 可向导管内注入药物，如碘化油、抗生素等
    - 上述治疗无效者，可考虑手术治疗
- 涎石病及下颌下腺炎（见后）
- 舍格伦综合征（助理不考）（见后）
- 涎瘘（见后）
- 舌下腺囊肿（见后）
- 黏液囊肿（见后）
- 多形性腺瘤（见后）
- 沃辛瘤（助理不考）（见后）
- 腺样囊性癌（助理不考）（见后）
- 黏液表皮样癌（助理不考）（见后）

唾液腺疾病（四）

- 急性化脓性腮腺炎（见前）
- 慢性复发性腮腺炎（见前）
- 慢性阻塞性腮腺炎（见前）
- 涎石病和颌下腺炎
  - 概述
    - 涎石病：腺体或导管内发生钙化
    - ★85%左右发生于下颌下腺，其次是腮腺
  - ★病因
    - 下颌下腺分泌的唾液富含黏蛋白
    - 导管自下向上走行，唾液易于淤滞
    - 钙含量高，钙盐易沉积
  - 临床表现
    - 中青年为多见
    - 进食时肿胀、疼痛，可有放射痛
    - 可触及硬块，并有压痛
    - 导管口红肿，溢脓
    - 腺体反复继发感染
  - 诊断及鉴别诊断
    - 双手合诊触及结石
    - X线检查
      - 前部结石　下颌横断片
      - ★X线　后部结石　下颌下腺侧位片
      - 造影　阴性结石
    - 已确诊者，不造影，以免将涎石推向导管后部或腺体内
    - 鉴别
      - 舌下腺肿瘤：无导管阻塞症状，无进食肿大，X线未见结石
      - 下颌下腺肿瘤：无进食肿大和下颌下腺炎症发作史
      - 慢性硬化性下颌下腺炎：肿块硬但不大；无进行性增大的表现
      - 下颌下淋巴结炎：下颌下腺分泌正常，下颌下淋巴结较表浅，可触到
      - 下颌下间隙感染：有牙痛史，无进食肿胀
  - 治疗
    - 保守治疗
      - 适用于　很小的涎石
      - 方法　柠檬酸或维生素C促唾液分泌，自行排出
    - 切开取石术
      - 下颌第二磨牙以前的涎石
      - 腺体未纤维化
      - ^{99m}Tc测定腺体功能存在者
    - 腺体切除术
      - 涎石位于下颌下腺（内或后）部
      - 下颌下腺功能低下者
- 舍格伦综合征（助理不考）（见后）
- 涎瘘（见后）
- 舌下腺囊肿（见后）
- 黏液囊肿（见后）
- 多形性腺瘤（见后）
- 沃辛瘤（助理不考）（见后）
- 腺样囊性癌（助理不考）（见后）
- 黏液表皮样癌（助理不考）（见后）

唾液腺疾病（五）

- 急性化脓性腮腺炎（见前）
- 慢性复发性腮腺炎（见前）
- 慢性阻塞性腮腺炎（见前）
- 涎石病及下颌下腺炎（见前）
- 舍格伦综合征（一）（助理不考）
  - 概述
    - 仅外分泌腺破坏——原发性
    - 外分泌腺破坏+其他自身免疫性疾病——继发性
  - 病理
    - 腺实质萎缩
    - 淋巴细胞浸润
    - 肌上皮岛形成
  - 临床表现（多见于中年以上女性）
    - 眼干
    - 口干——口腔黏膜干燥，口底唾液池消失——猛性龋
    - 唾液腺肿大
    - 其他外分泌腺受累——呼吸道及皮肤外分泌腺受累
    - 结缔组织疾病
      - 类风湿关节炎（50%）
      - 系统性红斑狼疮（10%）
    - 其他并发症（了解）
      - 肾小管功能不全；中耳炎
      - 神经——末梢神经炎
      - 肌——多发性肌炎、重症肌无力
      - 血管——小动脉炎、手足发绀、雷诺现象
      - 甲状腺——桥本甲状腺炎
  - 诊断（见后）
  - 治疗（见后）
  - 预后（见后）
- 涎瘘（见后）
- 舌下腺囊肿（见后）
- 黏液囊肿（见后）
- 多形性腺瘤（见后）
- 沃辛瘤（助理不考）（见后）
- 腺样囊性癌（助理不考）（见后）
- 黏液表皮样癌（助理不考）（见后）

口腔颌面外科学 - 唾液腺疾病

唾液腺疾病（六）

- 急性化脓性腮腺炎（见前）
- 慢性复发性腮腺炎（见前）
- 慢性阻塞性腮腺炎（见前）
- 涎石病及下颌下腺炎（见前）
- 舍格伦综合征（二）（助理不考）
  - 概述（见前）
  - 病理（见前）
  - 临床表现（见前）
  - 诊断
    - 施墨试验（Schirmer试验）
      - 做法：用5 mm×35 mm的滤纸两条，置于睑裂内1/3和中1/3交界处，闭眼夹持5 min后检查滤纸湿润长度
      - 异常表现：低于5 mm，表明泪液分泌减少
    - 四碘四氯荧光素染色（玫瑰红染色）
      - 做法：用1滴1%四碘四氯荧光素滴入眼结膜囊内，随即以生理盐水冲洗
      - 异常表现：在暴露的睑裂角膜部位发现鲜红的染色，是角膜上皮干燥状态的典型表现
    - 唾液流量测定
      - 做法：一般用5g白蜡咀嚼3 min
      - 异常表现：全唾液量低于3 mL为分泌减少
    - 唾液腺造影
      - 异常表现：主导管呈葱皮状，末梢导管呈点球状，末梢唾液腺导管扩张，排空功能减退
    - 实验室检查：可有血沉加快，自身抗体可能阳性
    - 唇腺活检
  - 治疗
    - 对症治疗
      - 眼干：0.5%甲基纤维素滴眼
      - 口干：人工唾液，催唾剂，针刺治疗
      - 免疫调节剂
      - 伴发急性炎症时用抗生素治疗
      - 积极预防和治疗龋病
    - 结节型舍格伦综合征可采用手术治疗，切除受累腺体，以防止恶性变
    - 免疫抑制剂——继发性舍格伦
  - 预后：舍格伦综合征一般呈良性过程，极少数患者可发生恶变
- 涎瘘（见后）
- 舌下腺囊肿（见后）
- 黏液囊肿（见后）
- 多形性腺瘤（见后）
- 沃辛瘤（助理不考）（见后）
- 腺样囊性癌（助理不考）（见后）
- 黏液表皮样癌（助理不考）（见后）

唾液腺疾病（七）

- **急性化脓性腮腺炎**（见前）
- **慢性复发性腮腺炎**（见前）
- **慢性阻塞性腮腺炎**（见前）
- **涎石病及下颌下腺炎**（见前）
- **舍格伦综合征**（助理不考）（见前）
- **涎瘘**
  - 概述
    - 涎瘘是指唾液不经导管系统排入口腔而流向面颊皮肤表面
    - 最常见的部位　腮腺
    - 主要的原因　损伤
  - 临床表现
    - 腺体瘘
    - 导管瘘
  - 诊断
    - 饮食、咀嚼时流出量增多是其典型表现
    - 定性法　流出的液体作生化定性分析，其中含有淀粉酶
    - 腮腺造影
      - 腮腺腺瘘　腺体某处有造影剂外溢
      - 导管瘘　可见主导管上瘘口处有造影剂外溢
  - 治疗
    - 腺体瘘唾液分泌量少者，新鲜创口
      - 加压包扎，同时用阿托品，限制唾液分泌
      - 如果失败，则需行瘘管封闭术
    - 新鲜的腮腺导管断裂伤　做导管端端吻合术
    - 断裂处接近口腔　导管改道术，变外瘘为内瘘
    - 瘘口接近口腔　导管改道术，改变瘘口位置
    - 瘘口靠近腺门且为不完全瘘者　瘘管封闭术
    - 腮腺导管完全瘘且缺损较多，残留导管较短　利用口腔黏膜行导管再造术
    - 伴有局部广泛而深的瘢痕组织，控制炎症后　做腮腺导管结扎，令腺体自行萎缩
    - 腺体有慢性炎症，其他手术方法失败　腮腺切除
- **舌下腺囊肿**（见后）
- **黏液囊肿**（见后）
- **多形性腺瘤**（见后）
- **沃辛瘤**（助理不考）（见后）
- **腺样囊性癌**（助理不考）（见后）
- **黏液表皮样癌**（助理不考）（见后）

唾液腺疾病（八）

- 急性化脓性腮腺炎（见前）
- 慢性复发性腮腺炎（见前）
- 慢性阻塞性腮腺炎（见前）
- 涎石症及下颌下腺炎（见前）
- 舍格伦综合征（助理不考）（见前）
- 涎瘘（见前）
- **舌下腺囊肿**
  - 分类及临床表现
    - 分类
      - 最常见于青少年
      - 单纯型
        - 囊肿呈浅紫蓝色
        - 舌抬起，状似"重舌"
      - 口外型
        - 潜突型
        - 表现为下颌下区肿物
      - 哑铃型：单纯型和口外型的混合型
    - 穿刺可抽出蛋清样黏稠液体
  - 诊断与鉴别诊断：依据临床表现和检查即可诊断
  - 治疗
    - ★根治：切除舌下腺，残留部分囊壁不致造成复发
    - 口外型舌下腺囊肿，可全部切除舌下腺后，将囊腔内的囊液吸净
    - 注意：在下颌下区加压包扎，不必在下颌下区做切口摘除囊肿
    - 特殊：老人和幼儿保守的成形性囊肿切开术（袋形缝合术）
- **黏液囊肿**
  - 外渗性黏液囊肿（占80%以上）
    - 病因：创伤
    - ★病理：无上皮衬里
  - 潴留性黏液囊肿
    - 病因：导管系统的部分阻塞
    - ★病理：有上皮衬里、潴留的黏液团块及结缔组织被膜
  - 临床表现
    - 好发于下唇及舌尖腹侧
    - 呈半透明、浅蓝色的小疱，状似水疱
    - 囊肿很容易被咬伤而破裂，流出蛋清样透明黏稠液体
    - 反复破损后表现为白色瘢痕状突起
  - ★治疗
    - 注射碘酊
    - 手术切除：最常用
- 多形性腺瘤（见后）
- 沃辛瘤（助理不考）（见后）
- 腺样囊性癌（助理不考）（见后）
- 黏液表皮样癌（助理不考）（见后）

唾液腺疾病（九）

- 急性化脓性腮腺炎（见前）
- 慢性复发性腮腺炎（见前）
- 慢性阻塞性腮腺炎（见前）
- 涎石症及下颌下腺炎（见前）
- 舍格伦综合征（助理不考）（见前）
- 涎瘘（见前）
- 舌下腺囊肿（见前）
- 黏液囊肿（见前）

多形性腺瘤

- **★概论**
  - 又名混合瘤
  - 唾液腺肿瘤中最常见
  - 属临界瘤
- **组成**
  - 肿瘤性上皮
  - 黏液样或软骨样间质
- **复发**
  - 包膜常不完整，腺体组织中也可有瘤细胞
  - 肿瘤的包膜与瘤体之间黏着性较差，手术中肿瘤破裂，往往造成种植性复发
- **临床表现**
  - 好发部位：腮腺、下颌下腺
  - 年龄、性别：30~50岁为多见，女性发病多于男性
  - 良性信号：生长慢，常无自觉症状
  - 恶变信号：突然出现生长加速，并伴有疼痛、面神经麻痹等症状
- **★治疗**
  - 手术切除
  - 切除范围
    - 作肿瘤包膜外正常组织处切除
    - 腮腺肿瘤应保留面神经
    - 下颌下腺肿瘤应包括下颌下腺一并切除

- 沃辛瘤（助理不考）（见后）
- 腺样囊性癌（助理不考）（见后）
- 黏液表皮样癌（助理不考）（见后）

唾液腺疾病（十）

- 急性化脓性腮腺炎（见前）
- 慢性复发性腮腺炎（见前）
- 慢性阻塞性腮腺炎（见前）
- 涎石症及下颌下腺炎（见前）
- 舍格伦综合征（助理不考）（见前）
- 涎瘘（见前）
- 舌下腺囊肿（见前）
- 黏液囊肿（见前）
- 多形性腺瘤（见前）
- 沃辛瘤（助理不考）
  - 概述
    - 腺淋巴瘤
    - 乳头状淋巴囊腺瘤
  - 组织发生及病理特征
    - 沃辛瘤的组织发生与淋巴结有关
    - 组织病理
      - 腺上皮细胞
      - 淋巴细胞
  - ★临床特点
    - 好发于吸烟的中老年男性
    - 有肿瘤消长史
    - 腮腺后下极多发
    - 肿瘤呈圆形，质软光滑
    - 多发性
    - 肿瘤呈紫褐色，内含干酪样或黏稠液体
    - ^{99m}Tc核素显像呈"热"结节
  - 治疗
    - ★切除肿瘤及周围0.5 cm以上的正常组织
    - 周围淋巴结一并切除
- 腺样囊性癌（助理不考）（见后）
- 黏液表皮样癌（助理不考）（见后）

口腔颌面外科学—唾液腺疾病

唾液腺疾病（十一）

- 急性化脓性腮腺炎（见前）
- 慢性复发性腮腺炎（见前）
- 慢性阻塞性腮腺炎（见前）
- 涎石症及下颌下腺炎（见前）
- 舍格伦综合征（助理不考）（见前）
- 涎瘘（见前）
- 舌下腺囊肿（见前）
- 黏液囊肿（见前）
- 多形性腺瘤（见前）
- 沃辛瘤（助理不考）（见前）
- 腺样囊性癌（助理不考）
  - 概述：曾称"圆柱瘤"
  - 病理分型和生物学行为
    - 腺样型
    - 管状型
    - 实性型——恶性程度最高
  - 临床表现
    - 好发部位
      - 腭部小唾液腺
      - 腮腺
    - 肿瘤易沿神经扩散（最早）
    - 肿瘤浸润性极强
    - 肿瘤易侵入血管，远处转移到肺
    - 肿瘤细胞沿着骨髓腔浸润
    - 颈淋巴结转移率很低
  - 治疗
    - 以手术治疗为主，单纯放疗不能根治
    - 即使出现肺部转移，仍考虑手术
    - 除实性型以外，一般生长缓慢，患者可长期带瘤生存
- 黏液表皮样癌（助理不考）（见后）

口腔颌面外科学－唾液腺疾病

唾液腺疾病（十二）

- 急性化脓性腮腺炎（见前）
- 慢性复发性腮腺炎（见前）
- 慢性阻塞性腮腺炎（见前）
- 涎石症及下颌下腺炎（见前）
- 舍格伦综合征（助理不考）（见前）
- 涎瘘（见前）
- 舌下腺囊肿（见前）
- 黏液囊肿（见前）
- 多形性腺瘤（见前）
- 沃辛瘤（助理不考）（见前）
- 腺样囊性癌（助理不考）（见前）
- 黏液表皮样癌（助理不考）
  - 概述：★唾液腺恶性肿瘤中最常见者
  - 生物学行为
    - 构成
      - 黏液细胞
      - 表皮样细胞
      - 中间细胞
    - 根据黏液细胞的比例分类
      - 高分化：高于50%
      - 中度分化
      - 低分化：低于10%
  - 临床特点
    - 好发部位：腮腺者居多，其次是腭部
    - 高分化黏液表皮样癌（恶性低）
      - 生长缓慢、边界可清或不清
      - 位于腭部及磨牙后区的，有时可呈囊性，表面黏膜呈浅蓝色
      - 术中可见
        - 肿瘤常无包膜或不完整，与周围组织界限不清
        - 可见面神经与肿瘤粘连，但很少面瘫
    - 低分化黏液表皮样癌
      - 生长较快，可有疼痛
      - 边界不清，粘连
      - 腮腺肿瘤常累及面神经，淋巴结转移率较高，且可出现血行性转移
  - ★治疗
    - 手术为主
    - 高分化
      - 尽量保留面神经，采用综合治疗的方法
      - 不必行选择性颈淋巴清扫术
    - 低分化：可考虑选择性颈淋巴清扫术
  - 转归、愈后
    - 手术切除不彻底，术后可以复发
    - 高分化
      - 很少发生颈淋巴结转移，血行性转移更为少见
      - 患者术后生存率较高，预后较好
    - 低分化：术后易于复发，患者预后较差

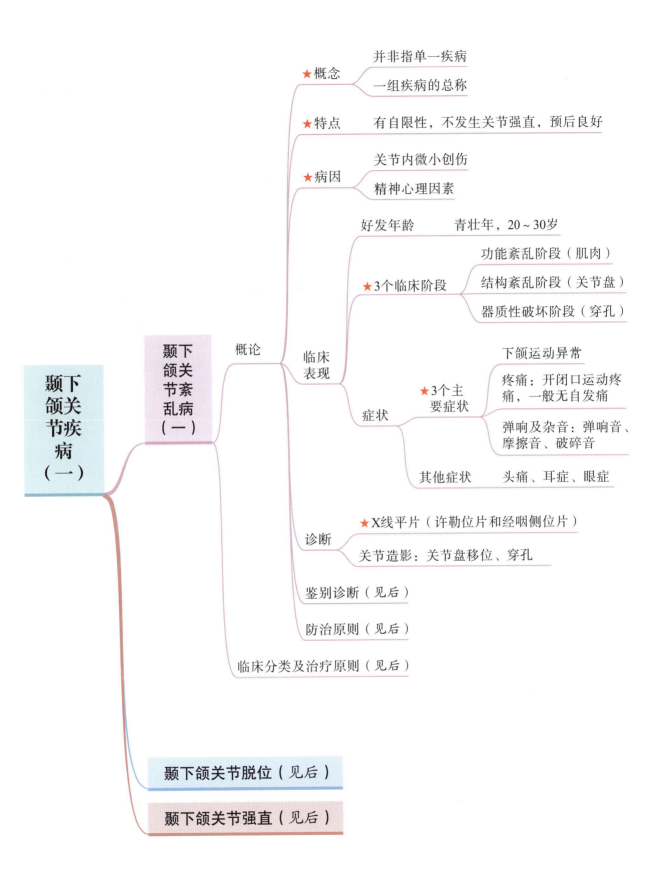

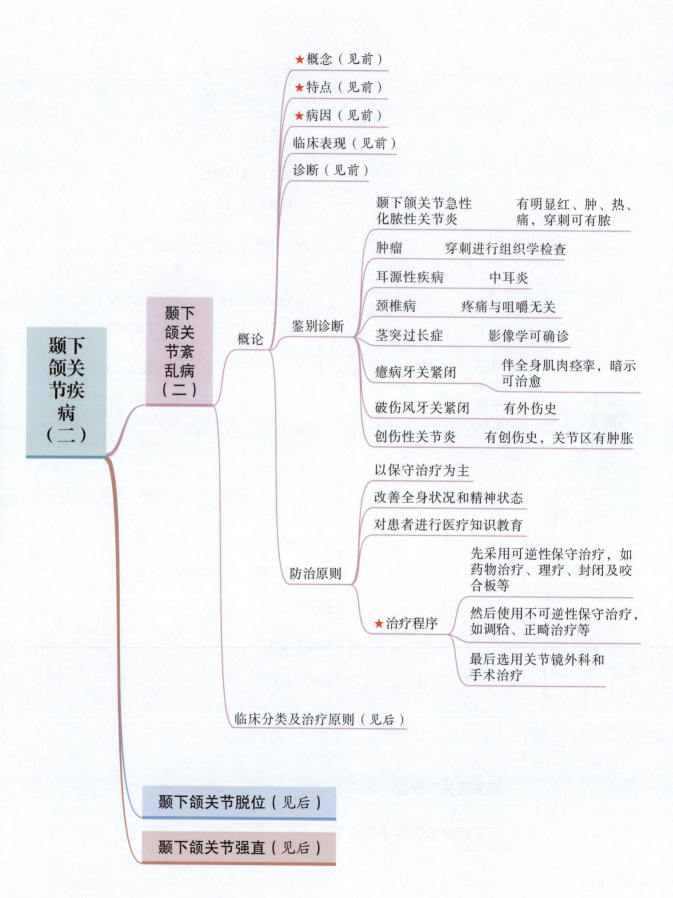

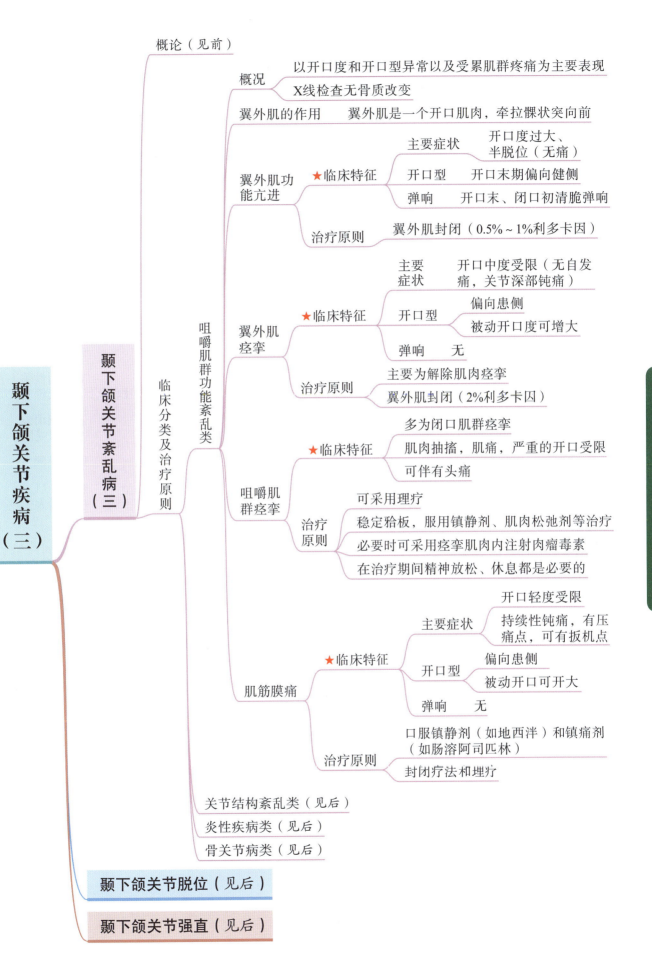

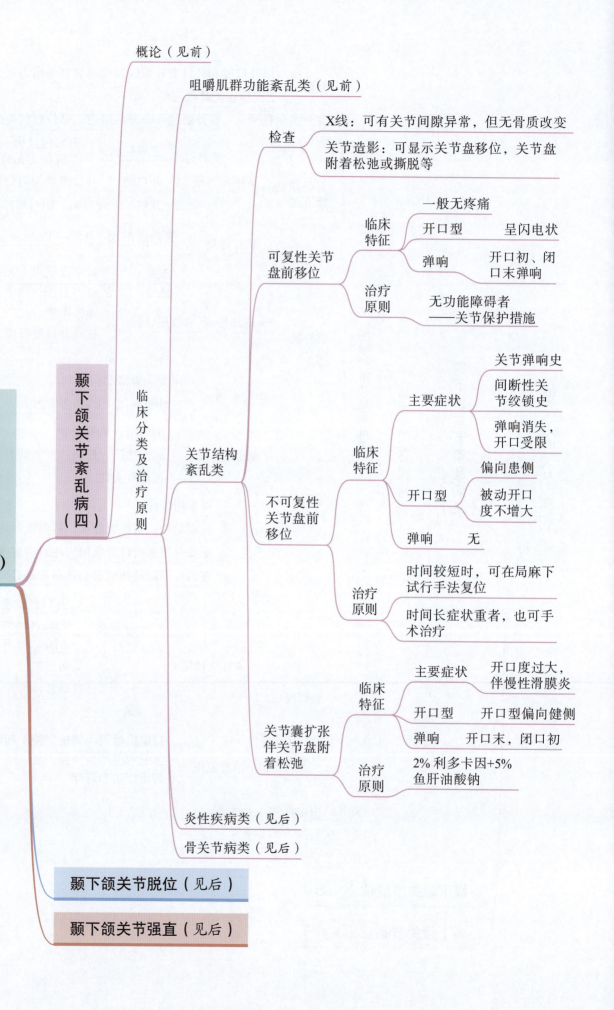

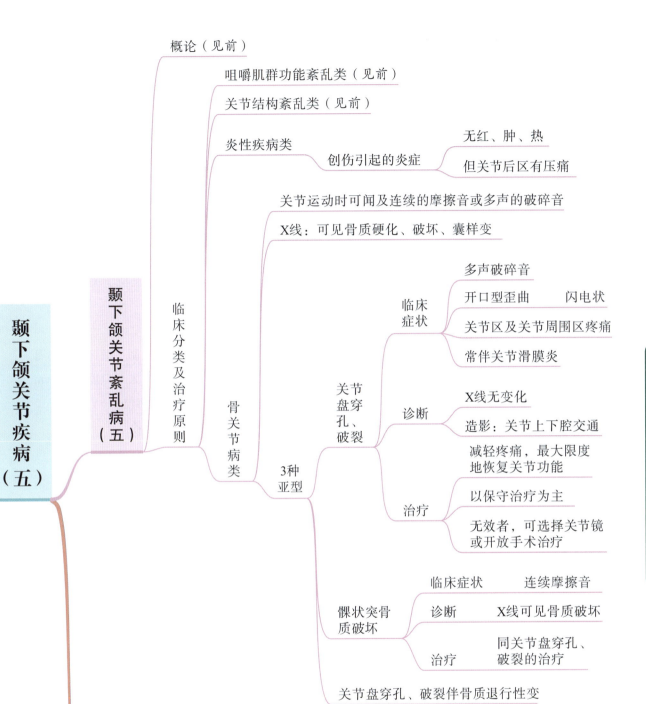

颞下颌关节疾病（六）

- **颞下颌关节紊乱病**（见前）

- **颞下颌关节脱位**
  - 概念：髁状突脱出关节之外而不能自行复位
  - 按性质可分为
    - 急性前脱位
      - ★ 临床上以急性前脱位最为常见
      - 病因
        - 外伤
        - 突然大张口
        - 口腔及咽喉治疗时，长时间开口过度或滥用暴力
      - 临床表现
        - 耳屏前空虚
        - 双侧关节脱位——前牙开𬌗，后牙无接触
        - 单侧关节脱位——颏点及牙齿中线偏向健侧
        - 许勒位片
          - 关节窝空虚
          - 髁状突位于关节结节前上方
      - 治疗
        - 方向：下后上
        - 复位——口内法最实用
        - 限制下颌运动
          - 限制下颌运动2~3周
          - 最大开口度小于1cm
    - 复发性脱位
      - 病因
        - 急性前脱位治疗不当引起
        - 长期翼外肌功能亢进者
        - 老年人
        - 慢性长期消耗性疾病患者
        - 韧带松弛者
      - 临床表现
        - 同急性前脱位的临床表现
        - 发生时间
          - 大开口时
          - 进食
          - 打哈欠
          - 治疗牙齿
      - 治疗
        - 硬化剂注射
        - 采用手术治疗
      - 治疗原则
        - 限制髁状突转动
        - 去除阻碍髁状突滑动的解剖结构
      - 手术方法
        - 关节囊紧缩术
        - 关节结节增高术
        - 关节结节凿平术
        - 关节镜外科
    - 陈旧性脱位——3周后
  - 鉴别诊断——髁状突骨折：耳前区肿胀而不是空虚

- **颞下颌关节强直**（见后）

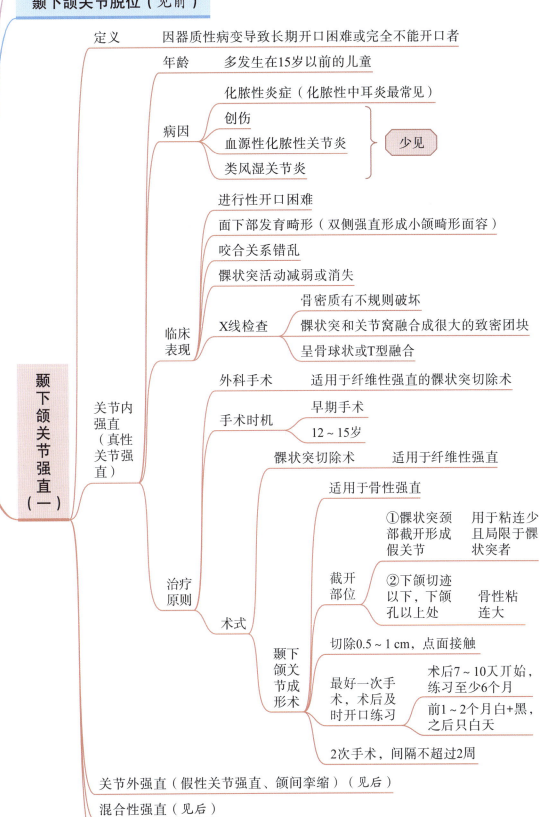

颞下颌关节疾病（八）

- 颞下颌关节紊乱病（见前）
- 颞下颌关节脱位（见前）
- 颞下颌关节强直（二）
  - 定义（见前）
  - 关节内强直（真性关节强直）（见前）
  - 关节外强直（假性关节强直、颌间挛缩）
    - 病因
      - 软组织或肌肉损伤所产生的瘢痕
      - 常见于
        - 严重创伤史
        - 感染史
        - 不正确的外科手术史
        - 鼻咽部、颞下窝肿瘤放疗史
    - 临床表现
      - 进行性开口困难
      - 口腔或颌面部瘢痕挛缩或缺损畸形
      - 髁状突活动减弱或消失
      - X线检查：关节骨性结构及关节间隙无重要异常征象
    - 手术
      - 切断、切除颌间挛缩的瘢痕
      - 凿开颌间粘连的骨质
      - 恢复开口度，用皮片或皮瓣消灭创面
      - 同时伴有唇颊组织缺损畸形，也应同时予以修复
  - 混合性强直：关节内强直和关节外强直同时存在，其症状为二者表现的综合
  - 特殊注意：2种强直的区别重点是X线　许勒位片

颌面部神经疾病（一）

三叉神经痛（一）

概述

- 阵发性电击样剧烈疼痛，历时数秒至数分钟，间歇期无症状。以中老年人多见，多数为单侧性
- 分类：
  - 原发性（真性或特发性）：无神经系统阳性体征
  - 继发性（症状性）：机体的其他病变压迫或侵犯三叉神经所致
- ★病理表现：脱髓鞘改变

临床表现

- 部位：三叉神经某分支区域
- 性质：电击、针刺、刀割或撕裂样剧痛
- 诱因：疼痛可自发，也可由刺激"扳机点"引起
- 时间：
  - 发作多在白天，持续数十秒或 1~2 min 后又骤然停止
  - 间歇期无症状
  - 春冬季发作多
- 病程：呈周期性发作，缓解期可为数天或几年
- ★临床问题：常有拔牙史
- ★扳机点：三叉神经分支区域固定局限的皮肤黏膜特别敏感，稍加触碰引起疼痛发作
- ★痛性抽搐：痛区潮红，结膜充血，流泪、出汗、流涎、鼻腔分泌增多

诊断及鉴别诊断（见后）

治疗（见后）

面神经麻痹（见后）

舌咽神经痛（助理不考）（见后）

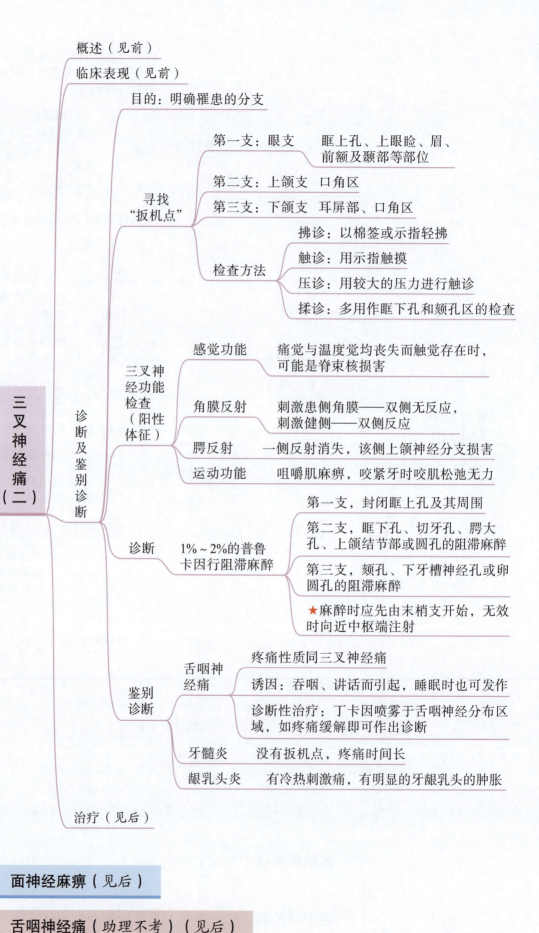

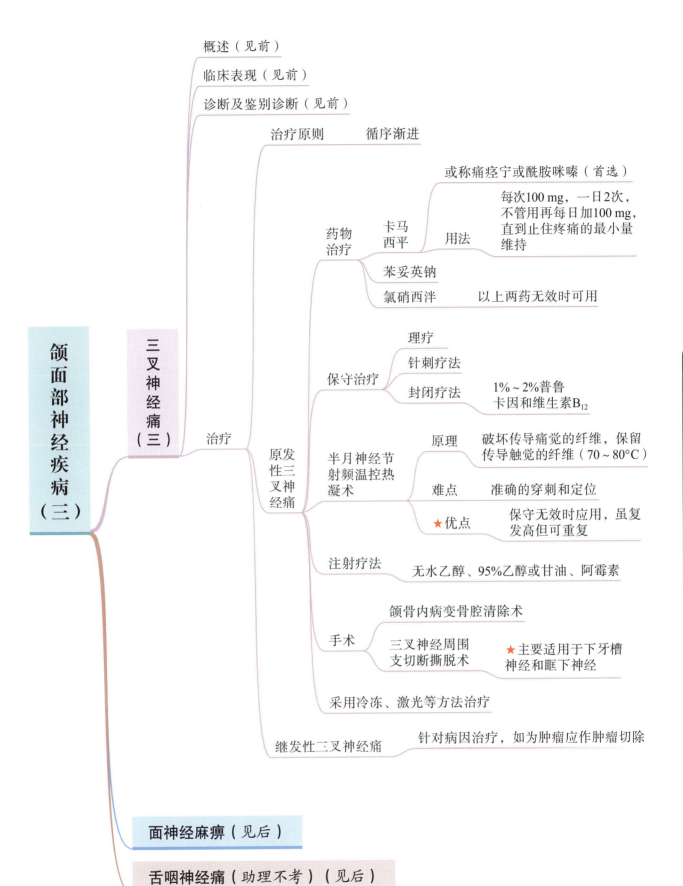

颌面部神经疾病（四）

- **三叉神经痛（见前）**

- **面神经麻痹（一）**
  - 中枢性（核上性）
    - ★前额皱纹消失与不能蹙眉是鉴别周围性面瘫的重要依据
    - 病变位于面神经核以上至大脑皮质中枢之间
    - ★病变对侧睑裂以下无额纹消失
  - 周围性（核性或核下性）
    - 面神经运动纤维发生病变
    - ★病变同侧全部表情肌瘫痪
  - 贝尔麻痹
    - 病因
      - 急性非化脓性炎症
      - 局部受冷风吹袭或着凉后发生
    - 临床表现：不伴其他症状或体征的突发性单侧面瘫
      - 面瘫的典型症状
        - 患侧口角下垂，不能鼓腮
        - 眼睑不能闭合，易患结膜炎
        - ★贝尔征　用力紧闭时，则眼球转向外上方
        - 患侧鼻唇沟加深
      - 特殊临床症状
        - 睑裂缩小
        - 口角反向患侧牵引
        - 健侧面肌出现假性瘫痪现象
    - 检查
      - 味觉检查
      - 听觉检查　检查镫骨肌功能
      - 泪液检查　Schirmer试验
    - 预后　约80% 2~3个月内恢复
    - 治疗（见后）
    - 诊断与鉴别诊断（见后）

- **舌咽神经痛（助理不考）（见后）**

颌面部神经疾病（五）

- 三叉神经痛（见前）
- ……（见前）
- ……（见前）
- ……（见前）
- 面神经麻痹（二）
  - 周围性（核性或核下性）
    - 贝尔麻痹
      - 治疗
        - 急性期
          - 时间：★1～2周内
          - 治疗：
            - 控制炎症水肿，改善局部血液循环减少神经受压
            - ★不宜应用强烈针刺、电针等治疗
            - 地塞米松、泼尼松、阿司匹林、维生素B_1、维生素B_{12}
        - 恢复期
          - 时间：★第2周末至1～2年
          - 治疗：
            - 使神经传导功能恢复和加强肌收缩
            - 维生素B_1、维生素B_{12}、烟酸、地巴唑、加兰他敏
          - 给予：保护眼睛
        - 后遗症期
          - 时间：2年后
          - 治疗：不能恢复者可按永久性面神经麻痹处理
      - 诊断与鉴别诊断
        - 损坏部位
          - 茎乳孔以外：面瘫（同侧）
          - 鼓索与镫骨肌神经节之间：面瘫+味觉丧失+唾液腺分泌障碍（同侧）
          - 镫骨肌与膝状神经节之间：面瘫+味觉丧失+唾液腺分泌障碍+听觉改变（同侧）
          - 膝状神经节：面瘫+味觉丧失+唾液腺、泪腺分泌障碍+听觉改变
          - 脑桥与膝状神经节之间：
            - 除面瘫外，感觉与分泌功能障碍一般均较轻（同侧）
            - 损伤听神经——耳鸣眩晕
          - 核性损害：面瘫+轻度感觉与分泌障碍，累及皮质延髓束发生对侧偏瘫
- 舌咽神经痛（助理不考）（见后）

颌面部神经疾病（六）

- 三叉神经痛（见前）
- 面神经麻痹（见前）
- 舌咽神经痛（助理不考）
  - **定义**
    - 舌咽神经感觉功能分布区的突发、短暂、阵发性针刺样剧痛
    - 可伴有迷走神经兴奋症状
  - **病因**
    - 血管压迫、扭曲
    - 蛛网膜增厚、粘连
  - **临床表现**
    - 疼痛性质和持续时间：与三叉神经痛相似
    - 部位：舌根、扁桃体区及咽部，耳内、下颌角的内侧
  - **诊断**
    - 治疗性麻醉：将表面麻醉剂丁卡因涂于患侧的扁桃体、咽部等处，可暂时阻滞疼痛发作
  - **治疗**
    - 药物：首选卡马西平
    - 封闭：通常不做舌咽神经干酒精注射
    - 手术
    - 病因：如属继发性舌咽神经痛，应查明原因进行治疗

先天性唇裂和腭裂（一）

概述

胚胎发育与唇腭裂的形成（前12周）
- 口腔颌面部的发育始于胚胎发育的第3周
- ★唇裂发生于6~7周
- ★腭部形成于9~12周

发病因素和流行病学

影响因素：

- **遗传因素**

- **营养因素**
  - 维生素A缺乏
  - 维生素B_2及泛酸缺乏
  - 叶酸缺乏：补充叶酸可防脊柱裂

- **感染和损伤**：母体在妊娠初期，遇到某些损伤，或患病毒感染性疾病如风疹

- **内分泌的影响**：体内肾上腺皮质激素分泌增加，从而诱发先天性畸形

- **药物因素**
  - 环磷酰胺
  - 甲氨蝶呤——抗代谢
  - 苯妥英钠——抗癫痫
  - 抗组胺药物、美克洛嗪（敏克静）、沙利度胺

- **物理因素**：妊娠妇女频繁接触放射线或微波等

- **烟酒因素**：妇女妊娠早期大量吸烟（包括被动吸烟）及酗酒

唇裂（见后）

腭裂（见后）

唇腭裂序列治疗（助理不考）（见后）

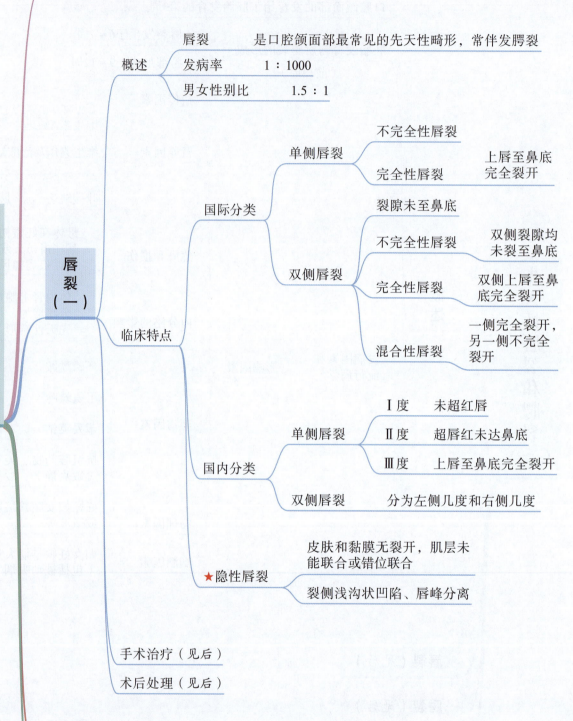

先天性唇裂和腭裂（二）

- 概述（见前）
- 唇裂（二）
  - 概述（见前）
  - 临床特点（见前）
  - 手术治疗
    - ★手术年龄
      - 单侧：3~6个月，体重达5~6 kg以上
      - 双侧：6~12个月
    - 术前准备
      - 术前0.5~2 h预防性应用抗生素
      - 术前3天滴管或小勺喂养
    - 手术方法
      - 单侧唇裂
        - 下三角瓣法（tennison法）
          - 优点：简单；恢复唇高
          - 缺点：切正常组织；唇过长
        - 旋转推进法（millard法）
          - 优点：组织切割少；唇弓形态好
          - 缺点：技术难；唇高常不足
        - 改进旋转推进法可使唇峰点充分旋转下降
      - 双侧唇裂
        - 前唇原长整复术
          - 特点：术后短期效果不好，但长期效果好
          - 适应证：婴儿；前唇较长的成年人
        - 前唇加长整复术
          - 特点：术后效果短期好，长期出现上唇下部紧，上部突出
          - 适应证：幼儿 前唇特小；成人 前唇短小
  - 术后处理
    - 未醒前，患儿平卧，头偏向一侧，以免误吸
    - 清醒4 h后，滴管或小汤勺喂饲
    - 术后第一天去包扎敷料，暴露
    - 术后给予抗生素，预防感染
    - 5~7天拆线，口内缝线可稍晚
    - 如使用唇弓，至少应10天后拆线
    - 术后防患儿跌跤，以免创口裂开
- 腭裂（见后）
- 唇腭裂序列治疗（助理不考）（见后）

先天性唇裂和腭裂（四）

概述（见前）

唇裂（见前）

腭裂（一）

概述及临床表现

概述
- 软组织畸形+骨组织畸形（主要）
- 患者的心理障碍

分类

临床分类：
- 软腭裂：仅软腭裂开
- 不完全性腭裂：亦称部分腭裂，软腭+部分硬腭裂开
- 单侧完全性腭裂：腭垂至切牙孔完全裂开
- 双侧完全性腭裂：鼻中隔、前颌突及前唇部分孤立于中央

分度：
- Ⅰ度：限于腭垂裂
- Ⅱ度：部分腭裂，裂开未到切牙孔
  - 浅Ⅱ度裂：仅限于软腭
  - 深Ⅱ度裂：软腭+部分硬腭裂开
- Ⅲ度：全腭裂开，由腭垂到切牙区，包括牙槽突裂，常与唇裂伴发

★临床表现和特点
- 腭部解剖形态的异常
- 吸吮功能障碍：口腔内不能或难以产生负压，因此患儿无力吸母乳，或乳汁从鼻孔溢出
- 腭裂语音：就是无法形成腭咽闭合
  - 元音：浓重鼻音
  - 辅音：软弱不清
- 口鼻腔自洁环境的改变：口鼻腔直接相通
- 牙列错乱
- 听力降低：腭帆张肌和腭帆提肌附着异常，易患渗出性中耳炎
- 颌骨发育障碍

手术治疗（见后）

术后并发症（见后）

唇腭裂序列治疗（助理不考）（见后）

先天性唇裂和腭裂（五）

- 概述（见前）
- 唇裂（见前）
- 腭裂（二）
  - 概述及临床表现（见前）
  - 禁忌证：扁桃体肥大
  - 腭裂的治疗原则
    - 采取综合序列治疗
    - ★目的
      - 恢复腭部的解剖形态、生理功能
      - 重建良好的"腭咽闭合"和正常语音功能
  - 手术治疗
    - 手术原则
      - 封闭裂隙，延伸软腭长度
      - 尽可能将移位的组织结构复位
      - 减少手术创伤，保留腭部的营养和与运动有关的血管、神经和肌的附着点，以改善软腭的生理功能，达到重建良好的腭咽闭合功能之目的
      - 兰氏法打断翼钩——松解腭帆张肌张力
    - ★手术年龄
      - 主流：8~18个月
        - 原因：2岁左右是腭裂患儿开始说话时期
      - 另一种：5~6岁左右施行为好
        - 原因：上颌骨发育基本完成
  - 术后并发症
    - 咽喉部水肿——气管内插管的创伤和压迫
    - 出血——大出血并不多见，少量出血，易引起误吸
    - 窒息——肿胀所致
    - 感染
    - 打鼾及睡眠时暂时性呼吸困难——局部组织肿胀引起
    - ★创口裂开或穿孔
      - 原因：两侧黏骨膜瓣松弛不够
      - 常位于：软硬腭交界处和腭垂处
      - 术后6~12个月进行二期手术
- 唇腭裂序列治疗（助理不考）（见后）

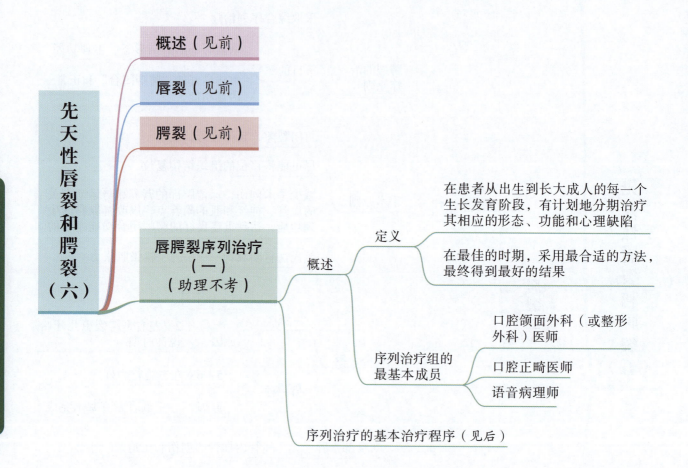

先天性唇裂和腭裂（七）

- 概述（见前）
- 唇裂（见前）
- 腭裂（见前）
- 唇腭裂序列治疗（二）（助理不考）
  - 概述（见前）
  - 序列治疗的基本治疗程序
    - 进行唇腭裂早期治疗的宣传
    - 新生儿的正畸治疗
      - 尽早配戴腭托矫治器以阻塞裂隙，便于患儿饮食及促进语音发育
      - 生后6个月配戴鼻管，以矫治鼻孔畸形
    - 唇裂修复 —— 修复时间
      - 单侧：3~6个月，6~7 kg
      - 双侧：6~12个月
    - 腭裂修复 —— 修复时间多选择在患儿12~18个月
    - 术后语音效果的观察及语音治疗
    - 乳牙期及替牙期正畸治疗
    - ★牙槽突植骨术
      - 一般于9~11岁时进行，即尖牙未萌，根形成1/2~2/3时
      - 术后3~6个月正畸治疗
    - 外科正畸治疗 —— 16岁以后进行
    - 矫形修复治疗
      - 无手术条件的腭裂患者 —— 赝复体及语音阻塞器
      - 反𬌗、错𬌗畸形患者 —— 双重牙列
    - 语音训练 —— 配戴舌刺或舌档以辅助训练舌的活动
    - 唇腭裂的二期修复
      - 唇腭裂术后唇畸形及腭瘘 —— 学龄前进行修复
      - 鼻畸形
        - 6个月佩戴鼻管
        - 11岁时修复
      - 腭咽闭合不全的矫治 —— 腭裂术后一年或学龄前进行
    - 耳科治疗 —— 尽早治疗
    - 心理治疗 —— 最容易被忽视

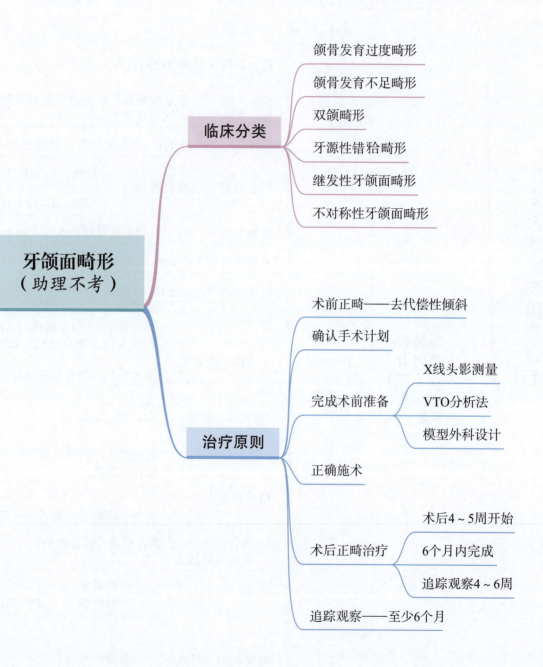

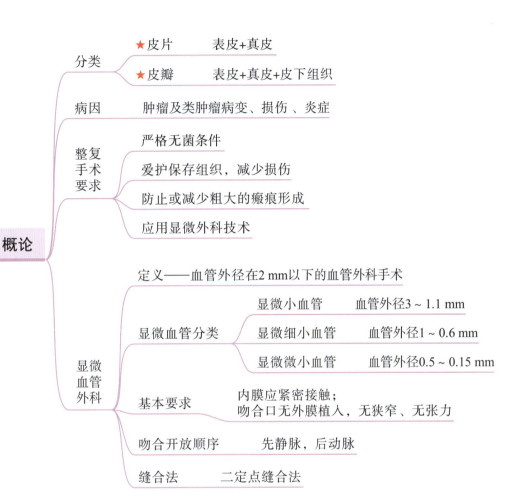

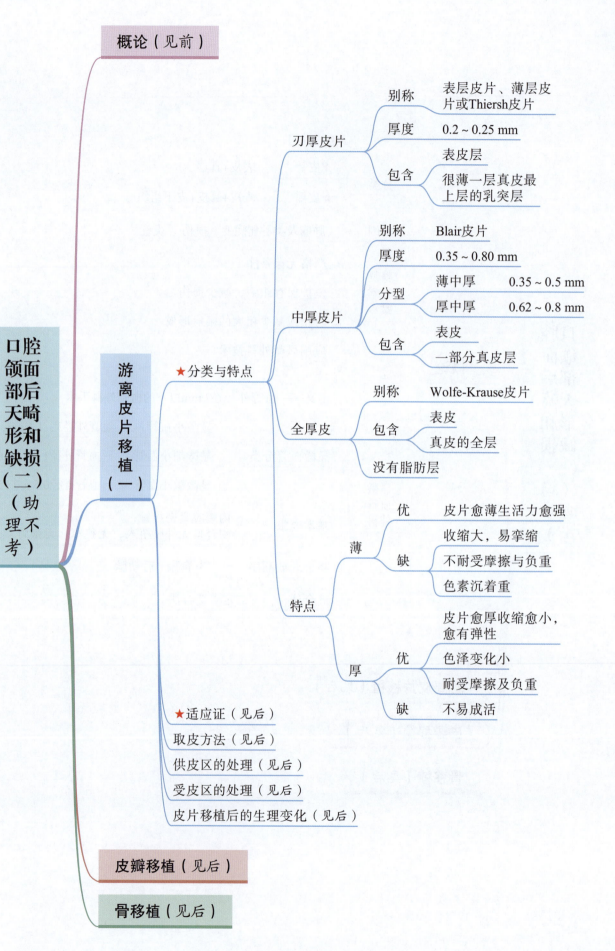

口腔颌面部后天畸形和缺损（三）（助理不考）

- 概论（见前）
- 游离皮片移植（二）
  - ★分类与特点（见前）
  - ★适应证
    - 面颈部植皮
      - 全厚皮片
      - 厚中厚皮片
    - 口腔内植皮（污染创口）——薄中厚皮片
    - 有感染的肉芽创面或骨面——刃厚皮片
    - 毛发可以再生、眉再造——全厚皮片
  - 取皮方法
    - 断层皮片切取法
      - 一般选择比较宽阔、平坦、少毛发区的体表，如上臂、大腿内侧等
      - 根据切取的方法分为
        - 刀片取皮法
        - 滚轴式取皮刀取皮法
        - 鼓式切皮机取皮法
        - 电动式切皮机取皮法
    - 全厚皮片切取法
      - 一般以耳后、上臂内侧、锁骨上窝或胸（腹）部皮肤应用较多
      - 取下的皮片可用温热生理盐水纱布包裹，略加修整后准备植皮
      - 除行保存真皮下血管网的全厚皮片移植外，皮片不应带有脂肪
  - 供皮区的处理（见后）
  - 受皮区的处理（见后）
  - 皮片移植后的生理变化（见后）
- 皮瓣移植（见后）
- 骨移植（见后）

口腔颌面部后天畸形和缺损（四）（助理不考）

概论（见前）

游离皮片移植（三）

- ★ 分类与特点（见前）
- ★ 适应证（见前）
- 取皮方法（见前）

供皮区的处理

- 供皮区所遗留的创面，应立即用温热生理盐水纱布紧压创面止血，然后用消毒的油性纱布平铺于创面，外加数层纱布与棉垫，再用绷带加压包扎
- 如无感染发生，一般在术后不必更换敷料，视供皮厚度，可在2~3周内愈合，敷料自行脱落
- 术后如发现敷料潮湿发臭，或痒痛渗血，可能为创面感染，应及时打开敷料检查，根据感染情况，对症处理
- 全厚皮片切取后遗留的供皮区创面，一般应行直接对位缝合

受皮区的处理

- 新鲜创面植皮——要求止血彻底，但结扎线头又不宜过多
- 手术后1周左右拆除敷料，面颈部植皮可再继续加压包扎1~2天
- 进行张闭口的运动，锻炼3~6个月，以防止皮片挛缩影响张口

皮片移植后的生理变化

- 48~72 h后基本成活
- 术后8天已有足够的血供
- 皮片未能与组织严密接触，或有渗血甚至形成血肿（坏死主要原因）时，则皮片将不生长
- 成活后——痛、触、冷、热觉也相继恢复，约1年后可完全恢复正常
- 毛囊与汗腺暂时退化——1年后重新生长

皮瓣移植（见后）

骨移植（见后）

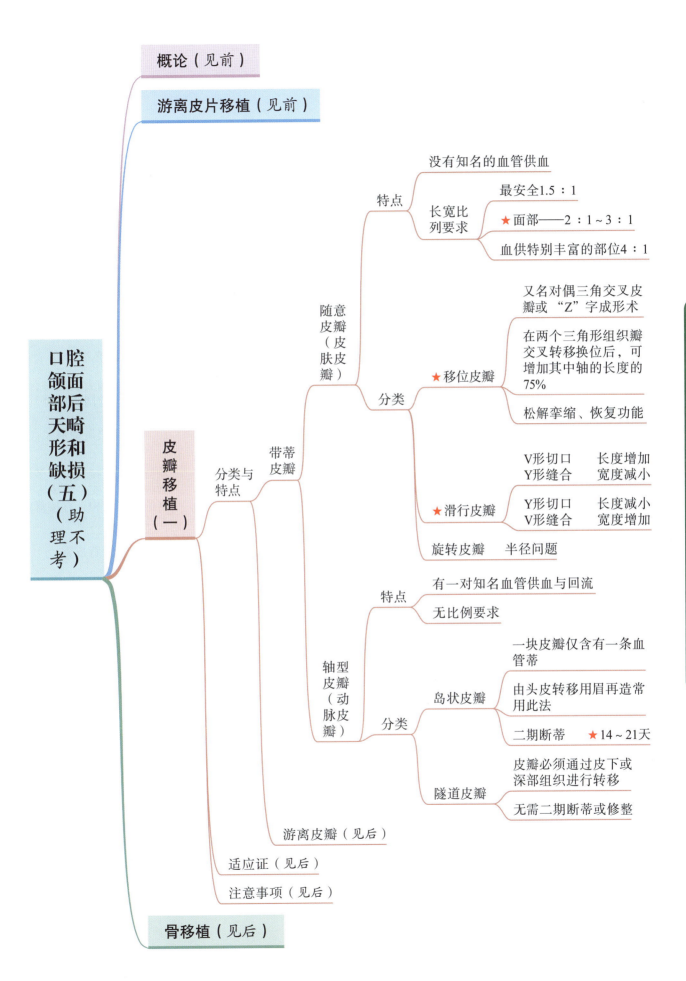

口腔颌面部后天畸形和缺损（六）（助理不考）

- 概论（见前）
- 游离皮片移植（见前）
- 皮瓣移植（二）
  - 分类与特点
    - 带蒂皮瓣（见前）
    - 游离皮瓣
      - 直接皮肤血管皮瓣
        - 营养皮肤的动脉在穿出深筋膜后与皮肤表面平行
        - 常用部位：腹股沟皮瓣、胸三角皮瓣
      - 肌皮血管皮瓣
        - 通过肌组织发出营养支
        - 常用部位：胸大肌皮瓣、背阔肌皮瓣
        - 缺损特别大
      - 动脉干网状血管皮瓣
        - 动脉干上直接发出许多微细的血管支，组成丰富的网状结构，直接营养其所属的皮肤
        - 常用部位：足背皮瓣
        - ★我国创用的前臂皮瓣均属此种类型
      - 肌间隔血管皮瓣
        - 动脉走行于肌间隔内
        - 常用部位：上臂内、外侧皮瓣及小腿外侧皮瓣均属这种类型
  - 适应证（见后）
  - 注意事项（见后）
- 骨移植（见后）

口腔颌面部后天畸形和缺损（七）（助理不考）

- 概论（见前）
- 游离皮片移植（见前）
- 皮瓣移植（三）
  - 分类与特点（见前）
  - 用途
    - 能整复浅表创面或缺损
    - 整复较深层或洞穿性组织缺损
    - 保护重要组织，如大血管、脑组织
  - 适应证
    - 整复面、颊、颈部等处的软组织缺损，包括肿瘤手术后缺损的立即整复
    - 某些颌面部器官的再造，如腭、鼻、眼睑、耳郭等的缺损
    - 封闭或覆盖深部组织（如肌腱、肌、神经、大血管、骨等）或有暴露的创面
    - 整复颊部、鼻部等洞穿性缺损
    - 其他如矫治颈部瘢痕挛缩等
  - 原则：就简不就繁、就快不就慢
    - 能用带蒂皮瓣解决的，切不可滥用游离皮瓣
    - 能用游离皮瓣解决的最好不选择管状皮瓣
  - 注意事项（见后）
- 骨移植（见后）

口腔颌面部后天畸形和缺损（八）（助理不考）

- 概论（见前）
- 游离皮片移植（见前）
- 皮瓣移植（四）
  - 分类与特点（见前）
  - 适应证（见前）
  - 注意事项（一）
    - 带蒂皮瓣及管状皮瓣
      - 术前全方位考虑
      - 皮瓣一般应比缺损处稍大　　以预防代偿挛缩
      - 不可高低不平
      - 不能压迫蒂部
      - 将供皮区创面直接缝合或用中厚断层游离皮片移植，不要有创面暴露引起感染
      - 需断蒂者，一般在术后14~21天（岛状皮瓣）进行
    - 游离皮瓣
      - 严格选择适应证
        - 比带蒂皮瓣技术要求高，难度大
        - 肿瘤术后缺损立即整复，应要求患者全身情况能耐受
      - 术者必须熟练地掌握小血管吻合技术
      - 选择供区时除考虑色泽、质地、厚度与受区近似外，还要尽量避免造成供区的继发畸形或功能障碍
      - 供区的血管口径和受植区的血管口径应尽可能相近
      - 应尽量缩短组织瓣的缺血时间，一般在受区条件准备好后再行断蒂，血管吻合应力争一次成功
      - 应有足够长的血管蒂
        - 移植到口腔颌面部的组织瓣与血管蒂多不在一个平面上
        - 血管蒂的长度应足够，至少应在5 cm以上，有时甚至更长
    - 皮瓣移植时皮肤扩张器的应用
      - 由于组织的扩张，皮瓣转移后的供区可直接缝合，不必植皮
      - 在一定程度上避免了继发性畸形
    - 皮瓣移植的术后观察和处理（见后）
- 骨移植（见后）

口腔颌面部后天畸形和缺损（九）（助理不考）

- 概论（见前）
- 游离皮片移植（见前）
- 皮瓣移植（五）
  - 分类与特点（见前）
  - 适应证（见前）
  - 带蒂皮瓣及管状皮瓣（见前）
  - 游离皮瓣（见前）
  - 皮瓣移植时皮肤扩张器的应用（见前）
  - 注意事项（二）
    - 皮瓣移植的术后观察和处理
      - 处理
        - 游离皮瓣术后要保持室温在25℃左右，以防血管痉挛
        - 术后创口行负压引流者，其负压压力要适当
          - 压力过大可直接压迫静脉回流
          - 压力过小也可因积血、积液而间接压迫静脉
      - 观察
        - 术后72 h内，游离皮瓣最容易发生血管危象
        - 能否抢救成功
          - 对微循环障碍的早期发现
          - 对受损血管的及时探查，切勿延误时机
          - 药物治疗是无效的
          - 观察皮瓣的颜色、温度、充盈状况、针刺出血情况
        - 颜色
          - 术后1~2天内颜色稍显苍白，多属正常现象
          - 皮瓣颜色变暗、紫色——静脉淤血
          - 如为灰白色——动脉缺血
        - 温度
          - 不应低于皮温的3~6℃
          - 保持正常的血液循环
        - 皮纹
          - 表面应有正常的皮纹皱褶
          - 发生血管危象，则皮纹消失，可见皮瓣肿胀
        - 质地
          - 仅有轻度的肿胀
          - 出现皮瓣区域的明显肿胀，质地变硬——血管危象的发生，应予抢救
      - 采用20 MHz脉冲Doppler和植入式激光Doppler进行监测（见后）
      - 试验（见后）
      - 皮肤感觉（见后）
- 骨移植（见后）

口腔颌面部后天畸形和缺损（十）（助理不考）

- **概论**（见前）
- **游离皮片移植**（见前）
- **皮瓣移植（六）**
  - 分类与特点（见前）
  - 适应证（见前）
  - 带蒂皮瓣及管状皮瓣（见前）
  - 游离皮瓣（见前）
  - 皮瓣移植时皮肤扩张器的应用（见前）
  - 注意事项（三）
    - 处理（见前）
    - 观察（见前）
    - 皮瓣移植的术后观察和处理
      - 采用20 MHz脉冲Doppler和植入式激光Doppler进行监测
        - 深部血供
        - 方式
          - 每半小时观察记录1次
          - 6 h后，每1 h观察记录1次
          - 持续5~7天
      - 试验
        - 毛细血管充盈试验
          - 在皮瓣血管危象发生早期或程度较轻时，可表现为轻度的充血或淤血现象
          - 以手指轻压，放开后可见变白的区域再度泛红（暗红）
          - 泛红的过程越快，说明微循环的状况越好
          - 超过5 s：多提示微循环功能很差，抢救成功的可能性较小
        - 针刺出血试验
          - 对一些皮瓣颜色苍白，无法马上判断是否为动脉堵塞所致时，可采用此法
          - 无菌状态下
            - 7号针头
            - 刺入皮瓣深达0.5 cm
          - 见鲜红血液流出，提示动脉血供良好，否则提示动脉危象
      - 皮肤感觉
        - 恢复首先为痛觉，最后是温度觉
        - 感觉未恢复的阶段内要注意防止创伤
          - 烫伤
          - 冻伤
- **骨移植**（见后）

口腔颌面部后天畸形和缺损（十一）（助理不考）

- 概论（见前）
- 游离皮片移植（见前）
- 皮瓣移植（见前）
- 骨移植
  - 指征：下颌骨缺损
  - 骨骼
    - 对侧：第7、8、9肋骨
    - 同侧：髂骨的髂嵴及颅骨
  - 分型
    - 单纯游离骨移植术
      - 禁忌证：受植区有严重的瘢痕，软组织不足或血液循环欠佳
      - 优点：简便易行
      - 缺点：有时塑形较困难，可发生吸收
    - 成形性松质骨移植术：不能用于感染区、瘢痕区或软组织缺少时的植骨
    - 带肌蒂的骨移植术
      - 常用带蒂肌瓣
        - 胸锁乳突肌带锁骨
        - 胸大肌带肋骨
        - 斜方肌带肩胛骨
        - 颞肌带颅骨
      - 缺点：转移方向、骨段长度受限制；仅限于整复下颌骨体部的中小型缺损
    - 血管吻合游离骨移植术
      - 分类
        - 骨髓腔供血的骨移植术：以旋髂深动脉供血的髂骨移植术
        - 骨膜供血的骨移植术：以腓动脉供血的腓骨移植术
      - 优点：可以不中断骨质的血供
      - 临床应用
        - 旋髂深动脉供血的髂骨移植
        - 腓动脉供血的腓骨移植
        - 血管化腓骨移植整复下颌骨缺损（吻合面动脉）

第九章　口腔修复学

- 口腔检查与修复前准备（312）
- 牙体缺损（313-317）
- 牙列缺损（318-330）
- 牙列缺失（331-335）

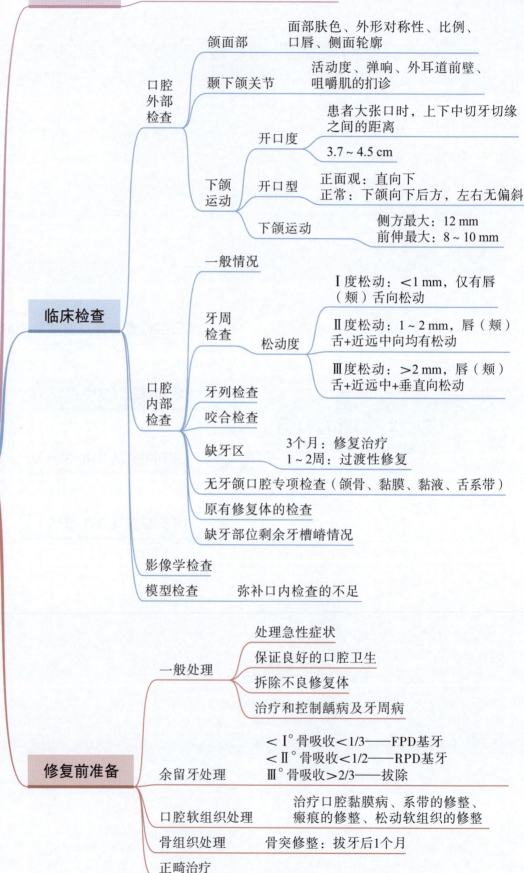

牙体缺损（一）

病因及影响
- 常见病因：龋病
- 其他病因：牙外伤、磨损、楔状缺损、酸蚀症、发育畸形
- 对牙体、牙髓、牙周、咬合等的影响
- 其他影响：影响患者的美观、发音、黏膜、心理状态等

牙体缺损设计原理（一）

修复体应合乎固位形、抗力形的要求
- 增加抗力的措施
  - 避免薄壁弱尖
  - 降低高尖陡坡，修整尖锐的边缘嵴、轴面角
  - 采用辅助增强措施，如钉、桩，或桩核结构
- 增加固位形：可在患牙制备一定的面、洞、沟等几何形状

修复体龈缘设计应合乎牙周组织健康的要求

冠边缘
- 位置
  - 老年人多用龈上——优点：不刺激牙周；缺点：前牙区不美观
  - 龈下——优点：固位，美观；缺点：刺激牙周
  - 齐龈
- 形态
  - 刃状——倾斜牙的倾斜面
  - 斜面——上颌部分冠的唇颊面
  - 凹槽——金属全冠、PFM舌侧
  - 深凹槽——PFM唇颊面、全瓷
  - 肩台——PFM唇颊面、全瓷
  - 带斜坡肩台——后牙烤瓷冠颊面，位于龈上

牙体预备过程中注意保护软硬组织健康
- 保护牙髓：局麻、冷却、间歇、短时、轻压、一次完成、临时冠、75%酒精消毒
- 保护硬组织
  - 牙体预备的要求
    - 去除病变、预防性扩展
    - 开辟修复体空间
    - 固位形、抗力形
    - 磨改对颌牙、邻牙
  - 适当磨除牙体组织
    - 能用部分冠就不用全冠
    - 均匀磨除
    - 聚合角度2°~5°
    - 冠边缘不向龈方过度延伸
    - 严重错位牙先正畸

正确恢复形态和功能（见后）

适应证及注意事项（见后）

牙体预备（见后）

修复体戴入后问题及处理（见后）

牙体缺损（二）

口腔修复学—牙体缺损

- **病因及影响（见前）**

- **牙体缺损设计原理（二）**
  - 修复体应合乎固位形、抗力形的要求（见前）
  - 修复体龈缘设计应合乎牙周组织健康的要求（见前）
  - 牙体预备过程中注意保护软硬组织健康（见前）
  - 正确恢复形态和功能
    - 轴面形态
      - 意义：维持龈张力、食物正常排溢对牙龈的生理刺激、修复体自洁
      - 过大：废用性萎缩
      - 过小：创伤性龈炎
    - 邻接关系
      - 细牙线
      - 正常：勉强通过
      - 过紧：不能通过——牙周膜损伤、疼痛
      - 过松：无阻力通过——食物嵌塞
    - 外展隙和邻间隙
      - 外展隙排溢食物
      - 邻间隙保护牙槽骨，防食物嵌塞
    - 咬合面与咬合关系
      - 与患牙的固位形、抗力形及与邻牙和对颌牙的𬌗面形态相协调
      - 𬌗力方向应接近于牙齿的长轴
      - 𬌗力的大小与牙周支持组织相适应
      - 具有稳定而协调的𬌗关系

- **适应证及注意事项（一）**
  - 全冠
    - 适应证
      - 牙体严重缺损，固位形、抗力形较差者
      - 存在咬合低、邻接不良者
      - 固定义齿的固位体
      - 活动义齿基牙的缺损需要保护、改形者
      - 牙本质敏感严重伴牙体缺损者
      - 后牙隐裂，牙髓活力未见异常者
    - 注意事项
      - 青少年恒牙
      - 牙体过小
      - 严重深覆𬌗、咬合紧

- **牙体预备（见后）**

- **修复体戴入后问题及处理（见后）**

牙体缺损（三）

- 病因及影响（见前）
- 牙体缺损设计原理（见前）
- 适应证及注意事项（二）
  - 桩核冠
    - 适应证
      - 残根，根长可有足够的长度
      - 冠部缺损大，或全冠修复固位不良
      - 错位牙，扭转牙
      - 作为固位体的残根残冠
      - 畸形牙直接预备固位不良者
    - 注意事项
      - 年轻恒牙，根尖发育未完成
      - 根管治疗不完善，根尖病变范围过大、瘘管未闭
      - 牙根过短，根管弯曲
      - 缺损范围过大
  - 部分冠
    - 适应证
      - 至少唇颊舌面有一个完整
      - 唇舌径大
      - 患龋率低
      - 间隙小的三单位固定桥
      - 需要恢复咬合
      - 作为某些倾斜基牙固定桥修复体的固位体
    - 注意事项
      - 不符合适应证者
  - 嵌体
    - 适应证
      - 要求机械性能更好，要求边缘密合更好
      - 需恢复邻接关系对颌的咬合关系
      - 剩余牙体组织有足够的抗力和固位能力
    - 注意事项
      - 青少年恒牙、儿童的乳牙
      - 缺损小而表浅
      - 缺损范围大
  - 贴面
    - 适应证
      - 牙体缺损小、浅
      - 变色牙
      - 形态异常
      - 排列异常
      - 间隙大，中线偏移
    - 注意事项
      - 严重唇向错位、移位
      - 严重深覆𬌗、咬合紧
      - 反𬌗
      - 拥挤不齐，间隙过大，中线过度偏移
- 牙体预备（见后）
- 修复体戴入后问题及处理（见后）

口腔修复学 — 牙体缺损

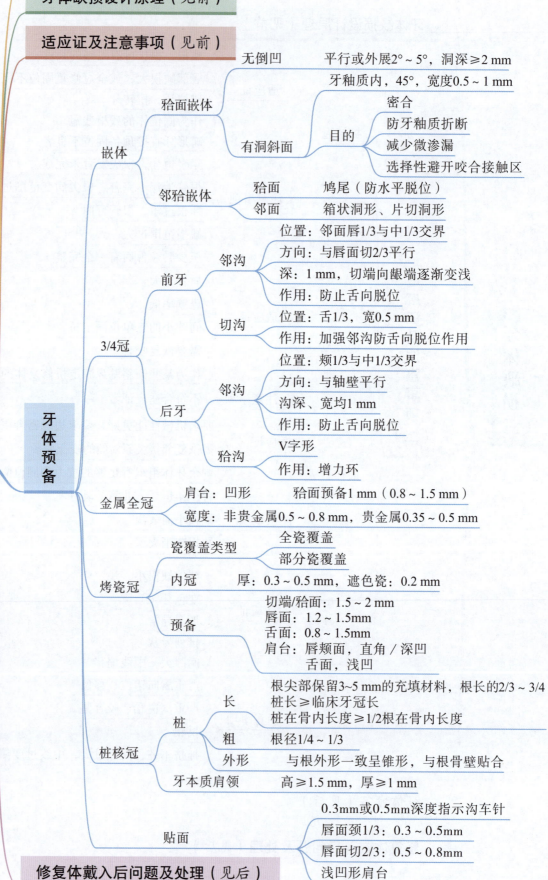

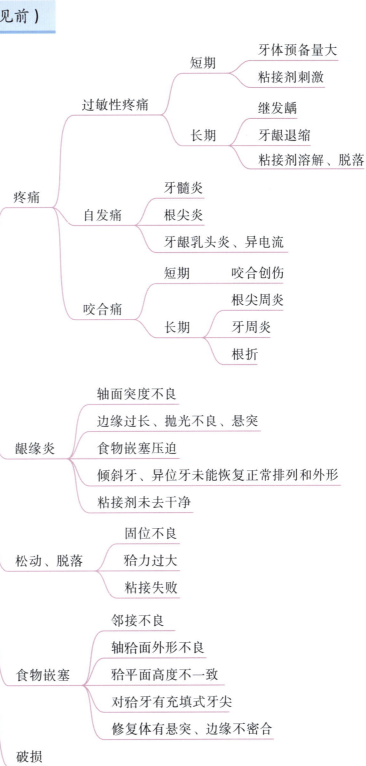

牙列缺损（一）

固定义齿（一）

组成及分类

- 组成：固位体、桥体、连接体

- 分类
  - 常用分类
    - 单端固定桥
      - 又称悬臂固定桥
      - 特点：基牙受杠杆力大
      - 适应证：缺牙间隙小，𬌗力小，基牙好
    - 双端固定桥
      - 又称完全固定桥
      - 特点：
        ①两端基牙受力相等
        ②产生整体运动
        ③𬌗力由固位体传到基牙
      - 适应证：缺牙少，基牙好
    - 半固定桥
      - 又称应力中断式固定桥
      - 特点：
        ①两端基牙受力不相等
        ②固定端>活动端
        ③栓体——桥体；栓道——固位体
      - 适应证：两端基牙无共同就位道，一端基牙条件差
    - 复合固定桥
      - 特点：
        ①至少2颗基牙
        ②至少4个牙单位
        ③各基牙受力不一样
        ④共同就位道难取得
      - 适应证：间隔缺失
  - 特殊分类
    - 种植固定桥
    - 固定-可摘联合桥
      - 特点：可以摘戴的固定义齿
    - 粘接固定桥
      - 优点：磨牙少
      - 固位力：粘接力

- 适应证、禁忌证（见后）
- 基牙选择（见后）
- 设计（见后）

可摘局部义齿（见后）

牙列缺损（二）

固定义齿（二）

- **组成及分类**（见前）

- **适应证、禁忌证**
  - 缺牙数目：少（连续≤2个）
  - 缺牙部位：游离端慎用
  - 基牙的条件
    - 牙冠——与固位有关
    - 牙根——与支持有关
    - 牙髓——理想活髓
    - 牙周——正常或吸收<1/3
    - 位置——直立，倾斜牙要求<30°
  - 咬合：过紧不行
  - 牙槽嵴：正常/后牙卫生桥
  - 年龄：20~60岁
  - 口腔卫生：好
  - 预留牙：患牙治疗或拔除

- **基牙选择**
  - ★名词：牙周潜力（牙周储备力）
  - 方法
    - Ante法则　牙周膜面积排序　上：6、7、3、4、5、1、2
    　　　　　　　　　　　　　　　下：6、7、3、5、4、2、1
    - Nelson法则
  - 基牙条件
    - 牙体情况　不宜：临床冠过短和钙化不良
    - 临床冠根比1:2或2:3，最低1:1
    - 牙根——粗长
    - 牙髓——理想活髓
    - 牙周——吸收<1/3
    - 基牙的位置、方向和咬合<30°

- **设计**（见后）

可摘局部义齿（见后）

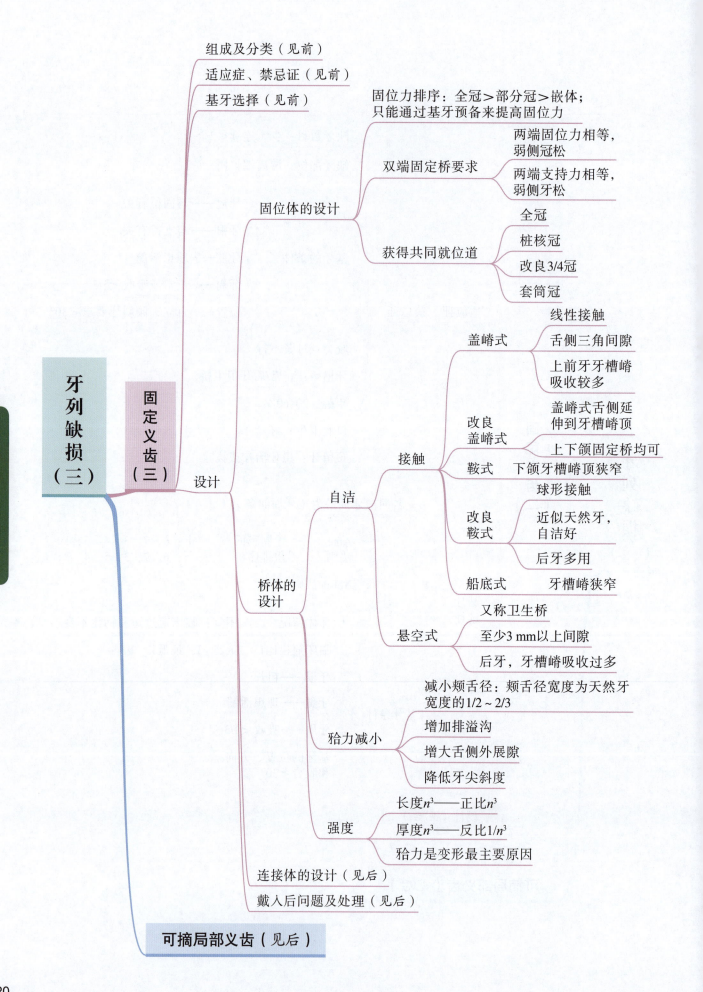

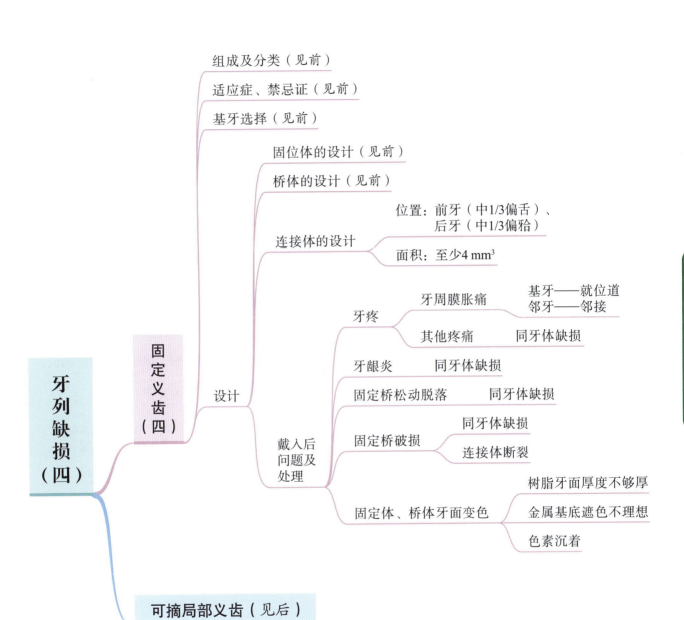

牙列缺损（五）

口腔修复学－牙列缺损

- **固定义齿**（见前）
- **可摘局部义齿（一）**
  - **可摘局部义齿的分类**
    - 按支持形式分类：牙支持式义齿、黏膜支持式义齿、混合支持式义齿
    - 肯氏分类：
      - ①双侧游离端缺牙
      - ②单侧游离端缺牙
      - ③鞍基在一侧，且前后都有基牙
      - ④鞍基位于基牙前部，且越过中线
    - Cummer分类：一斜、二横、三纵、四平面（斜线式、横线式、纵线式、平面式）
  - **可摘局部义齿的模型观测**
    - 模型观测
      - 观测线意义：区分倒凹区和非倒凹区
      - 倒凹深度：导线观测器的分析杆至基牙倒凹区牙面的垂直距离
      - 倒凹坡度：倒凹区牙面与基牙长轴间构成的角度
    - 观测线分类
      - Ⅰ型：基牙向缺隙相反方向倾斜，远缺隙倒凹大，近缺隙倒凹小
        对应卡环——Ⅰ型卡环（三臂卡环）
      - Ⅱ型：基牙向缺隙侧倾斜，近缺隙倒凹大，远缺隙倒凹小
        对应卡环——Ⅱ型卡环（杆形卡环、倒钩卡环）
      - Ⅲ型：基牙向颊舌侧倾斜，倒线位置靠近𬌗面，倒凹普遍且显著
        对应卡环——Ⅲ型卡环（高臂卡环）
    - 就位道确定
      - 选择原则：便于患者摘戴、有利于义齿固位、利于美观、满足固位和稳定
      - 前牙缺失
        - 有倒凹：牙列由前向后就位
        - 无倒凹：从倾斜相反方向就位
      - 后牙缺失
        - 游离
          - 有倒凹：由后向前就位
          - 无倒凹：从倾斜相反方向就位
        - 非游离
          - 后方基牙好：由前向后
          - 后方基牙不好：由后向前
      - 前后缺失　同前牙缺失
      - 一侧牙缺失，另一侧舌侧倒凹大：缺牙侧向有牙侧就位
  - 可摘局部义齿的组成（见后）
  - 可摘局部义齿固位与稳定（见后）
  - 可摘局部义齿临床设计（见后）
  - 可摘局部义齿戴入后问题（见后）

牙列缺损（六）

- 固定义齿（见前）
- 可摘局部义齿（二）
  - 可摘局部义齿的分类（见前）
  - 可摘局部义齿的模型观测（见前）
  - 可摘局部义齿的组成（一）
    - 人工牙
      - 分类
        - 材料：瓷牙、树脂牙、金属𬌗面牙
        - 𬌗面：解剖式牙、半解剖式牙、非解剖式牙
    - 基托
      - 作用：连接，传递分散𬌗力，修复缺损，加强固位和稳定
      - 要求
        - 范围
          - 上颌：两侧——翼上颌切迹；中间——软硬腭交界稍后软腭上。
          - 下颌：盖过磨牙后垫 1/3 ~ 1/2
        - 厚度
          - 塑料：约 2 mm
          - 金属：约 0.5 mm
        - 与天然牙关系
          - 不进入基牙邻面倒凹区
          - 与牙齿接触但无压力
        - 与黏膜关系：密合无压痛
        - 磨光面外形
          - 上下颌前部：形成隐约可见的牙根长度和突度
          - 颊、腭、舌侧后部：形成一凹面
  - 固位体（见后）
  - 连接体（见后）
  - 可摘局部义齿固位与稳定（见后）
  - 可摘局部义齿临床设计（见后）
  - 可摘局部义齿戴入后问题（见后）

牙列缺损（七）

- 固定义齿（见前）
- 可摘局部义齿（三）
  - 可摘局部义齿的分类（见前）
  - 可摘局部义齿的模型观测（见前）
  - 可摘局部义齿的组成（二）
    - 人工牙（见前）
    - 基托（见前）
    - 固位体
      - 圆环形卡环
        - 三臂卡环
          - 组成：由颊、舌两个卡环臂和𬌗支托组成
          - 适应证：应用最为广泛，多用于牙冠外形好，无明显倾斜的基牙
        - 圈形卡环
          - 组成
            - 卡臂尖：上近颊，下近舌
            - 远中𬌗支托：防基牙倾斜
            - 近中颌支托：恢复咬合
            - 辅助臂：非固位臂侧
        - 回力卡环（反回力卡环）
          - 适应证：后牙游离端缺失的末端基牙，基牙为前磨牙或尖牙，牙冠较短或锥形
          - 主要作用：应力中断
            - 原因：远中𬌗支托不与基托直接相连
        - 对半卡环
          - 组成：颊、舌侧两个相对的卡环臂和近、远中𬌗支托
          - 适应证：前后均有缺隙、孤立的前磨牙或磨牙
        - 联合卡环
          - 适应证：
            ①单侧游离缺失，基牙牙冠短而稳固
            ②相邻两牙之间有间隙
          - 作用：防止食物嵌塞
          - 特点：两个卡环共用一个卡环体
        - 延伸卡环（长臂卡环）
          - 适应证：用于松动或外形差的基牙
          - 作用：对松动牙有夹板固定的作用
          - 特点：卡环臂延伸到邻近牙齿的倒凹区
        - 连续卡环
          - 适应证：两个以上松动牙
          - 作用：牙周夹板
        - 倒钩卡环
          - 适应证：倒凹区在支托同侧的下方的基牙上
          - 特点：Ⅱ型卡环
        - 尖牙卡环
          - 适应证：用于尖牙上
          - 特点：近中切支托
      - 𬌗支托（见后）
      - 杠形卡环（见后）
    - 连接体（见后）
  - 可摘局部义齿固位与稳定（见后）
  - 可摘局部义齿临床设计（见后）
  - 可摘局部义齿戴入后问题（见后）

牙列缺损（八）

- 固定义齿（见前）
- 可摘局部义齿（四）
  - 可摘局部义齿的分类（见前）
  - 可摘局部义齿的模型观测（见前）
  - 人工牙（见前）
  - 基托（见前）
  - 可摘局部义齿的组成（三）
    - 固位体
      - 圆环形卡环（见前）
      - 𬌗支托
        - 作用：传递𬌗力，支持，防食物嵌塞，恢复咬合，稳定义齿
        - 位置：最常见于基牙近远中边缘嵴上，咬合关系
          - 上颌—颊沟
          - 下颌—舌沟
        - 铸造的：薄而宽的匙形，呈球凹关系，厚1~1.5 mm，长1/4或1/3，宽1/3或1/2
        - 弯制的：18号，长2 mm，宽1.5 mm，厚1 mm
      - 杆形卡环
        - RPI卡环组
          - 组成
            - 近中𬌗支托
              作用：减少基牙扭力，基托下组织的受力方向接近垂直且较均匀，对抗义齿向远中脱位
            - 远中邻面板
              作用：增加义齿的固位和稳定，减小倒凹，利于美观，防食物嵌塞，对抗卡环臂
            - I杆
              作用：弹性好、推型固位好、美观、患龋率低
          - 基牙条件好，牙槽骨条件不好——远中𬌗支托
          - 基牙条件不好，牙槽骨条件好——近中𬌗支托
        - RPA卡环组
          - 组成：近中𬌗支托、远中邻面板、颊侧圆环形卡环固位臂
          - 适应证：
            ①口腔前庭深度不足，<5mm
            ②基牙颊侧倒凹过大或颊侧龈组织肿大
    - 连接体（见后）
  - 可摘局部义齿固位与稳定（见后）
  - 可摘局部义齿临床设计（见后）
  - 可摘局部义齿戴入后问题（见后）

牙列缺损（九）

- 固定义齿（见前）
- 可摘局部义齿（五）
  - 可摘局部义齿的分类（见前）
  - 可摘局部义齿的模型观测（见前）
  - 可摘局部义齿的组成（四）
    - 人工牙（见前）
    - 基托（见前）
    - 固位体（见前）
    - 连接体
      - 大连接体
        - 作用：连接，传递和分散𬌗力，减小基托面积，增加强度
        - 要求：
          - ①有一定的强度、质地坚硬、不变形、不断裂
          - ②不能妨碍唇、颊、舌的运动
          - ③形态因位置、受力、组织情况不同而不同
          - ④不能进入软组织倒凹区
          - ⑤尽量小巧
        - 腭杆
          - 前腭杆
            - 位置：腭皱襞之后，腭隆突之前，相当于4的位置
            - 距离龈缘：至少6 mm
            - 厚：1 mm，宽：6～8 mm
          - 侧腭杆
            - 位置：连接前、后腭杆，与牙弓平行，距离龈缘4～6 mm
            - 厚：1～1.5 mm，宽：3～3.5 mm
          - 后腭杆
            - 位置：硬区之后，颤动线之前，延伸到第一、第二磨牙之间
            - 厚：1.5～2 mm，宽：3.5 mm
            - 与黏膜接触：肯氏一类——有间隙；肯氏三类——轻接触
        - 腭板
          - 马蹄状腭板
          - 关闭型马蹄状腭板
          - 全腭板
        - 舌杆
          - 位置：下颌舌侧龈缘与舌系带或黏膜皱襞之间
          - 半梨形：上缘薄（1 mm），下缘厚（2 mm），宽3～4 mm
          - 距离龈缘：3～4 mm
          - 与黏膜关系：垂直型——平行接触
            斜坡型——缓冲0.3～0.5 mm
            倒凹型——骨突区充分缓冲
        - 舌板
          - 适应证：
            - ①口底浅，<7 mm
            - ②舌侧倒凹太大或舌系带附着高，舌面间隙不能容纳舌杆
            - ③前牙松，需牙周夹板
            - ④前牙有缺失或缺失倾向
            - ⑤牙石多，倒凹过大
      - 小连接体　连接义齿各部件和大连接体
  - 可摘局部义齿固位与稳定（见后）
  - 可摘局部义齿临床设计（见后）
  - 可摘局部义齿戴入后问题（见后）

牙列缺损（十）

- 固定义齿（见前）
- 可摘局部义齿（六）
  - 可摘局部义齿的分类（见前）
  - 可摘局部义齿的模型观测（见前）
  - 可摘局部义齿的组成（见前）
  - 可摘局部义齿固位与稳定（一）
    - 不稳定
      - 临床表现：翘起、摆动、旋转、下沉
      - 原因
        - 支点或转动轴
        - 作用力与平衡力不协调
      - 解决
        - 消除支点法
        - 力矩平衡法
      - 措施
        - 翘起：制锁、间接固位体
        - 摆动
          - 降低牙尖斜度
          - 单侧游离：对侧放卡环
          - 双侧游离：大连接体连接延伸基托
        - 旋转：减小颊舌径、加宽𬌗支托、制锁
        - 下沉
          - 人工牙减数减径
          - 扩大基托面积
          - 功能印模
          - 保留游离端牙根或植入种植体
    - 分类设计
      - 肯氏一类：混合支持式，减数减径、降低牙尖斜度、扩托、功能印模、设间接固位体，大连接体
      - 肯氏二类：混合支持式，减数减径、降低牙尖斜度、扩托、功能印模、设间接固位体
      - 肯氏三类：设计牙支持 ★修复效果最好的一类
      - 肯氏四类：同一类，但要注意美观
  - 固位（见后）
  - 可摘局部义齿临床设计（见后）
  - 可摘局部义齿戴入后问题（见后）

口腔修复学－牙列缺损

牙列缺损（十一）

- 固定义齿（见前）
- 可摘局部义齿（七）
  - 可摘局部义齿的分类（见前）
  - 可摘局部义齿的模型观测（见前）
  - 可摘局部义齿的组成（见前）
  - 不稳定（见前）
  - 分类设计（见前）
  - 可摘局部义齿固位与稳定（二）
    - 固位
      - 固位力
        - 摩擦力
          - 弹性卡抱力
            - ①脱位力大小和方向
            - ②基牙倒凹深度与坡度
            - ③卡环的弹性
            - ④卡环材料的刚度和弹性限度
          - 制锁摩擦力 —— 制锁角大小
          - 导平面摩擦力 —— 导平面大小及导平面的数量、面积、相互间的平行程度
        - 吸附力、表面张力、大气压力 —— 因素：基托面积及密合
      - 固位力的调节
        - 增减直接固位体的数目（2~4个）
        - 调整基牙的固位型和基牙间的分散程度
        - 调整就位道方向来改变基牙倒凹深度和坡度（均凹、调凹）
        - 卡环臂（调节进入就位道的深度和部位，长度，刚度，弹性限度，制作方法）
        - 调节制锁角大小
        - 调节基托范围
      - 基牙选择
        - 健康或经过治疗
        - 外形好、位置合适
        - 数目：2~4个
        - 位置：靠近缺隙为首选，其他基牙越分散越好
  - 可摘局部义齿临床设计（见后）
  - 可摘局部义齿戴入后问题（见后）

牙列缺损（十二）

固定义齿（见前）

可摘局部义齿（八）

- 可摘局部义齿的分类（见前）
- 可摘局部义齿的模型观测（见前）
- 可摘局部义齿的组成（见前）
- 可摘局部义齿固位与稳定（见前）
- 可摘局部义齿临床设计
  - 模型设计及预备
    - 观测模型
    - 确定义齿就位道　方法：均凹法和调节法
  - 选牙排牙
    - 前牙
      - 主要看美观
      - 少数缺失，参考余留牙或患者意见
      - 多数缺失，排成正常覆𬌗、覆盖，中切牙之间的接触点应与面部中线一致
      - 间隙过大：换大号，远中加牙，倾斜或保留小间隙；间隙过小：减数减径，扭转，倾斜，重叠
    - 后牙
      - 主要看牙槽嵴条件
      - 咬合广泛密切，多数缺失排列同全口
  - 初戴
    - 义齿就位困难原因
      - 卡环过紧、支托移位
      - 基托、人工牙倒凹区
      - 义齿变形
    - 铸造支架及义齿就位困难和翘动的原因
      - 支架变形、设计不当
  - 戴牙须知　忌用热水、酒精
  - 确定颌位关系
    - 用模型余留牙：适用于缺牙少，余留牙对位好且咬合稳定
    - 用蜡𬌗：适用于口内有保持上下颌垂直关系的后牙模型，上咬合不稳定
    - 用𬌗堤：游离缺失≥2/需确定垂直距离/修复区对颌无牙
  - 印模材料
    - 藻酸盐类：最常用，精准度低，吸水膨胀，失水收缩。硅橡胶、聚醚类：精准度高，硬度较大
  - 印模模型
    - 选托盘
      - 长：上盖到上颌结节和颤动线，下盖过磨牙后垫
      - 宽：托盘内外侧距牙弓3~4 mm
      - 高：托盘边缘止于黏膜皱襞2 mm
    - 印模
      - 要求：上下颌𬌗平面与地平面平行
      - 种类：解剖式印模、功能式印模
  - 修复前
    - 检查与准备（同修复前准备）
    - 牙体预备
      - 𬌗支托凹：（同𬌗支托预备要求）
      - 隙卡沟
        - 深：弯制1 mm，铸造1.5 mm
        - 要求：尽量利用天然间隙，不破坏邻接点，U形
- 可摘局部义齿戴入后问题（见后）

牙列缺损（十三）

固定义齿（见前）

可摘局部义齿（九）

- 可摘局部义齿的分类（见前）
- 可摘局部义齿的模型观测（见前）
- 可摘局部义齿的组成（见前）
- 可摘局部义齿固位与稳定（见前）
- 可摘局部义齿临床设计（见前）

可摘局部义齿戴入后问题

- **疼痛**
  - 基牙疼
    - 受力大
    - 龋病，牙周病
  - 软组织疼
    - 局部：边缘长，小瘤，骨突
    - 大面积：受力大，义齿不稳定
- **固位不良**
  - 弹跳（卡臂尖抵住邻牙）
  - 翘动、摆动、上下动
  - 基托与组织不密合
  - 基牙固位形差
  - 排牙位置不当
  - 基托边缘长
- **义齿咀嚼功能差**
  - 咬合不好
  - 牙及牙槽骨支持不足
- **义齿摘戴困难**　卡环紧，进入倒凹区，方法不对
- **美观问题**　选牙或排牙不当
- **咀嚼肌、颞下颌关节不适**　垂直距离过高或过低
- **恶心，唾液多**　基托过长，过厚，不密合
- **咬颊、咬舌**
  - 咬颊　后牙颊侧覆盖小或颊部凹陷
  - 咬舌　下后牙排列偏舌侧或𬌗面过低
- **发音不清**　基托过厚，排牙偏舌侧
- **食物嵌塞**　义齿与组织之间有间隙

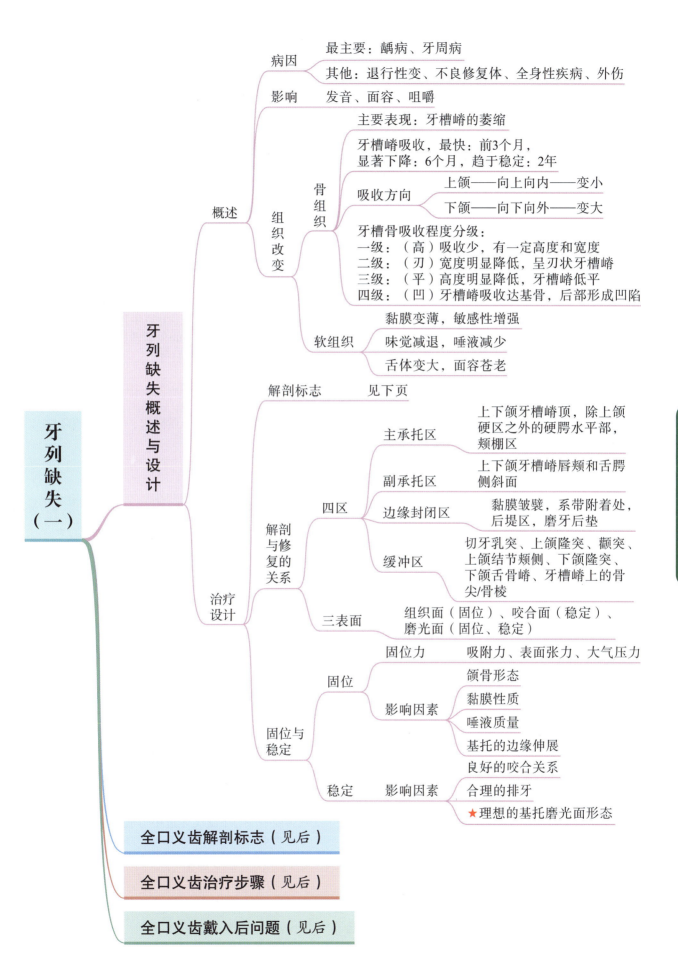

牙列缺失（二）

口腔修复学—牙列缺失

- **牙列缺失概述与设计（见前）**

- **全口义齿解剖标志**
  - 口腔前庭
    - 唇、颊系带：须避让；此处基托呈切迹状
    - 颧突
      - 上颌第一磨牙根部的骨突
      - 基托需缓冲
    - 上颌结节
      - 上颌牙槽嵴两端的圆形骨突
      - 上颌结节处基托需缓冲
    - 颊间隙：上颌结节与颊侧黏膜之间的间隙为颊间隙　　上颌义齿的颊侧翼缘充满颊间隙
    - 颊侧翼缘区：后弓区，牙槽嵴吸收低平时为颊棚区，为主承托区
    - 远中颊角区：基托边缘不能过多伸展
  - 口腔本部
    - ★切牙乳突
      - 上颌重要、稳定的解剖标志
      - 排上颌中切牙的标志：①上颌中切牙唇面位于切牙乳突中点前8~10 mm；②两侧尖牙牙尖连线通过切牙乳突中点或后缘
      - 此处基托需缓冲
    - 腭皱：有辅助发音的功能
    - 上颌硬区
      - 上颌腭侧前部腭中缝两侧的骨质隆起，又称上颌隆突
      - 此处易形成支点，发生翘动
      - 此处基托需缓冲
    - 腭小凹：全口义齿后缘在腭小凹后2 mm处
    - 颤动线
      - 软腭与硬腭交界的部位
      - 前后颤动线之前为后堤区（边缘封闭区）
    - 翼上颌切迹：后缘封闭界限
    - 舌系带：切迹、避让
    - 舌下腺：不能过度伸展
    - 下颌隆突
      - 位于前磨牙舌侧，向舌侧隆起
      - 此处基托需缓冲
    - 下颌舌骨嵴
      - 位于舌侧，磨牙至前磨牙区
      - 此处基托需缓冲
    - 舌侧翼缘区
      - 与下颌全口义齿舌侧基托接触的部位
      - 此处基托充分伸展至下颌舌骨后窝
    - ★磨牙后垫
      - 排后牙标志：①垂直向——高的1/2＝下颌第一磨牙的𬌗平面　②前后向——下颌第二磨牙排在磨牙后垫前缘　③颊舌向——与下颌尖牙近中形成三角形，下后牙所有舌尖在三角形内

- **全口义齿治疗步骤（见后）**

- **全口义齿戴入后问题（见后）**

牙列缺失（三）

牙列缺失概述与设计（见前）

全口义齿解剖标准（见前）

全口义齿治疗步骤（一）

选牙排牙

- **选牙**
  - 前牙美观，大小（唇高线、唇低线）
  - 后牙选择与牙槽嵴状况相适应的𬌗面形态

- **排牙**
  - **原则**
    - 美观原则
      - 弧度与弓形一致
      - 上前牙唇面距切牙乳突中点8～10 mm
      - 上尖牙唇面距腭皱侧面10.5 mm±1 mm
      - 上前牙切缘在上唇下2 mm老年人露的较少
      - 体现个性，参考患者意见
    - 组织保健原则——特殊一点：前牙排成浅覆𬌗、浅覆盖
    - 咀嚼功能原则
  - **方法**
    - 1、3、4颊6近舌
    - 唯5双尖𬌗面得
    - 下3正对2、3缝
    - 后牙各找正中𬌗

平衡𬌗

- **平衡𬌗理论**
  - ★牙尖斜度、定位平面角度、补偿曲线曲度，三者呈负相关
  - 髁导斜度、切导斜度两者呈负相关，与其余任一项呈正相关

- **选磨方法原则**
  - 正中𬌗不平衡
    - 正中早接触，非正中无干扰—调窝
    - 正中早接触，非正中有干扰—调尖
  - 侧方𬌗不平衡
    - 工作侧：上颊尖舌斜面/下舌尖颊斜面
    - 平衡侧：上舌尖颊斜面/下颊尖舌斜面
  - 前伸𬌗不平衡
    - 前牙：上舌下唇
    - 后牙：上远下近
  - **选磨原则**
    - 保持𬌗面形态
    - 单颌调磨
    - 主要磨非功能尖，不破坏垂直距离
    - 少量多次

- 病史采集与口腔检查（略）
- ★颌位关系记录（见后）
- 印模/模型（见后）

全口义齿戴入后问题（见后）

牙列缺失（四）

口腔修复学 — 牙列缺失

- **牙列缺失概述与设计（见前）**
- **全口义齿解剖标准（见前）**
- **全口义齿治疗步骤（二）**
  - 选牙排牙（见前）
  - 病史采集与口腔检查（略）
  - ★颌位关系记录
    - 垂直关系（面下1/3高度）记录
      - 方法
        - 息止颌位法　　最常用
        - 面部垂直距离测量法
        - 面部外形观察法
        - 拔牙前记录　　最可靠
        - 旧义齿记录　　最不准
      - 恢复不正确影响
        - 过大：面下1/3距离大，颏唇沟变浅，肌肉疲劳，黏膜疼痛，息止颌间隙小，咀嚼效率低，说话时出现撞击声
        - 过小：面下1/3距离小，颏唇沟变深，颏部前突，息止颌间隙大，咀嚼效率低，髁突后上移位
    - 水平关系（髁突到关节凹生理后位）记录
      - 方法
        - 哥特式弓描记法
        - 直接咬合法：卷舌后舔法、吞咽咬合法、后牙咬合法、肌肉疲劳法
        - 肌监控仪法
  - 印模/模型
    - 印模要求：二次印模、功能性印模
    - 托盘选择
      - 长：上颌：后缘两侧到翼上颌切迹，腭侧至颤动线后3~4 mm；下颌：盖过磨牙后垫
      - 宽：比牙槽嵴宽2~3 mm
      - 高：离开黏膜皱襞2 mm
    - 模型
      - 边缘宽度：3~5 mm
      - 厚度：至少10 mm
      - 长度：上颌（腭小凹后至少2 mm）；下颌（磨牙后垫自前缘起不少于10 mm）
      - 后堤区：深1~1.5 mm，向前5 mm的范围；后端较深，前端较浅（石膏模型越往前刮除越少）
- **全口义齿戴入后问题（见后）**

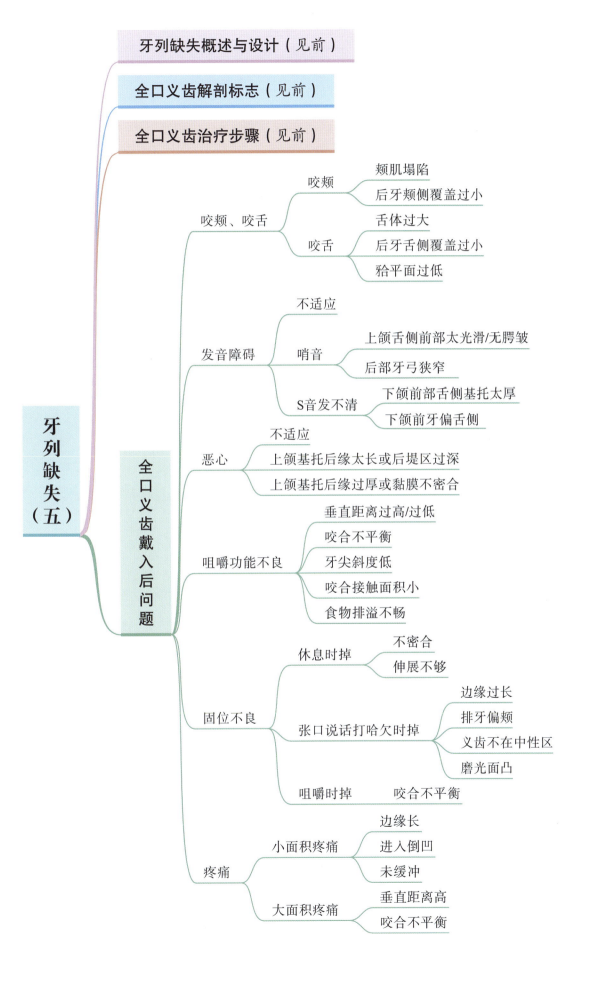

第十章 口腔颌面部影像诊断学

- 医学影像检查技术（338-340）
- 正常X线影像（341-342）
- 典型病变X线影像（343-350）

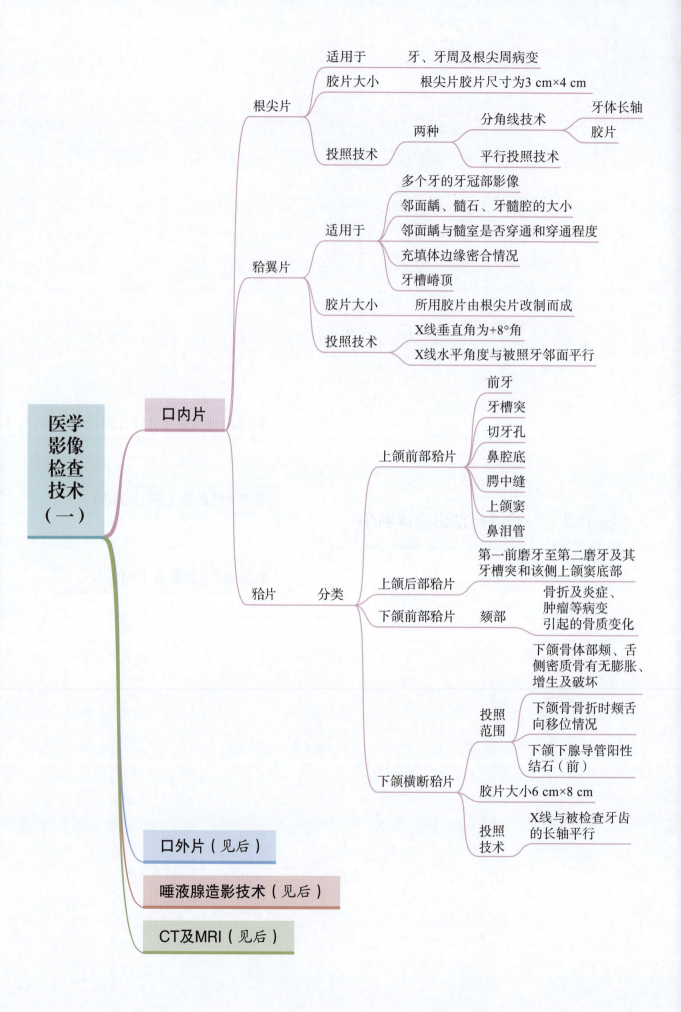

医学影像检查技术（二）

口内片（见前）

口外片

- **华特位片**：又称鼻颏位片，适用于上颌骨肿瘤、炎症及颌面部外伤时
- **颧弓位片**：颧骨及颧弓骨折
- **下颌骨片**
  - 侧斜位片 —— 又称下颌骨侧位片
    - 下颌骨体部
    - 升支
    - 髁突
  - 后前位片 —— 双侧上下颌骨的后前位影像 —— 双侧对比观察升支骨质改变
  - 开口后前位片 —— 对比观察两侧髁突内外径
    - 髁突骨折的移位方向
    - 髁突两侧发育不对称
    - 髁突骨瘤
  - 升支切线位片
    - 下颌升支外侧密质骨膨出、增生及破坏情况
    - 下颌骨边缘性骨髓炎
- **颞下颌关节经颅侧斜位片**
  - 许勒位片=颞下颌关节经颅侧斜位片
  - 显示颞下颌关节外侧1/3侧位影像
  - 用于颞下颌关节紊乱病、颞下颌关节脱位、肿瘤、先天畸形等病变的诊断
- **髁突经咽侧位片**
  - 颞下颌关节紊乱病、髁突器质性改变
  - 髁突高位骨折
  - 髁突肿瘤
- **曲面体层摄影片**
  - 不能用于检查关节间隙
  - 上下颌骨肿瘤、外伤、炎症、畸形及其与周围组织的关系

唾液腺造影技术

- **唾液腺造影术只限于**
  - 腮腺
  - 下颌下腺
- ★**造影剂**
  - 油溶剂——40%碘化油
  - 水溶剂——60%泛影葡胺
  - 双重造影　30%泛影葡胺+无菌空气
- **适应证**
  - 唾液腺慢性炎症
  - 唾液腺良性肥大
  - 唾液腺肿瘤
  - 涎瘘
  - 舍格伦综合征
  - 唾液腺导管阴性结石
  - 确定唾液腺周围组织病变是否累及腺体与导管等
- ★**禁忌证**
  - 碘过敏
  - 唾液腺急性炎症
  - 唾液腺导管阳性结石——推向深部

CT及MRI（见后）

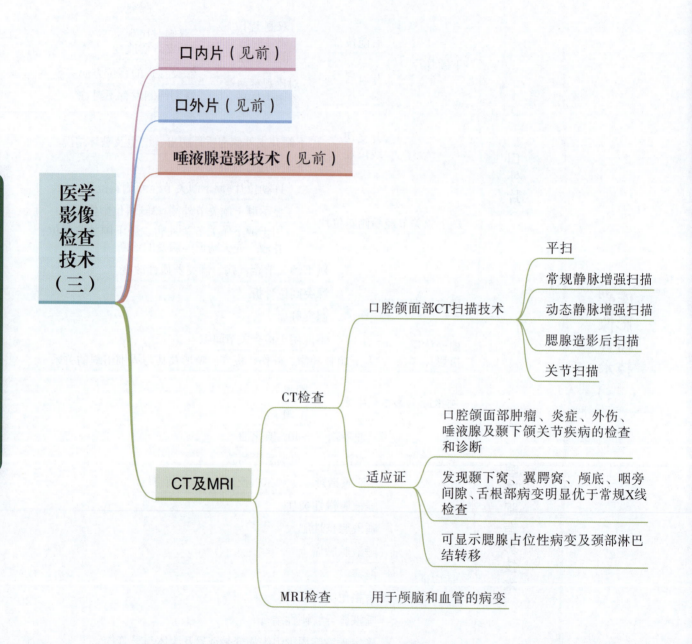

正常 X 线影像（一）

- **牙**
  - 牙釉质
    - 钙化最高和最坚硬的组织
    - X 线片：影像密度最高
  - 牙本质、牙骨质
    - 高密度影像，密度低于牙釉质
    - X 线片：密度与牙本质不易区别
  - 牙髓
    - X 线片：密度低的影像

- **牙周组织**
  - 上牙槽骨——颗粒状
  - 下牙槽骨——骨小梁结构呈网状
  - 骨硬板——连续致密"白线"
  - 牙周膜——包绕牙根之连续低密度影像

- **牙的发育及萌出**
  - 牙胚早期：颌骨内为一边缘清晰的圆形密度低的影像，外围有一致密线条影，为其周围的骨密质边缘

- **颌面骨解剖结构**（见后）

- **颞下颌关节**（见后）

- **唾液腺造影**（助理不考）（见后）

口腔颌面部影像诊断学－正常 X 线影像

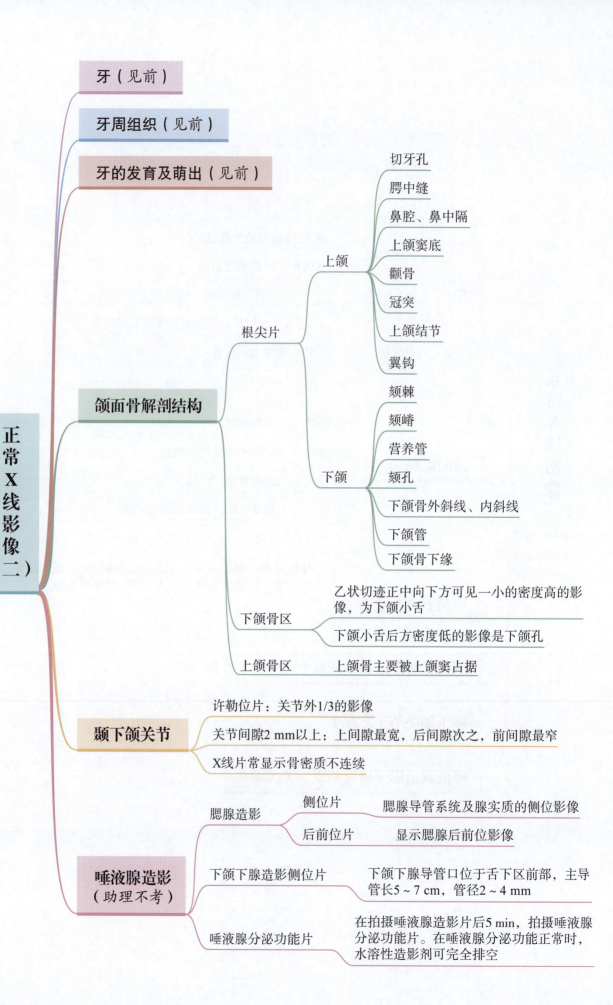

典型病变X线影像（一）

牙体病

- **龋病**　低密度影像
- **牙髓病**
  - 牙髓钙化
    - 局限性者：髓石
    - 弥散性者：髓腔及根管钙化
  - 牙内吸收　髓室壁或根管壁变薄
- **畸形中央尖**
  - 殆面中央窝处有一突出小牙尖
  - 下颌第二前磨牙
- **畸形舌侧尖**
  - 舌面可见致密的高起的小牙尖
  - 上颌中切牙、上颌侧切牙
- **畸形舌侧窝**　在舌侧窝处显示有一透射的纵行裂沟
- **牙中牙**　位于牙齿中央低密度的腔隙中，形似有一小牙被包于牙髓中
- **遗传性乳光牙本质**
  - 牙冠严重磨损，变短小，邻牙间隙增大
  - 牙本质在髓腔侧的异常形成，致使髓室和根管部分或全部闭塞，牙根短而尖细
  - 牙釉质牙本质界为"直线型"
- **牙釉质发育不全**　X线片上显示牙冠部密度减低
- **额外牙**　X线片可确定额外牙的数目、位置、形态及与邻牙的关系
- **先天缺牙**　可以是任何一个牙的缺失
- **阻生牙**　X线片可确定阻生牙的位置、阻生方向、牙根数目和形态及其与邻牙的关系
- **牙外伤**
  - 牙脱位
    - 完全脱位：牙槽窝空虚
    - 不完全脱位：殆向脱位，显示牙周膜间隙增宽
    - 嵌入性脱位：牙周膜间隙变窄或消失
  - 牙折　线状透射影
- **牙根折裂**　早期表现为根管影像局部或全部增宽；晚期可见沿牙根中轴从牙颈部折断并常发生移位

其他

- 根尖周病（见后）
- 牙周炎（见后）
- 颌骨骨髓炎（见后）
- 颌骨骨折（见后）
- 颞下颌关节病变（见后）
- 颌骨囊肿（见后）
- 颌骨骨纤维异常增殖症（助理不考）（见后）
- 颌骨良性肿瘤（见后）
- 颌面部恶性肿瘤（助理不考）（见后）
- 涎石病（见后）
- 唾液腺炎（见后）
- 舍格伦综合征（助理不考）（见后）

典型病变X线影像（二）

- **牙体病**（见前）

- **根尖周病**
  - 慢性根尖周炎
    - 根尖周脓肿
      - 急性期：无骨质破坏
      - 慢性期：云雾状
    - 根尖周肉芽肿：病变直径不超过1 cm，界清
    - 根尖周囊肿：界清，低密度影周边骨白线
  - 致密性骨炎
    - 骨质密度增高
    - 骨髓腔变窄甚至消失，与正常组织无明显分界
  - 牙骨质增生
    - 增生的牙骨质沿牙根不断沉积，使患牙的牙根变粗大
    - 根尖呈球形增生
  - 牙骨质结构不良=假性牙骨质瘤
    - 早期病变
      - 低密度透射区
      - 单个牙病变与慢性根尖周炎相似，但患牙活力存在
    - 第二期病变：高密度的点状或小片状钙化影
    - 第三期病变：根尖区呈团状、体积增大的钙化影像

- **牙周炎**
  - 常用影像：根尖片、曲面体层片和𬌗翼片
  - X线表现
    - 牙槽骨水平吸收：表现为牙槽突高度的减低
    - 牙槽骨垂直吸收：牙槽骨沿牙长轴方向破坏，牙槽壁吸收，骨硬板消失
    - 牙槽骨混合吸收：牙槽突广泛水平吸收，同时伴有个别或多数牙槽突的垂直吸收
  - 牙槽骨吸收程度
    - 分为轻度、中度和重度
    - 牙槽嵴高度以被测牙邻面的牙釉质牙骨质界为参考标准
    - X线片上以牙颈下1 mm为标记

- 颌骨骨髓炎（见后）
- 颌骨骨折（见后）
- 颞下颌关节病变（见后）
- 颌骨囊肿（见后）
- 颌骨骨纤维异常增殖症（助理不考）（见后）
- 颌骨良性肿瘤（见后）
- 颌面部恶性肿瘤（助理不考）（见后）
- 涎石病（见后）
- 唾液腺炎（见后）
- 舍格伦综合征（助理不考）（见后）

典型病变 X 线影像（三）

- 牙体病（见前）
- 根尖周病（见前）
- 牙周炎（见前）
- 颌骨骨髓炎
  - 牙源性中央性颌骨骨髓炎
    - 急性骨髓炎早期，无影像学改变
    - 骨质破坏期
      - 以病源牙为中心的单发或多发密度减低区
      - 大小不等，边界模糊不清
    - 病变局限期
      - 死骨形成
      - 可有骨膜反应
    - 修复期：表现为骨小梁变粗、数目增多，排列与正常骨纹理不同，呈较致密影像
  - 牙源性边缘性颌骨骨髓炎
    - X线
      - 下颌升支侧位片：升支外侧密质骨无明显破坏
      - 曲面体层片
      - 升支切线位片：密质骨外有骨质增生，增生的骨质边缘较整齐
      - 下颌横断咬合片
    - 无死骨形成
  - 婴幼儿颌骨骨髓炎
    - 病变早期X线表现无异常
    - 晚期病变颌骨广泛破坏
    - 表现为不规则骨质破坏、死骨形成
    - 有牙齿移位、缺失
  - 牙源性上颌窦炎
    - X线
      - 牙根尖片
      - 华特位片
        - 患侧上颌窦密度弥漫性增高或气腔明显缩小
        - 周围可见肥厚的黏膜影像
        - 窦壁骨质无破坏
  - 颌骨放射性骨坏死
    - 早期：骨质呈弥漫性疏松，不规则破坏，边界不清楚
    - 可见大小不等、形态不一的死骨，且不易分离
    - 较大的死骨形成，可致病理性骨折
    - 放射线照射后的骨膜活力明显降低，因而很少发生骨膜成骨
  - Garré骨髓炎：骨膜新骨形成，呈葱皮样改变
- 颌骨骨折（见后）
- 颞下颌关节病变（见后）
- 颌骨囊肿（见后）
- 颌骨骨纤维异常增殖症（助理不考）（见后）
- 颌骨良性肿瘤（见后）
- 颌面部恶性肿瘤（助理不考）（见后）
- 涎石病（见后）
- 唾液腺炎（见后）
- 舍格伦综合征（助理不考）（见后）

典型病变 X 线影像（四）

- 牙体病（见前）
- 根尖周病（见前）
- 牙周炎（见前）
- 颌骨骨髓炎（见前）
- 颌骨骨折
  - 骨折的基本 X 线表现
    - 骨折线为线状或锯齿状透射影，贯穿密质骨和松质骨
    - 异常致密线
    - 游离碎骨片
    - 压缩变形
    - 骨缝分离
  - 牙槽突骨折：骨折线为不规则、不整齐的低密度线条状影像
  - 下颌骨骨折
    - X线
      - 曲面体层片
      - 下颌骨侧斜位片
      - 下颌开口后前位片
      - CT
    - 好发部位
      - 颏部
      - 颏孔区
      - 下颌角
      - 髁突
  - 上颌骨骨折（X线检查首选华特位片）
    - Le Fort Ⅰ型：经牙槽突基底部，向后至上颌结节呈水平状延伸至翼突 —— 低、水平
    - Le Fort Ⅱ型：眶底　锥形　中
    - Le Fort Ⅲ型：眶部　高、颅面分离
  - 颧骨、颧弓骨折
    - 颧骨骨折：华特位片（首选）
    - 颧弓骨折：颧弓位片
      - 以颧弓中段多见
      - 如为三线骨折，则在骨折线处呈"M"形
- 颞下颌关节病变（见后）
- 颌骨囊肿（见后）
- 颌骨骨纤维异常增殖症（助理不考）（见后）
- 颌骨良性肿瘤（见后）
- 颌面部恶性肿瘤（助理不考）（见后）
- 涎石病（见后）
- 唾液腺炎（见后）
- 舍格伦综合征（助理不考）（见后）

典型病变X线影像（五）

- 牙体病（见前）
- 根尖周病（见前）
- 牙周炎（见前）
- 颌骨骨髓炎（见前）
- 颌骨骨折（见前）
- 颞下颌关节病变
  - 颞下颌关节紊乱病
    - 关节间隙改变
      - 许勒位片、关节侧位体层片或锥形束CT片
      - 关节间隙改变
    - 髁突运动度改变
      - 可同时拍双关节许勒位闭口及开口位片进行观察
    - 两侧关节形态发育不对称
    - 骨质改变
    - 关节盘及其他软组织改变
      - 主要根据关节造影及磁共振检查进行诊断
      - 上、下腔交通：将造影剂注入上腔或下腔时，关节上、下腔同时显影
      - 关节盘移位
        - 可复性盘前移位
          - 关节盘后带位于髁突横嵴的前面
          - 在开口位片上显示正常的造影图像
        - 不可复性盘前移位
          - 关节盘明显移位于髁突前斜面的前方
          - 在开口位片上关节盘仍位于髁突的前方
          - 常可见关节盘变形，类似一肿块压迫造影剂的影像
      - 关节盘附着松弛：颞前或颞后、下颌前或下颌后附着延伸变长
      - 关节囊撕裂：造影剂自关节囊后部溢出并向下流注
    - 鉴别诊断：有时需与类风湿关节炎、创伤性关节炎、化脓性关节炎、髁突骨瘤及骨软骨瘤等进行鉴别
  - 颞下颌关节强直
    - 纤维性强直：关节间隙模糊不清且密度增高
    - 骨性强直：关节正常骨结构形态完全消失，而由一个致密的团块（球形或T形）所代替
- 颌骨囊肿（见后）
- 颌骨骨纤维异常增殖症（助理不考）（见后）
- 颌骨良性肿瘤（见后）
- 颌面部恶性肿瘤（助理不考）（见后）
- 涎石病（见后）
- 唾液腺炎（见后）
- 舍格伦综合征（助理不考）（见后）

典型病变 X 线影像（六）

口腔颌面部影像诊断学-典型病变 X 线影像

- 牙体病（见前）
- 根尖周病（见前）
- 牙周炎（见前）
- 颌骨骨髓炎（见前）
- 颌骨骨折（见前）
- 颞下颌关节病变（见前）
- 颌骨囊肿
  - 残余囊肿
    - 在拔牙后的牙槽窝下方颌骨内出现圆形囊性密度减低影像
    - 残余肉芽形成
  - 含牙囊肿
    - 颌骨中边缘光滑的类似圆形透射影，囊腔内可含有发育不同阶段的牙，牙冠朝向囊腔
    - 囊壁通常连于牙颈部（牙釉质牙骨质界）
    - 单房多见
  - 面裂囊肿
    - 鼻腭管囊肿：位于颌骨中线，上颌左、右中切牙牙根之间或后方，多呈心形或圆形低密度透射影
    - 球上颌囊肿：发生于上颌侧切牙与尖牙之间
    - 正中囊肿：X 线表现为上颌或下颌中线区有囊状低密度影，与牙无关
- 颌骨骨纤维异常增殖症（助理不考）
  - 透射性改变
    - 又称囊样型
    - X 线：单囊或多囊性密度减低病变，边界不是很清楚，可有或无硬化边缘
  - 阻射性改变
    - 包括"橘皮"样型、毛玻璃型及硬化型
    - 病变密度高于正常且均匀一致，逐渐移行至正常骨
  - 透射及阻射混合性改变
    - 沿颌骨外形膨大
    - 当病变累及牙周组织时，常使牙周骨硬板影像模糊或消失，但牙周膜间隙一般仍均匀存在
- 颌骨良性肿瘤（见后）
- 颌面部恶性肿瘤（助理不考）（见后）
- 涎石病（见后）
- 唾液腺炎（见后）
- 舍格伦综合征（助理不考）（见后）

典型病变X线影像（七）

- 牙体病（见前）
- 根尖周病（见前）
- 牙周炎（见前）
- 颌骨骨髓炎（见前）
- 颌骨骨折（见前）
- 颞下颌关节病变（见前）
- 颌骨囊肿（见前）
- 颌骨骨纤维异常增殖症（助理不考）（见前）
- 颌骨良性肿瘤
  - 成釉细胞瘤
    - X线表现
      - 多房型
        - 被侵蚀呈锯齿状或截断状
        - 肿瘤部分边缘增生硬化
        - 肿瘤可向牙根之间的牙槽骨生长或突入其间
      - 蜂窝型：呈基本相同的小分房，房隔粗糙
      - 单房型：呈单房状密度减低影像
      - 局部恶性征型：颌骨膨胀不明显，牙槽侧密质骨消失
    - 共同特征
      - 颌骨膨隆，以向唇颊侧为主
      - 牙根吸收呈锯齿状
      - 肿瘤边缘可有增生硬化
      - 肿瘤侵入牙槽侧，造成牙根之间的牙槽骨浸润及骨硬板消失
      - 瘤内罕见钙化
      - 瘤内可含牙
    - 鉴别诊断
      - 牙源性腺样瘤
        - X线表现为单囊低密度影，边缘光滑
        - 病变内有未萌出牙，以尖牙多见
        - 瘤内可见数量不等的粟粒状钙化
      - 牙源性钙化囊性瘤
        - 表现为边界清楚的单房透射影
        - 肿瘤内可见大小不等的钙化点或钙化团块
      - 牙源性黏液瘤
        - 表现为多房密度减低区
        - 分房形态各异，以网格状多见
        - 房隔细而不规则
  - 骨化纤维瘤
    - 多为高低密度混合影
    - 病变中有不同程度钙化或骨化影
    - 点状或斑片状
- 颌面部恶性肿瘤（助理不考）（见后）
- 涎石病（见后）
- 唾液腺炎（见后）
- 舍格伦综合征（助理不考）（见后）

典型病变X线影像（八）

- 牙体病（见前）
- 根尖周病（见前）
- 牙周炎（见前）
- 颌骨骨髓炎（见前）
- 颌骨骨折（见前）
- 颞下颌关节病变（见前）
- 颌骨囊肿（见前）
- 颌骨骨纤维异常增殖症（助理不考）（见前）
- 颌骨良性肿瘤（见前）
- 颌面部恶性肿瘤（助理不考）
  - 牙龈癌 — X线表现 — 牙槽突破坏吸收
  - 原发性骨内鳞状细胞癌
    - X线表现为颌骨内虫蚀状骨质破坏区
    - 病变向牙槽侧扩展时可使牙周骨质破坏
    - 牙齿浮立于软组织中
  - 骨肉瘤
    - 骨质结构改变
    - 瘤骨形成 — 是成骨骨肉瘤的重要标志之一
      - 斑片状 — 可见于肿瘤中心区或颌骨周围的软组织区
      - 日光放射状 — 一般由肿瘤中心向外伸展，长短粗细不齐
    - 骨膜反应 — 可为层状和袖口状，非恶性肿瘤所特有
    - 软组织肿块形成
- 涎石病
  - 下颌下腺导管前段涎石 — 用下颌横断咬合片检查
  - 涎石在导管后段或腺体内者 — 用下颌下腺侧位片检查
- 唾液腺炎
  - 慢性复发性腮腺炎 — 末梢导管呈点状、球状、腔状扩张；排空功能迟缓
  - 慢性阻塞性唾液腺炎 — 主导管呈腊肠状，病变晚期也可有末梢导管点状扩张征象
- 舍格伦综合征（助理不考）
  - 腺体形态正常，排空功能迟缓
  - 唾液腺末梢导管扩张 — 典型表现
    - 主导管多无改变
    - 腺体内分支导管数目减少、变细
    - 末梢导管不同程度扩张
    - 主导管变粗呈腊肠状，有的边缘不整齐，呈羽毛状、花边样、葱皮状
  - 向心性萎缩 — 在造影片上仅见主导管及某些分支导管，周缘腺体组织不显影
  - 肿瘤样改变 — 腺体内出现占位性病变改变，邻近的导管移位，似良性肿瘤改变

口腔颌面部影像诊断学—典型病变X线影像

350

第十一章 生物化学

- 蛋白质的结构与功能（352）
- 核酸的结构与功能（353）
- 生物氧化（354）
- 糖代谢（354）
- 酶（354）
- 脂质代谢（355）
- 氨基酸代谢（助理不考）（355）
- 核苷酸代谢（助理不考）（355）
- 遗传信息的传递（助理不考）（355）
- 细胞信号转导（助理不考）（356）
- 基因表达调控（助理不考）（356）
- 蛋白质生物合成（助理不考）（356）
- 重组DNA技术（助理不考）（357）
- 癌基因与抑癌基因（助理不考）（357）
- 血液生化（助理不考）（357）
- 肝生化（357）
- 维生素（358）
- 矿物质（358）

蛋白质的结构与功能

- **蛋白质的基本结构单位：氨基酸**

- **氨基酸的分类**
  - 非极性脂肪族氨基酸：甘氨酸、丙氨酸、缬氨酸、亮氨酸、异亮氨酸及脯氨酸
  - 极性中性氨基酸：丝氨酸、苏氨酸、半胱氨酸、甲硫氨酸、天冬酰胺、谷氨酰胺
  - 含芳香环氨基酸：苯丙氨酸、酪氨酸及色氨酸
  - 酸性氨基酸：天冬氨酸、谷氨酸
  - 碱性氨基酸：精氨酸、赖氨酸及组氨酸

- **蛋白质的结构**
  - 一级结构：化学键是肽键
  - 二、三、四级结构：化学键是氢键

- **蛋白质的理化性质**
  - 蛋白质的变性：空间构象被破坏
  - 蛋白质变性特点：生物活性丧失、溶解度降低、黏度增加等

- **蛋白质的生理功能及营养作用**
  - 营养必需氨基酸：赖氨酸、色氨酸、苯丙氨酸、甲硫氨酸、苏氨酸、亮氨酸、异亮氨酸、缬氨酸、组氨酸

生物化学

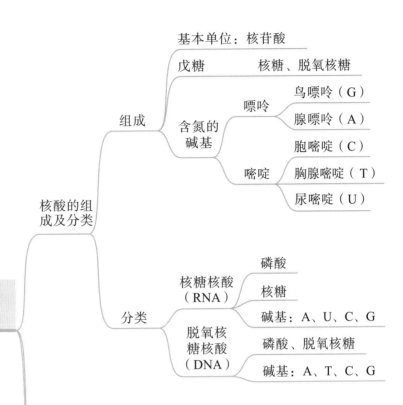

生物氧化

- 氧化磷酸化 — 两类呼吸链
  - NADH氧化呼吸链
  - FADH$_2$氧化呼吸链

糖代谢

- **糖的分解代谢**
  - 糖酵解（无氧氧化）
    - 反应部位：胞质
    - 关键酶：己糖激酶、磷酸果糖激酶-1、丙酮酸激酶
  - 糖的有氧氧化
    - 反应部位：胞质及线粒体
    - 三羧酸循环
      - 部位：线粒体
      - 关键酶：柠檬酸合酶、α-酮戊二酸脱氢酶、异柠檬酸脱氢酶
- **糖原的合成与分解**
  - 糖原合成的限速酶：糖原合酶
  - 肝糖原分解的关键酶：磷酸化酶
- **糖异生**
  - 关键酶：丙酮酸羧化酶、磷酸烯醇式丙酮酸羧激酶、果糖二磷酸酶、葡萄糖-6-磷酸酶
  - 原料：乳酸、甘油、丙酮酸及生糖氨基酸等
- **磷酸戊糖途径**
  - 葡萄糖生成磷酸戊糖及NADPH
  - 关键酶：葡糖-6-磷酸脱氢酶

酶

- **酶的分子组成**
  - 单纯酶：单纯蛋白质
  - 结合酶
    - 酶蛋白：决定反应特异性
    - 辅助因子
      - 辅酶：与酶蛋白结合疏松
      - 辅基：与酶蛋白结合紧密
- 酶促反应的特点：高效、专一、可调、不稳定

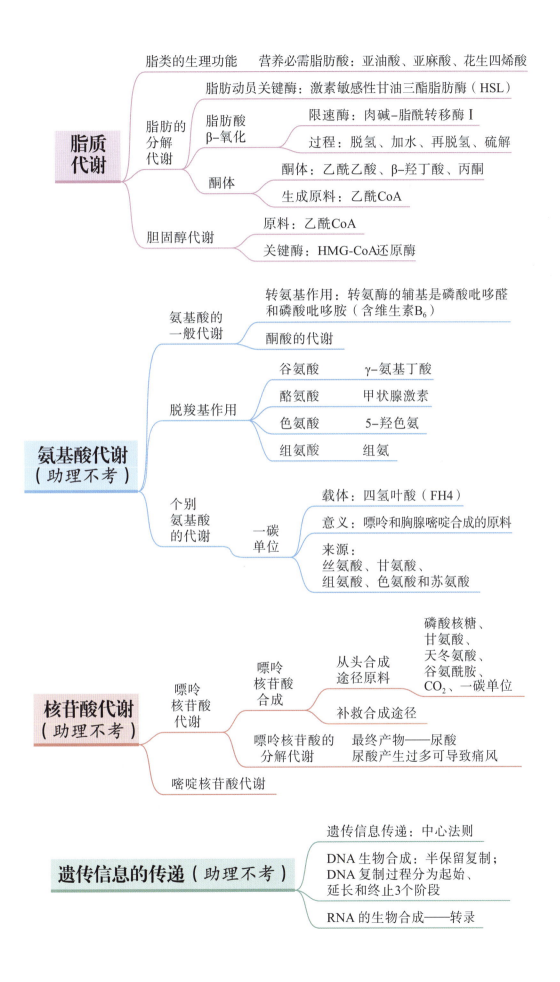

细胞信号转导（助理不考）

- 受体和信号转导分子
  - 信号分子
  - 受体的分类和作用特点
    - 分类：膜受体、胞内受体
    - 作用特点：高度专一性、高度亲和力、可饱和性、可逆性、特定的作用模式
  - 蛋白激酶和蛋白磷酸酶
  - G蛋白
- 膜受体介导的信号转导机制
  - 蛋白激酶A通路
  - 蛋白激酶C通路
  - 酪氨酸蛋白激酶通路

基因表达调控（助理不考）

- 基因表达的时空性：时间特异性+空间特异性
- 基因的组成性表达、诱导与阻遏
  - 管家基因（持续表达的基因）
  - ★ 组成式的表达、诱导与阻遏的表达
- 基因表达的多级调控：遗传信息水平、转录水平（起始阶段是调控点）、翻译水平
- 基因表达调控的基本原理
  - 原核基因表达调控（乳糖操纵子）
  - 真核基因表达调控（顺式作用元件与反式作用因子）

蛋白质生物合成（助理不考）

- 概述
  - 蛋白质生物合成体系
    - 原料：20种氨基酸
    - 模板：mRNA
    - 场所：核糖体
    - "搬运工具"：tRNA
  - 遗传密码
    - 起始密码子：AUG
    - 终止密码子：UAA、UAG、UGA
    - 遗传密码的特点：方向性、连续性、简并性、通用性、摆动性
- 基本过程：氨基酸的活化、肽链合成的起始、肽链的延长、肽链合成的终止

重组DNA技术（助理不考）

- **概念**：重组DNA技术又称分子克隆；自然界基因转移和重组是指细菌的基因转移
- **基本原理**：目的DNA分离获取→载体选择与构建→外源基因与载体连接→重组DNA转入宿主细胞→重组体筛选与鉴定→克隆基因的表达

癌基因与抑癌基因（助理不考）

- 抑癌基因种类：TP53、RB、TP16、APC、DCC
- 基因特点：
  RB基因是最早发现的抑癌基因；
  TP53基因是目前与人类肿瘤相关性最高的基因

血液生化（助理不考）

- **血液的化学成分**：水和无机盐、血浆蛋白质、非蛋白质含氮物质、不含氮的有机化合物
- **血浆蛋白质**：清蛋白（白蛋白）、α_1-球蛋白、α_2-球蛋白、β-球蛋白、γ-球蛋白
- **红细胞的代谢**：
  - 红细胞代谢的主要成分是血红蛋白；血红蛋白是由球蛋白和血红素构成的
  - 糖酵解是红细胞获得能量的唯一途径
  - 血红素
    - 合成部位：骨髓的幼红细胞和网织红细胞
    - 合成原料：琥珀酰辅酶A、甘氨基、Fe^{2+}

肝生化

- **生物转化类型**：
  - 第一相反应：氧化、还原和水解
  - 第二相反应：结合反应（葡萄糖醛酸结合反应、硫酸结合反应）
- **胆汁酸代谢**：促进脂质消化与吸收；维持胆固醇的溶解以抑制析出；参与生化调节
- **胆色素代谢**：胆红素在肠道内转化为胆红素和胆素；肝肠循环小部分生成尿胆素原

生物化学

- **维生素**
  - 脂溶性维生素：维生素A、维生素D、维生素E、维生素K（促进肝合成凝血酶原及凝血因子Ⅶ、Ⅸ、Ⅹ）
  - 水溶性维生素B_1、维生素B_2、维生素B_6、维生素B_{12}、叶酸、维生素PP、维生素C等

- **矿物质**
  - 钙
    - 儿童长期摄钙不足，可引起生长迟缓、骨骼变形，发生佝偻病
    - 成年人，易发生骨质疏松症
  - 磷
    - 无机磷酸盐组成体内重要的缓冲体系，参与体内酸碱平衡的调节
  - 氟
    - 氟摄入过少，可引起龋齿、牙釉质形成和骨矿化减少
    - 氟摄入过多，有毒性作用；造成氟斑牙和氟骨症

第十二章 药理学

- 药物代谢动力学（360）
- 药物效应动力学（360）
- 胆碱受体激动药（360）
- 抗胆碱酯酶药和胆碱酯酶复活药（360）
- M胆碱受体拮抗药（360）
- 肾上腺素受体激动药（361）
- 肾上腺素受体拮抗药（361）
- 局部麻醉药（361）
- 镇静催眠药物（361）
- 抗癫痫药和抗惊厥药（361）
- 治疗中枢神经系统退行性疾病药（362）
- 抗精神失常药（362）
- 镇痛药（362）
- 解热镇痛抗炎药（362）
- 钙拮抗药（362）
- 抗心律失常药（362）
- 治疗充血性心力衰竭的药物（363）
- 抗心绞痛药（363）
- 作用于消化系统的药物（364）
- 肾上腺皮质激素类药物（364）
- 甲状腺激素及抗甲状腺药物（助理不考）（364）
- 胰岛素及口服降血糖药（364）
- 抗微生物药（364）
- 抗恶性肿瘤药（365）
- 作用于呼吸系统的药物（365）
- 组胺受体阻断药（365）
- 作用于血液及造血器官的药物（365）
- 利尿药与脱水药（365）
- 抗高血压药（365）
- 调血脂药与抗动脉粥样硬化药（366）
- 子宫平滑肌兴奋药（366）

药理学

药物代谢动力学
- 吸收
- 药物消除动力学
  - 首关消除
  - 一级：恒比消除
  - 零级：恒量消除

药物效应动力学
- 药物剂量与效应关系（助理不考）
  - 治疗指数：LD_{50}/ED_{50}
- 药物与受体
  - 激动药：有亲和性与内在活性
  - 拮抗药：有亲和性，无内在活性

胆碱受体激动药
- 毛果芸香碱：缩瞳、降压、调痉挛

抗胆碱酯酶药和胆碱酯酶复活药
- 抗胆碱酯酶药
  - 重症肌无力首选新期的明
  - 易逆性抗胆碱酯酶药——新斯的明
  - 难逆性抗胆碱酯酶药——有机磷酸酯类
- 胆碱酯酶复活药
  - 氯解磷定：恢复 AChE 活性

M胆碱受体拮抗药
- 阿托品：扩瞳、升压、调麻痹
- 有机磷农药中毒首选阿托品

肾上腺素受体激动药

- α受体激动药：去甲肾上腺素（收血管、升血压）
- β受体激动药：异丙肾上腺素（治疗二度、三度房室传导阻滞，哮喘）
- α、β受体激动药：肾上腺素（治疗心搏骤停、过敏性休克）
- α、β受体激动+DA受体激动药：多巴胺（用于肾衰竭伴休克）

肾上腺素受体拮抗药

- α受体拮抗药：酚妥拉明（扩血管、降血压）
- β受体拮抗药：普萘洛尔（哮喘禁用）

局部麻醉药

- 利多卡因：全能麻醉药，蛛网膜下腔麻醉禁用
- 普鲁卡因：浸润麻醉
- 丁卡因：表面麻醉

镇静催眠药物

- 苯二氮䓬类
  - 抗焦虑作用、镇静催眠作用、抗惊厥、抗癫痫作用、中枢性肌肉松弛作用
  - 地西泮是目前用作癫痫持续状态的首选药
- 非苯二氮䓬类
  - 唑吡坦
  - 唑吡坦中毒时可用氟马西尼解救

抗癫痫药和抗惊厥药

- 苯妥英钠　治疗癫痫大发作和局限性发作的首选药
- 卡马西平
  - 三叉神经痛首选
  - 治疗单纯性局限性发作和大发作的首选药物
- 乙琥胺　小发作（失神性发作）首选用药
- 丙戊酸钠
  - 广谱抗癫痫药，临床上对各类型癫痫都有一定疗效
  - 大发作合并小发作时的首选药物
- 硫酸镁　主要用于缓解子痫、破伤风等惊厥，也常用于高血压危象

治疗中枢神经系统退行性疾病药

- 左旋多巴：不良反应为运动障碍
- 卡比多巴：抑制外周氨基酸脱羧酶
- 引起锥体外系反应首选：苯海索
- 多奈哌齐：治疗阿尔茨海默病

抗精神失常药

- 氯丙嗪：止吐、降温、抗精神病
- 利培酮：抗精神分裂症
- 丙米嗪：治疗抑郁症
- 碳酸锂：治疗躁狂症、抑郁症

镇痛药

- 吗啡
  - 药理作用：镇痛、镇静；镇静（欣快感）；抑制呼吸；镇咳
  - 临床应用：对多种疼痛都有效；心源性哮喘
- 哌替啶
  - 镇静、呼吸抑制、致心性和扩血管作用与吗啡相当
  - 新生儿对哌替啶抑制呼吸作用极为敏感，故产妇于临产前 2~4h 内不宜使用
- 芬太尼
  - 短效镇痛药。作用与吗啡相似
  - 主要用于麻醉辅助用药和静脉复合麻醉
- 纳洛酮：吗啡中毒首选药物

解热镇痛抗炎药

- 阿司匹林
  - 药理作用：解热、镇痛、抗炎
  - 临床应用：
    - 解热镇痛及抗风湿，影响血小板的功能
    - 皮肤黏膜淋巴结综合征（川崎病）的首选药物
  - 不良反应：胃肠道反应最为常见
- 对乙酰氨基酚：解热镇痛
- 布洛芬：解热镇痛、抗炎、抗风湿

钙拮抗药

- 硝苯地平
  - 药理作用：
    - 心肌：负性肌力、负性频率和负性传导
    - 平滑肌：舒张血管，以冠状血管较为敏感
  - 临床应用：
    - 二氢吡啶类（XX地平）——严重高血压
    - 变异型心绞痛：硝苯地平最佳
- 维拉帕米：阵发性室上性心动过速首选药
- 尼莫地平
  - 扩张外周血管作用较强，用于控制严重的高血压
  - 主要用于高血压和冠心病伴有脑血管病

抗心律失常药

- 窦性心律失常：普萘洛尔
- 室性心律失常：利多卡因
- 阵发性室上性心动过速：维拉帕米

治疗充血性心力衰竭的药物

- **β受体阻断药**
  - 代表药：卡维地洛、美托洛尔
  - 药理作用及机制
    - 拮抗交感活性
    - 改善心肌重构
    - 抗心律失常与抗心肌缺血作用

- **ACEI**
  - 代表药：卡托普利
  - 药理作用及机制
    - 降低外周血管阻力，降低心脏后负荷
    - 减少醛固酮生成
    - 抑制心肌及血管重构
    - 扩张血管，降低全身血管阻力

- **利尿药**
  - 药理作用及机制：促进 Na^+、水的排泄，减少血容量
  - 临床应用：中、重度充血性心力衰竭或单用噻嗪类疗效不佳者

- **强心苷**
  - 代表药：地高辛
  - 药理作用及机制：一正两负三利尿
    - 正性肌力、负性频率、负性传导
    - 降低心肌耗氧、强心、减慢心率、抑制房室传导、利尿
  - 临床应用
    - 心力衰竭：房颤伴心室率快的心力衰竭效果最好
    - 心律失常：心房扑动、心房颤动、阵发性室上性心动过速
  - 不良反应
    - 胃肠道反应：最常见的早期中毒症状
    - 中枢神经系统症状：视觉异常是地高辛中毒的先兆，可作停药指征
    - 最严重：各类型心律失常

抗心绞痛药

- 硝酸甘油：扩张冠状动脉
- 钙通道阻滞药：硝苯地平（变异型心绞痛首选）
- 普萘洛尔：降低心肌耗氧量

药理学

作用于消化系统的药物

- 抗酸药
  - 药理作用：直接中和胃酸、降低胃蛋白酶活性
  - 代表药物：碳酸钙、氢氧化镁、三硅酸镁、氢氧化铝
- 抑酸药
  - H_2受体阻断药
    - 雷尼替丁：胃酸分泌的抑制作用
    - 胃及十二指肠溃疡疾病的首选药物
  - 质子泵抑制药
    - 奥美拉唑：减少胃酸分泌
    - 消化性溃疡、反流性食管炎所致的胃溃疡的首选药物
- 黏膜保护药：硫糖铝

肾上腺皮质激素类药物

- 药理作用
  - 对代谢的影响：向心性肥胖，表现为"满月脸，水牛背"
  - "四抗"：抗炎、抗过敏、抗休克、抗免疫
  - "三多"：升红细胞、升白细胞、升血小板
  - "两少"：可使淋巴细胞、嗜酸性粒细胞减少
- 临床应用：替代疗法、严重感染或炎症、自身免疫性疾病及过敏性疾病、抗休克治疗
- 不良反应
  - 类肾上腺皮质功能亢进综合征、诱发或加重感染
  - 停药反应：突然停药或减量过快而致原病复发或恶化

甲状腺激素及抗甲状腺药物（助理不考）

- 硫脲类：甲状腺功能亢进症、甲状腺危象
- 碘：甲状腺功能亢进症术前、甲状腺危象

胰岛素及口服降血糖药

- 胰岛素：1型糖尿病患者
- 磺酰脲类：非肥胖患者首选
- 双胍类：肥胖患者首选
- 阿卡波糖：降低餐后血糖
- 胰岛素增敏剂：改善胰岛素抵抗

抗微生物药

- β-内酰胺类抗生素　作用：抑制细胞壁合成
- 大环内酯类及林可霉素类　大环内酯类作用：抑制蛋白质合成
- 人工合成的抗菌药
  - 磺胺类：抑制叶酸合成
  - 喹诺酮类：抑制DNA合成
- 抗真菌药和抗病毒药

抗恶性肿瘤药
- 甲氨蝶呤：绒毛膜上皮癌、儿童急性淋巴细胞白血病首选
- 5-氟尿嘧啶：胃肠道肿瘤首选
- 羟基脲：慢性粒细胞白血病首选

作用于呼吸系统的药物
- 抗炎平喘药　　糖皮质激素　　支气管扩张药不能有效控制病情的慢性哮喘患者
- 支气管扩张药
  - 沙丁胺醇　　治疗支气管哮喘，喘息性支气管炎，肺气肿
  - 特布他林
  - 氨茶碱　　平喘、强心、利尿、扩张血管
  - 　　　　　心源性哮喘
- 抗过敏平喘药　　色甘酸钠　　支气管哮喘的预防性治疗
- 镇咳药
  - 磷酸可待因　　各种原因引起的剧烈干咳
  - 氢溴酸右美沙芬　　痰多患者慎用，妊娠3个月内妇女禁用
- 祛痰药　　溴己新

组胺受体阻断药
- H_1受体阻断药
  - 氯苯那敏　　抗过敏、中枢抑制作用、止吐、防晕
  - 氯雷他定　　过敏性鼻炎、慢性荨麻疹和其他过敏性皮肤病
- H_2受体阻断药　　雷尼替丁　　十二指肠溃疡、胃溃疡

作用于血液及造血器官的药物
- 抗凝血药：华法林
- 抗血小板药：阿司匹林

利尿药与脱水药
- 高效：呋塞米，用于严重水肿、肾衰竭
- 中效：氢氯噻嗪，用于轻中度水肿、尿崩症
- 低效：螺内酯，用于醛固酮引起的水肿

抗高血压药
- 利尿药
  - 排钾利尿药
    - 呋塞米：用于急性肺水肿
    - 氢氯噻嗪：抗尿崩
  - 保钾利尿药：螺内酯
- ACEI：伴有肾病、糖尿病、急性心肌梗死、左心室肥厚及功能不全的高血压患者首选
- ARB：不能耐受ACEI副作用干咳者首选

药理学

调血脂药与抗动脉粥样硬化药

- 他汀类药物：HMG-CoA还原酶抑制剂
- 贝特类药物：降低TG及VLDL-C的药物

子宫平滑肌兴奋药

- 缩宫素　　催产、引产；产后出血
- 垂体后叶素　　治疗尿崩症及肺出血
- 麦角生物碱　　子宫出血、子宫复原、偏头痛、人工冬眠

第十三章　医学免疫学

- 免疫学绪论与抗原（368）
- 免疫器官与免疫细胞（368）
- 免疫球蛋白与补体系统（369）
- 细胞因子与黏附分子（370）
- 主要组织相容性复合体与免疫应答（370）
- 黏膜免疫与免疫耐受（370）
- 自身免疫病与免疫缺陷病（370）
- 抗感染免疫与超敏反应（371）
- 肿瘤免疫与移植免疫（371）

免疫学绪论与抗原

- 免疫系统的功能：免疫防御、免疫自稳、免疫监视
- 抗原
  - 抗原的两个重要特性
    - 免疫反应性（抗原性）
    - 免疫原性
  - 分类
    - ①完全抗原、半抗原
    - ②胸腺依赖性抗原(TD-Ag)和胸腺非依赖性抗原
    - ③异嗜性抗原、异种抗原、同种异型抗原、自身抗原和独特性抗原
  - 超抗原(SAg)、佐剂

免疫器官与免疫细胞

- 免疫器官
  - 中枢免疫器官：骨髓、胸腺
  - 外周免疫器官
    - 脾脏
    - 淋巴结、黏膜相关淋巴组织
- 免疫细胞
  - 免疫活性细胞
    - $CD4^+$ T细胞：细胞免疫的效应和作用
    - $CD8^+$ T细胞：介导细胞免疫
    - B1细胞：参与固有免疫
    - B2细胞：介导体液免疫
  - 抗原递呈细胞（APC）
    - 专职APC
    - 非专职APC
  - 自然杀伤（NK）细胞
    - ADCC作用
    - 抗肿瘤、早期抗病毒或胞内寄生菌
  - 单核巨噬细胞：感染、抗肿瘤和免疫调节等
  - 中性粒细胞：很强的趋化和吞噬能力
  - 嗜酸性粒细胞：抗寄生虫
  - 肥大细胞：参与过敏反应
  - 嗜碱性粒细胞：参与过敏反应

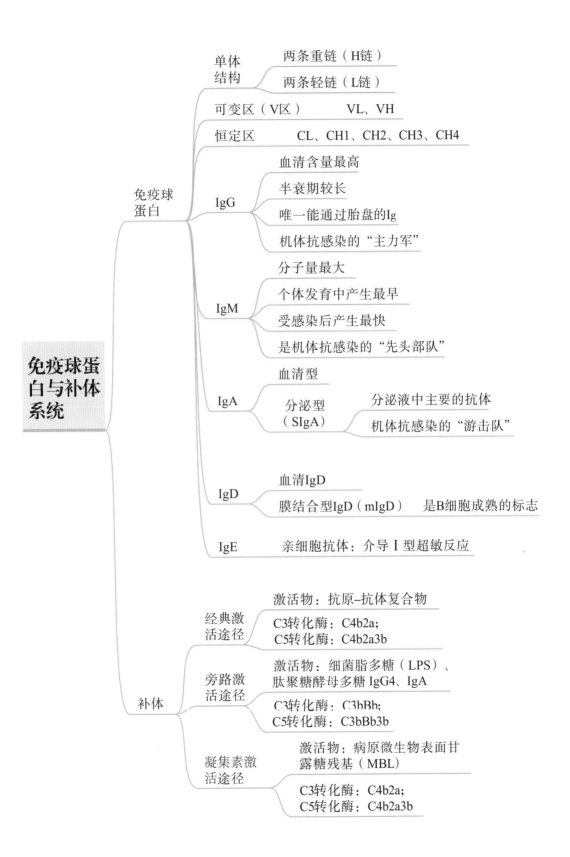

细胞因子与黏附分子

- 细胞因子 —— 白细胞介素(IL)、干扰素(IFN)、肿瘤坏死因子(TNF)、集落刺激因子(CSF)、趋化因子
- 黏附分子
  - 黏附分子的种类：黏附球蛋白超家族、整合素家族、选择素家族、黏蛋白样血管地址素家族、钙黏蛋白家族
  - 黏附分子的作用
    - 作为免疫细胞识别中的辅助受体和协同刺激信号或抑制信号
    - 介导炎症过程中白细胞与血管内皮细胞的黏附
    - 介导淋巴细胞归巢

主要组织相容性复合体与免疫应答

- 免疫应答
  - 固有免疫应答：固有免疫细胞和固有免疫分子识别抗原异物，并将其杀伤、清除的过程
  - 三个阶段：识别阶段、活化增殖阶段、效应阶段
  - 分类
    - B细胞介导的体液免疫应答
    - T细胞介导的细胞免疫应答
- 主要组织相容性复合体
  - HLA I 类抗原：识别和提呈内源性抗原肽，与辅助受体CD8结合，对CTL的识别起限制作用
  - HLA II 类抗原：识别和提呈外源性抗原肽，与辅助受体CD4结合，对Th的识别起限制作用

黏膜免疫与免疫耐受

- 黏膜免疫
  - 黏膜免疫系统组成：肠相关淋巴组织、鼻相关淋巴组织、支气管相关淋巴组织
  - 分子：分泌型IgA(SIgA)
- 免疫耐受
  - 抗原经静脉注射最易诱导免疫耐受
  - 抗原在胚胎期最易诱导免疫耐受

自身免疫病与免疫缺陷病

- 自身免疫病的诱因
  - 隐蔽抗原的释放
  - 自身抗原的改变
  - 分子模拟/交叉抗原
  - 淋巴细胞的多克隆激活
- 免疫缺陷病
  - 原发性免疫缺陷病
  - 获得性免疫缺陷病

抗感染免疫与超敏反应

- **抗感染免疫**
  - **效应机制**
    - 抗感染固有免疫：主要依赖补体、肥大细胞、单核巨噬细胞、中性粒细胞等
    - 抗感染适应性免疫：组织局部的树突状细胞吞噬细菌后，激活B细胞抗体分泌特异性抗体
  - 病原体的免疫逃避机制：抗原性变化、持续性感染、免疫抑制

- **超敏反应**
  - **Ⅰ型超敏反应**
    - 变应原
      - 药物或化学物质：如青霉素
      - 吸入性变应原：如花粉
      - 食入性变应原：如奶、蛋、鱼虾
    - 变应素：IgE类抗体
    - 参与的细胞：肥大细胞、嗜碱性粒细胞、嗜酸性粒细胞
    - 防治：避免接触变应原、脱敏疗法、药物治疗
  - **Ⅰ型超敏反应性疾病**
    - 过敏性休克：如药物、血清过敏
    - 呼吸道过敏：如过敏性鼻炎和过敏性哮喘
    - 消化道过敏：如过敏性肠炎
    - 皮肤过敏：如荨麻疹
  - **Ⅱ型超敏反应性疾病**
    - 输血反应
    - 新生儿溶血症
    - 药物过敏性血细胞减少症
    - 自身免疫性溶血性贫血
    - 肺出血-肾炎综合征
    - 甲状腺功能亢进症（Graves病）
  - **Ⅲ型超敏反应性疾病**
    - 局部免疫复合物病
      - Arthus反应
      - 类Arthus反应
    - 全身性免疫复合物病：链球菌感染后肾小球肾炎、血清病
  - **Ⅳ型超敏反应疾病**
    - 感染性迟发型超敏反应
    - 接触性迟发型超敏反应

肿瘤免疫与移植免疫

- **肿瘤免疫**
  - 肿瘤抗原
  - 机体抗肿瘤免疫的效应机制
- **移植免疫**
  - 类型：超急性排斥、急性排斥、慢性排斥
  - 延长移植物存活的措施：组织配型、免疫抑制、诱导耐受

第十四章 医学微生物学

- 微生物的基本概念（374）
- 细菌的形态与结构（374）
- 细菌的生理（374）
- 消毒与灭菌（374）
- 噬菌体（374）
- 细菌的遗传与变异（374）
- 细菌的感染与免疫（374）
- 细菌感染的检查方法与防治原则（375）
- 病原性球菌（375）
- 肠道杆菌（375）
- 分枝杆菌（376）
- 动物源性细菌（376）
- 其他细菌（376）
- 放线菌（376）
- 支原体（376）
- 立克次体（376）
- 衣原体（376）
- 螺旋体（376）
- 真菌（376）
- 厌氧性细菌（376）
- 弧菌属（376）
- 肝炎病毒（377）
- 肠道病毒（377）
- 呼吸道病毒（377）
- 病毒感染的检查方法与防治原则（377）
- 病毒的感染与免疫（377）
- 病毒的基本性状（377）
- 出血热病毒（378）
- 疱疹病毒（378）
- 逆转录病毒（378）
- 其他病毒（378）
- 朊粒（378）

医学微生物学

- **微生物的基本概念** —— 几乎不考，可以不作为复习重点

- **细菌的形态与结构**
  - 细菌的测量单位：微米（μm）
  - 细菌的形态分类：球菌、杆菌和螺形菌
  - 细胞壁
    - 革兰氏阳性（G⁺）菌
      - 磷壁酸
      - 肽聚糖多
    - 革兰氏阴性（G⁻）菌
      - 肽聚糖少
      - 外膜：脂多糖
  - 细胞质
    - 核糖体：合成蛋白质的场所
    - 异染颗粒：鉴别细菌，如白喉杆菌
    - 质粒：遗传物质

- **细菌的生理**
  - 繁殖方式：无性繁殖——二分裂方式
  - 生长曲线：迟缓期、对数期、稳定期、衰亡期
  - 代谢产物
    - 热原质：可引起人体发热，为细胞壁的脂多糖
    - 可应用的：色素、抗生素、细菌素、维生素

- **消毒与灭菌**
  - 基本概念 灭菌：杀灭物体上所有微生物的方法，包括杀灭细菌芽孢（全歼）
  - 物理灭菌 热力（湿热）灭菌法

- **噬菌体** —— 几乎不考，可以不作为复习重点

- **细菌的遗传与变异** —— 几乎不考，可以不作为复习重点

- **细菌的感染与免疫**
  - 菌群失调
    - 诱因：抗生素滥用
    - 特点：正常菌群的组成和数量明显改变
  - 外毒素
    - 化学成分：蛋白质
    - 毒性作用：强，对组织器官有选择性
    - 抗原性：强，脱毒形成类毒素
  - 内毒素
    - 化学成分：脂多糖
    - 毒性作用：弱；抗原性：弱

细菌感染的检查方法与防治原则 *几乎不考，可以不作为复习重点*

病原性球菌

- **金黄色葡萄球菌**
  - 凝固酶阳性菌
  - 致病物质：血浆凝固酶、杀白细胞素、肠毒素等
  - 所致疾病：局部化脓性感染、败血症、脓毒血症

- **乙型溶血性链球菌**
  - 致病物质
    - 外毒素：致热外毒素
    - 侵袭性酶、透明质酸酶、链激酶等
    - 细胞壁成分：M蛋白
  - 所致疾病
    - 化脓性感染：蜂窝织炎、中耳炎等
    - 中毒性疾病：猩红热
    - 超敏反应性疾病：风湿热、急性肾小球肾炎

- **肺炎链球菌**
  - 致病物质：荚膜、肺炎链球菌溶素O、脂磷壁酸、神经氨酸酶
  - 所致疾病：大叶性肺炎、支气管炎、其他化脓性炎症、败血症

- **淋病奈瑟球菌**
  - 致病物质：IgA1蛋白酶（黏附作用）、外膜蛋白（黏附作用）、脂寡糖（具有内毒素活性）、菌毛

- **脑膜炎球菌**
  - 致病物质：荚膜（抗吞噬）、脂寡糖（具有内毒素活性）、IgA₁蛋白酶（黏附作用）、菌毛
  - 所致疾病
    - 淋病，人是唯一宿主
    - 流行性脑脊髓膜炎，人是唯一宿主

肠道杆菌

- **共同特征**
  - 有菌毛、大多有鞭毛
  - 致病菌不发酵乳糖，非致病菌大多发酵乳糖

- **菌属**
  - **志贺菌属**
    - 种类：痢疾志贺菌（A群）、福氏志贺菌（B群）、鲍氏志贺菌（C群）和宋内志贺菌（D群）
    - 致病物质：菌毛、内毒素和外毒素
    - 所致疾病：急性及慢性细菌性痢疾
  - **沙门菌属**
    - 种类：伤寒沙门菌、副伤寒沙门菌
    - 致病物质：菌毛、内毒素、肠毒素
    - 所致疾病：食物中毒、伤寒和副伤寒、败血症
    - 伤寒、副伤寒诊断：肥达反应
  - **致病性埃希菌**
    - EHEC O157：H7血清型
    - 所致疾病：出血性结肠炎

- **分枝杆菌** — 结核分枝杆菌
  - <5 mm 为阴性
  - >5 mm 为阳性
  - ≥15 mm 为强阳性
- **动物源性细菌** — 几乎不考，可以不作为复习重点
- **其他细菌** — 支原体：缺乏细胞壁，是最小原核细胞型微生物
- **放线菌** — 放线菌：好发于面颈部、胸腹部、口腔等部位
- **支原体** — 几乎不考，可以不作为复习重点
- **立克次体** — 动物源性
- **衣原体** — 沙眼衣原体（引起沙眼）、肺炎衣原体
- **螺旋体**
  - 钩端螺旋体：人类与疫水或土壤接触
  - 梅毒螺旋体：人是梅毒的唯一传染源
- **真菌** — 真核细胞型微生物
  - 多细胞真菌：孢子+菌丝组成
  - 单细胞真菌
    - 白假丝酵母菌（白念球菌）
    - 新生（型）隐球菌
- **厌氧性细菌**
  - 破伤风梭菌
    - G^+ 大杆菌、芽孢呈鼓槌状、专性厌氧菌
    - 发病条件：深而窄的伤口
    - 致病物质：外毒素——破伤风痉挛毒素
    - 所致疾病：破伤风苦笑面容、肌肉紧张、角弓反张
    - 防治
      - 婴幼儿预防：百白破三联疫苗
      - 一般性预防：破伤风类毒素
      - 紧急预防：破伤风抗毒素
      - 早期、足量：破伤风抗毒素
      - 青霉素杀菌
  - 产气荚膜梭菌
    - 气性坏疽
      - 发病条件：外伤+厌氧环境
      - 特征：脓液恶臭+捻发音+剧痛
    - 食物中毒：坏死性肠炎
  - 肉毒梭菌
    - 致病物质：外毒素——肉毒毒素（最毒）
    - 所致疾病：肉毒中毒，肌肉麻痹
  - 无芽孢厌氧菌
    - 检查特点
      - 分泌物直接涂片镜检
      - 普通培养无细菌生长
    - 致病性：坏死性溃疡性牙龈炎、牙周炎、坏疽性口腔炎
- **弧菌属** — 几乎不考，可以不作为复习重点

- 肝炎病毒
  - 甲型肝炎病毒（HAV）——传播途径：经粪-口途径传播
  - 乙型肝炎病毒（HBV）
    - Dane颗粒（大球形颗粒）、DNA病毒
    - 传播途径：母婴传播、血液传播、体液传播
    - HBsAg：是HBV感染的指标之一，是筛选献血员的必检指标
    - 抗HBs：表示机体对乙型肝炎有免疫力
    - HBeAg：表示HBV在体内复制活跃，有较强的传染性
    - 抗HBe：HBV复制能力减弱，传染性降低
    - 抗HBc：IgM——HBV处于复制状态，具有强传染性；IgG——过去感染
  - 丙型、丁型肝炎病毒（HCV、HDV）——传播途径：血液传播、体液传播、母婴传播
  - 戊型肝炎病毒（HEV）
    - 主要经粪-口途径传播
    - 致病性：致急性肝炎，不致慢性肝炎

- 肠道病毒
  - 共性
    - 感染特点：隐性感染多见；肠道中增殖
    - 传播途径：主要经粪-口途径传播
  - 柯萨奇病毒
    - 柯萨奇A组病毒：产生广泛性骨骼肌炎，引起迟缓性麻痹
    - 柯萨奇B组病毒：引起病毒性心肌炎、心包炎
  - 轮状病毒——A组轮状病毒：引起急性胃肠炎
  - 新型肠道病毒——肠道病毒71型（EV71）：引起儿童手足口病

- 呼吸道病毒
  - 正黏病毒——甲型流感病毒
    - NA（神经氨酸酶）和HA（血凝素）
    - 所致疾病：流行性感冒
  - 副黏病毒——副流感病毒、腮腺炎病毒、麻疹病毒、呼吸道合胞病毒等

- 病毒感染的检查方法与防治原则——几乎不考，可以不作为复习重点

- 病毒的感染与免疫——几乎不考，可以不作为复习重点

- 病毒的基本性状——几乎不考，可以不作为复习重点

医学微生物学

出血热病毒
几乎不考，可以不作为复习重点

疱疹病毒

- 为双链DNA病毒
- **单纯疱疹病毒（HSV）**
  - 传播途径：密切接触、性接触、飞沫传播
  - 原发感染
    - HSV-1：腰以上部位感染
    - HSV-2：腰以下及生殖器感染为主
  - 潜伏感染
    - HSV-1：潜伏于三叉神经节和颈上神经节
    - HSV-2：潜伏于骶神经节
- **水痘-带状疱疹病毒（VZV）**
  - 原发感染：儿童初次感染引起水痘
  - 复发感染：带状疱疹
- **EB病毒**
  - 传播途径：唾液、输血
  - 所致疾病
    - 传染性单核细胞增多症
    - 淋巴组织增生性疾病

逆转录病毒

- **人类免疫缺陷病毒（HIV）**
  - 生物学特点
    - 脂蛋白包膜：gp120和gp41
    - 携带有逆转录酶
  - 所致疾病：人类获得性免疫缺陷综合征(AIDS)
  - 传播途径：性传播、血液传播和母婴传播
  - 传染源：HIV无症状携带者和AIDS患者

其他病毒

- **狂犬病病毒**
  - 致病性
    - 传染源：狂犬等带毒动物
    - 传播途径：动物咬伤，病毒经伤口进入
    - 所致疾病：狂犬病，可出现恐水症
  - 防治原则
    - 清洗消毒伤口
    - 高效价抗狂犬病病毒血清行伤口周围浸润注射
    - 肌内注射狂犬病疫苗
- **人乳头瘤病毒（HPV）**
  - 传播途径：直接接触感染为主
  - 所致疾病
    - 尖锐湿疣
    - 宫颈癌、喉癌、皮肤癌等

朊粒
几乎不考，可以不作为复习重点

第十五章　医学心理学

- 总论（380）
- 医学心理学基础（381）
- 心理健康（382）
- 心理应激与心身疾病（382）
- 心理评估（383）
- 心理治疗与心理咨询（384）
- 医患关系与医患沟通（385）
- 患者的心理问题（386）

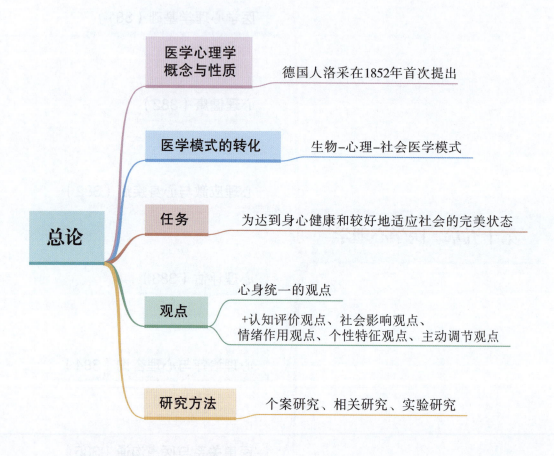

医学心理学基础

- **概念**: 其研究对象是个体的心理活动和行为
- **心理过程**: 认知过程、情绪和情感过程、意志过程
- **实质内容**:
  - 心理是人脑对客观现实的主观能动的反映
  - 记忆分为感觉、短时和长时记忆
  - 思维是人脑对客观现实概括的、间接的反映
  - 情感是人对精神性和社会性需要的态度的体验
  - 情绪的状态可分为心境、激情和应激
- **心理防御机制**: 是面对心理应激状态的一种心理机制
- **认知过程**: 是意志活动的前提和基础
- **意志品质**: 自觉性、果断性、坚韧性、自制性
- **动机冲突的类型**: 双趋冲突、双避冲突、趋避冲突
- **人格**:
  - 人格是指一个人的整个精神面貌
  - 将气质分为多血质、胆汁质、黏液质、抑郁质4种类型
  - 人格形成的标志及决定因素
    - 标志：自我意识的确立及社会文化程度
    - 决定因素：社会生活环境和实践活动

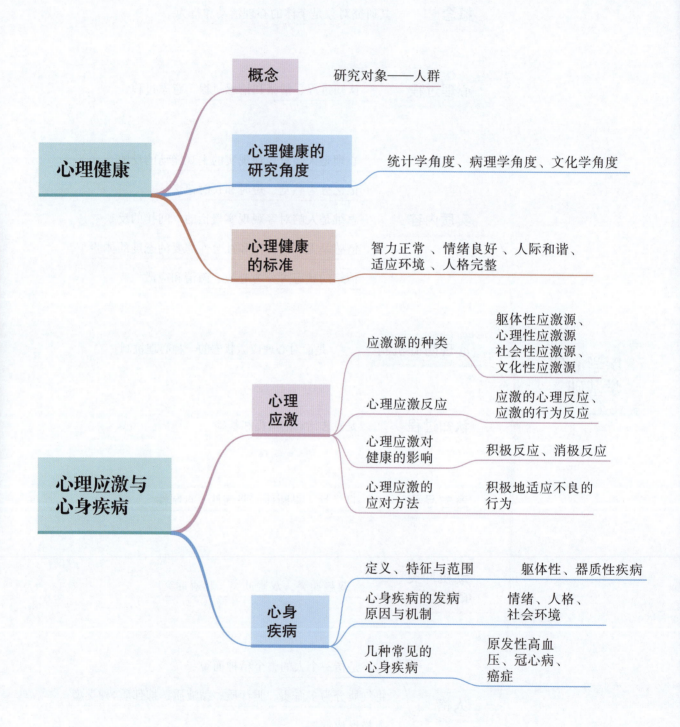

心理评估

- **评估方法**
  - 观察法、会谈法、调查法、作品分析法
  - 心理测验法和临床评定量表

- **心理测验**
  - 目的分类：智力测验、人格测验、神经心理学测验和评定量表
  - 性质分类：文字测验和非文字测验
  - 方法分类：问卷法、作业法、投射法
  - 组织方式分类：个别测验和团体测验

- **应用心理测验的一般原则**：标准化原则、保密原则及客观性原则

- **信度**：反映测验工具的可靠性和稳定性

- **效度**：反映测量工具的有效性和正确性

- **常模**：提供可比较的标准

- **智力测验**：应用最多的是韦氏量表

- **人格测验**：最常用的方法为问卷法和投射法

- **临床评定量表**
  - 是临床心理评估和研究的常用方法
  - 适应行为量表、精神症状评定量表、应激和应对有关评定量表

心理治疗与心理咨询

- **发展状况**：由弗洛伊德创立的精神分析疗法开始
- **性质**：自主性、学习性、时效性
- **适应证**：心理障碍、应激或挫折后的情绪反应
- **分类**：按理解分类、按形式分类、按学派的理论分类、按患者意识分类
- **心理治疗的理论基础**
  - 精神分析学派——弗洛伊德
  - 行为主要学派——华生、巴甫洛夫
  - 人本主义学派——马斯洛、罗杰斯
- **心理治疗的原则**
  - 治疗关系的建立原则：单向性、系统性、正式性、时限性
  - 心理治疗的原则：真诚原则、保密原则、中立原则、回避原则
- **心理治疗的方法**
  - 精神分析的治疗：自由联想、精神疏泄、分析解释
  - 行为主义的治疗：冲击疗法、系统脱敏法、厌恶疗法、放松训练法
  - 人本主义的治疗：注意倾听、挖掘潜力、降低期望值
  - 其他疗法：催眠治疗、认知治疗、完形治疗、音乐治疗、沙盘游戏治疗等
- **临床心理咨询**
  - 意义：解决紧张、应激压力的主要手段；防治心身疾病
  - 心理咨询的方式：门诊心理咨询——常见和有效的心理方式
  - 手段和内容：宣泄、领悟、强化自我控制、增强自信心
  - 基本过程：问题探索阶段、分析认识阶段、治疗行动阶段、结束巩固阶段

医患关系与医患沟通

- **概述**
  - 概念：以维护患者健康为目的
  - 重要性：良好的医患关系是医疗活动顺利开展的前提，是营造良好医疗心理气氛的关键
- **两种形式**：语言形式、非语言形式
- **两个水平**：技术水平、非技术水平
- **医患沟通的基本理念**：以人为本的服务理念、理解与尊重的理念、同情与换位的理念、主动与共同参与的理念
- **医患沟通的基本原则**：平等、共同参与、诚信和公正、保密、反馈、知情同意
- **医患沟通的基本方法**：言语沟通、非言语沟通
- **常见问题与处理**：医患沟通障碍的因素来自于医患双方
- **模式的临床应用**：主动-被动型、指导-合作型、共同参与型

医学心理学 — 患者的心理问题

患者的心理问题

- **患者角色的概述**：免除或减轻社会职责、不必对疾病负责、恢复健康的义务、寻找帮助

- **患者角色的转化**：
  - 缺如、冲突、减退、强化、异常、适应
  - 主动求医型、被动求医型、强制求医型

- **儿童患者**：对疾病缺乏认识，心理活动多变化

- **青年患者**：情绪强烈而不稳定

- **老年患者**：对病情估计多较悲观

- **不治之症患者**：
  - 休克（恐惧期）
  - 否认（怀疑期）
  - 愤怒（沮丧期）
  - 接受（适应期）

第十六章　医学伦理学

- 伦理学与医学伦理学（388）
- 医学伦理的原则与规范（389）
- 医疗人际关系伦理（390）
- 临床诊疗伦理（391）
- 安宁疗护与死亡伦理（392）
- 公共卫生伦理（393）
- 医学科研伦理（助理不考）（394）
- 医学新技术研究与应用伦理（助理不考）（395）

伦理学与医学伦理学

伦理学

- **概念**：伦理学是指专门、完全以道德作为研究对象的学说体系

- **类型**
  - 周中之将伦理学分为两类
    - 规范
      - 规范伦理学
      - 应用伦理学
    - 非规范
      - 描述伦理学
      - 元伦理学
  - 王海明将伦理学分为三类
    - 元伦理学
    - 规范伦理学
    - 描述伦理学

- **研究对象**：伦理学的研究对象是道德现象

- **基本理论**
  - 美德论：美德即知识（苏格拉底、亚里士多德）
  - 义务论：道德源自理性而不是经验，义务不是来自人性或所处环境，而是来自纯粹推理（康德）
  - 效果论：最大多数人的最大幸福

医学伦理学

- **概念**：属于规范伦理学范畴

- **我国的历史发展**
  - 东汉，张仲景：《伤寒杂病论》"精研方术""爱人知人"
  - 晋代，杨泉：《物理论》"夫医者，非仁爱之士不可托也；非聪明理达不可任也；非廉洁淳良不可信也"
  - 隋唐，孙思邈：《备急千金药方》"人命至重，有贵千金"，名句：大医精诚
  - 1933年，宋国宾：《医业伦理学》是我国第一部较系统的医学伦理学专著
  - 1939年，毛泽东：救死扶伤，实行革命人道主义

- **西方历史发展**
  - 古希腊，希波克拉底：《希波克拉底誓言》"不伤害原则，为患者利益原则，保密原则"
  - 英国，托马斯·帕茨瓦尔：《医学伦理学》

- **医学模式的转变与发展**：生物-心理-社会医学模式

- **研究对象和内容**
  - 医务人员与患者（包括患者的家属）的关系
  - 医务人员之间的关系
  - 医务人员与社会的关系
  - 医务人员与医学科学发展的关系

医学伦理的原则与规范

指导原则
- 是调节医学领域各种道德关系的根本原则
  - 防病治病，救死扶伤
  - 实行社会主义人道主义
  - 全心全意为人民身心健康服务

基本原则

不伤害原则
- 是底线原则（最起码原则），是对医务人员最基本的要求
  - 近期伤害
  - 远期伤害

有利原则
- 其中有利于患者成为医学伦理学的第一位、最高的原则

尊重原则
- 尊重的内容
  - 尊重患者的生命
  - 尊重患者的人格
  - 尊重患者的隐私权
  - 尊重患者的自主选择权
- 尊重原则的要求
  - 尊重患者及其家属的人格和尊严
  - 尊重患者知情同意和选择的权利
  - 如果患者的选择不当，此时应该劝导患者。劝导无效者应尊重患者或家属的自主权

公正原则
- 公正原则的概念
- 公正原则的伦理要求

基本规范

含义和本质
- 含义：是指构成医德规范体系主体部分的医德规范
- 本质：医学伦理学的基本规范是医学道德行为和道德关系普遍规律的反映，是社会对医务人员的基本道德要求，是医德原则的具体体现和补充

形式和内容
- 基本规则："哪些应该做，哪些不应该做"
- 《医疗机构从业人员行为规范》
- 《希波克拉底誓言》：尊师敬业、为患者谋利、不伤害患者和保守医密
- 《日内瓦宣言》
  - 以《希波克拉底誓言》为蓝本
  - 在1948年世界医学会全体大会上产生

医学伦理学－医疗人际关系伦理

医疗人际关系伦理

医患关系伦理

- **概念**
  - 狭义的医患关系：是指医生与患者之间的人际关系
  - 广义的医患关系：是指以医生为中心的群体（医方）与以患者为中心的群体（患方）在医疗活动中所建立起来的人际关系

- **特点**
  - 明确的目的性和目的的统一性
  - 利益的相关性和社会价值实现的统一性
  - 人格权利的平等性和医学知识的不对称性
  - 医疗冲突或纠结的不可避免性

- **性质**
  - 契约关系：医患关系是建立在平等基础上的契约关系
  - 信托关系：医患关系是以社会主义法制为保障建立起来的信托关系
  - 法律上讲医患关系是一种契约关系
  - 伦理上讲医患关系是一种信托关系

- **模式**
  - 主动-被动：适用于难以表述自己主观意见的患者
  - 指导-合作：适用于急性感染期患者
  - 共同参与：适用于慢性疾病患者和心理疾病患者

- **医患双方的道德权利与义务**
  - **权利**
    - 医疗诊治权、设备使用权、科学研究权
    - 继续教育权、人身安全权、经济待遇权
    - 民主管理权
  - **义务**
    - 遵守法律、法规及技术操作规范的义务
    - 如实记载和妥善保管病历的义务
    - 如实告知和说明的义务
    - 抢救及转诊的义务
    - 保护患者隐私的义务

医务人员之间关系伦理

- 医务人员之间关系的含义和特点
  - 协作性、平等性、同一性、竞争性
- 处理好医务人员之间关系的意义
  - 有利于医学事业的发展
  - 有利于医院整体效应的发挥
- 协调医务人员之间关系的伦理要求
  - 维护患者健康和生命，捍卫患者的正当权益

临床诊疗伦理

- **原则**
  - 患者至上原则
  - 最优化原则
  - 知情同意原则
  - 保密守信原则

- **决策**
  - 临床治疗的伦理难题
    - 放弃治疗的伦理难题
    - 保护性医疗中的伦理难题
  - 临床治疗的伦理决策
    - 根本权益优先准则
    - 多元价值优选准则
    - 变通性操作准则
    - 规范与智慧并重准则

- **临床诊断的伦理要求**
  - 询问病史的伦理要求
    - 举止端庄，态度热情
    - 全神贯注，语言得当
    - 耐心倾听，正确引导
  - 体格检查的伦理要求
    - 全面系统，认真细致
    - 关心体贴，减少痛苦
    - 尊重患者，心正无私
  - 辅助检查的伦理要求
    - 从诊治需要出发，目的纯正
    - 知情同意，尽职尽责
    - 综合分析，切忌片面
    - 密切联系，加强协作

- **临床治疗的伦理要求**
  - 药物治疗的伦理要求
    - 对症下药，剂量安全
    - 合理配伍，细致观察
    - 节约费用，公正分配
    - 严守法规，接受监督
  - 手术治疗的伦理要求
    - 手术前
      - 严格掌握指征，手术动机纯正
      - 保证患者的知情同意
    - 手术中
      - 关心患者，体贴入微
      - 态度严肃，作风严谨
      - 精诚团结，密切协作
    - 手术后
      - 严密观察，勤于护理
      - 减轻痛苦，加速康复

- **临床急救的伦理要求**
  - 临床急救的伦理要求
    - 争分夺秒，力争使患者转危为安
    - 勇担风险，团结协作

医学伦理学—临床诊疗伦理

安宁疗护与死亡伦理

安宁疗护伦理

- **含义**：1967年英国的桑德斯博士首创圣克里斯多弗临终关怀医院
- **特点**：
  - 针对于不可逆的临终患者
  - 不是治疗或治愈疾病，而是减轻患者的身心痛苦、控制症状
- **意义**：
  - 体现了人道主义精神，是人道主义精神在生命问题上的体现
  - 体现了人的生命神圣、质量和价值的统一，强调对终末期生命的尊重和照料
  - 展示了人类文明的进步
  - 顺应了社会发展的需求
  - 顺应了医学模式转变的趋势
  - 适应了人口老龄化的趋向
- **伦理要求**：
  - 认识和理解临终患者
  - 保护临终患者的权益
  - 尊重满足临终患者的生活需求

安乐死伦理

- **实施现状**：
  - 主动安乐死：无痛致死术
  - 被动安乐死：听任死亡
- **伦理争议**：
  - 安乐死的伦理争议
  - 支持安乐死的主要理由
- **实施时间**：
  - 2001年4月10日，荷兰成为世界上第一个安乐死合法化的国家
  - 2002年4月，比利时成为世界上第二个安乐死合法化的国家
  - 我国对安乐死尚未立法，也无相关政策

死亡伦理

- **死亡的含义**：是人的本质特征的消失，是机体生命活动过程和新陈代谢的终止
- **脑死亡**：
  - ①对外部刺激和内部的需要无接受性、无反应性
  - ②自主运动和自主呼吸消失
  - ③诱导反射消失
  - ④脑电波平直或等电位
  - 凡符合以上4条标准，持续24 h，每次不少于10 min，反复检查多次结果一致者，就可宣告死亡

公共卫生伦理

公共卫生伦理的含义和理论基础
- 公共卫生伦理的含义：是预防疾病、延长寿命和促进人的身心健康的一门科学
- 公共卫生伦理的理论基础：理论基础是功利主义、自由主义和社群主义

公共卫生伦理原则
- 全社会参与原则
- 社会公益原则
- 社会公正原则
- 互助协同原则
- 信息公开原则

公共卫生工作伦理要求

传染病防控
- 积极开展传染病防控
- 遵守法律规定，做好传染病监测和报告，履行道德和法律职责
- 尊重科学，具有奉献精神
- 尊重患者的人格和权利

慢性非传染性疾病防控
- 积极开展健康教育，促进健康行为、方式的转变
- 加强慢性病的监测、筛查、普查工作，实行早发现、早诊断、早治疗的道德责任

健康教育和健康促进
- 履行法定义务，利用一切机会和场合积极主动开展健康教育
- 积极参与有利于健康促进的公共政策的制定、支持环境和卫生保健体系的建立

应对突发公共卫生事件
- 恪守职责和加强协作，发扬敬畏生命的人道主义精神
- 树立崇高的职业责任感和科学态度
- 勇于克服困难，具有献身精神

职业性损害防控
- 依法开展卫生监督和管理，从源头控制住职业性损害，对劳动者的健康和安全负责
- 积极开展职业健康教育、卫生监测和健康监护

医学科研伦理（助理不考）

医学科研伦理的含义和要求

- **医学科研伦理的含义**：在医学科研实践活动中调节科研人员之间，以及科研人员与受试者、他人、群体及社会之间各种关系的行为规范或准则
- **医学科研伦理的要求**：
  - 动机纯正、诚实严谨、敢于怀疑
  - 公正无私、团队协作、知识公开

涉及人的生物医学研究伦理

含义
- **人体试验**：以健康人或患者作为受试对象
- **人为的实验手段**：有控制地对受试者进行观察和研究

分类
- **天然实验**：实验的发生、发展和后果，自然演进过程，不以医学科研人员意志为转移
- **人为实验**：按照随机的原则对受试者进行有控制的观察和实验研究，以检验假说

涉及人的生物医学研究的伦理原则
- **维护受试者利益原则**：人体试验以维护受试者利益为前提，此为首要伦理原则
- **医学目的原则**：改进和提高疾病防治水平
- **知情同意原则**：是人体试验受试验者自主权的体现，受试者决定是否参加人体试验，决定是完全自由的
- **随机对照原则**：按随机原则平均分配到试验组和对照组，客观、公正地观察干预措施的安全性和有效性

涉及人的生物医学研究的伦理审查
- 伦理审查目的：保护受试者的尊严、权利、安全和福利
- 伦理审查的依据：《纽伦堡法典》和《赫尔辛基宣言》

动物实验伦理
- **动物实验的概念**：使用动物进行的科学研究
- **动物实验伦理的要求**：用没有知觉的实验材料代替活体动物，用低等动物代替高等动物

医学新技术研究与应用伦理（助理不考）

- **人体器官移植伦理**
  - 分类依据
    - 自体移植：供、受体为同一个体
    - 同种移植：同一种属的不同个体
    - 异种移植：供、受体属于不同种属
  - 伦理争论
    - 道德完整性质疑
    - 器官来源的国际经验及伦理分析
    - 谁优先获取可供移植的器官

- **人的胚胎干细胞研究与应用伦理**
  - 体外受精、体细胞核移植等获得的囊胚，其体外培养期限自受精或核移植开始不得超过14天
  - 不得将已用于研究的人囊胚植入人或任何其他动物的生殖系统
  - 不得将人的生殖细胞与其他物种的生殖细胞结合
  - 禁止买卖人类配子、受精卵、胚胎或胎儿组织
  - 认真贯彻知情同意与知情选择原则，签署知情同意书，保护隐私

- **基因诊疗伦理**
  - 基因诊疗的伦理原则
    - 尊重与平等的原则
    - 知情同意原则
    - 科学性原则
    - 医学目的原则

- **人类辅助生殖技术伦理**
  - 分类
    - 人工授精
    - 体外受精
    - 代孕母亲
  - 伦理争论
    - 辅助生殖技术的伦理价值
    - 生殖技术引发的伦理问题
  - 人类精子库的伦理原则
    - 有利于供受者原则
      - 供精者严格筛查
      - 精液检疫
      - 禁止商业广告募集供精者
    - 知情同意原则
      - 自愿参加供精
      - 签署知情同意书
    - 保护后代原则
      - 供精者对出生后代无任何权利和义务
    - 社会公益原则
      - 一位供精者最多供给5名妇女受孕
    - 保密原则
      - 受者、供者、后代、医务人员保持互盲
    - 严防商业化原则
      - 禁止买卖精子

第十七章 卫生法规

- 卫生法基础知识（398）
- 执业医师法（399）
- 医疗机构管理条例及其实施细则（400）
- 母婴保健法及其实施方法（401）
- 传染病防治法（402）
- 艾滋病防治条例（403）
- 突发公共卫生事件应急条例（404）
- 药品管理法及其实施条例（405）
- 麻醉药品和精神药品管理条例（406）
- 处方管理办法（407-408）
- 献血法（409）
- 侵权责任法（409）
- 放射诊疗管理规定（410）
- 抗菌药物临床应用管理办法（411）
- 医疗机构临床用血管理办法（412）
- 精神卫生法（412）
- 医疗事故处理条例（413-414）
- 药品不良反应报告和监测管理办法（414）
- 医疗废物管理条例（415）

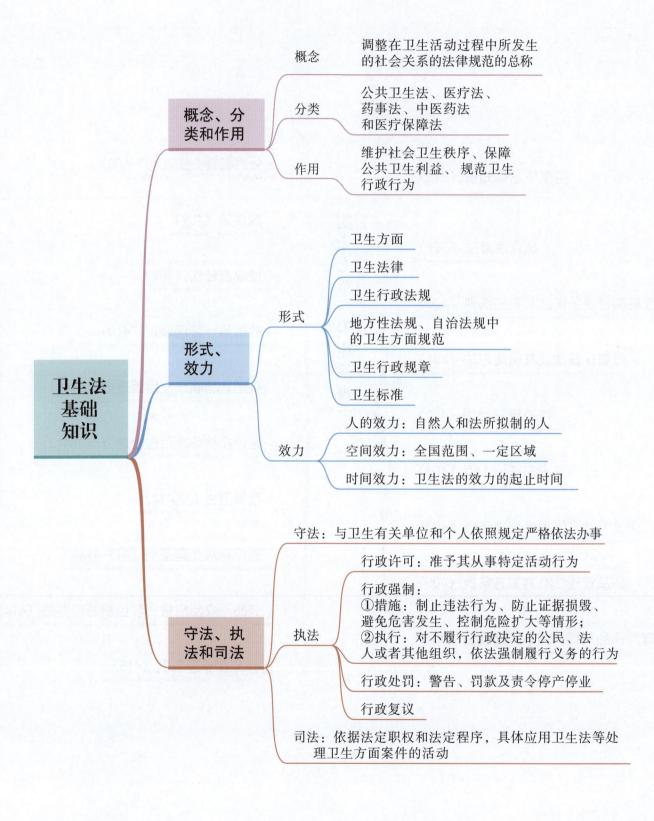

执业医师法

- **概述**
  - 《中华人民共和国执业医师法》：1998年6月26日通过，自1999年5月1日起施行
  - 医师的基本要求及职责：防病治病、救死扶伤、保护人民健康的神圣职责

- **执业规则**
  - 医师在执业活动中享有相关权利
  - 医师在执业活动中应履行相关义务
  - 执业助理医师的执业范围及要求：
    ①在执业医师的指导下按照其执业类别执业；
    ②在乡、民族乡、镇的机构，根据医疗诊治情况，独立从事执业活动

- **考核和培训**
  - 考核内容：县级以上人民政府卫生行政部门委托的机构或者组织
  - 考核不合格的处理：考核不合格，县级以上人民政府卫生行政部门责令其暂停执业活动3~6个月，并接受培训和继续医学教育

- **考试**
  - 医学专业本科以上学历，试用期满1年
  - 取得执业助理医师执业证，医学专科，工作满2年

- **注册**
  - 注册制度：取得医师资格的，向当地县级以上人民政府卫生行政部门申请注册
  - 准予注册：当地县级以上卫生行政部门在收到注册申请20日内准予注册或不予以注册
  - 不予注册的情形：
    ①不具有完全民事行为能力者；
    ②因受刑事处罚，自刑罚执行完毕之日起至申请注册之日止不满2年；
    ③受吊销执业医师证书行政处罚，自处罚决定之日起至申请注册之日止不满2年；

- **注销和变更**
  - 注销
    - 死亡或宣告失踪者
    - （正在）受刑罚的
    - （正在）受吊销医师执业证书行政处罚的
    - 考核不合格被暂停3~6个月执业活动，期满再考仍不合格的
    - 中止医师执业活动满2年的
    - 有国务院卫生行政部门规定不宜从事医疗、预防、保健业务的其他情形的
  - 变更注册：医师变更执业地点、类别、范围
  - 重新注册
    - 中止医师执业活动2年以上以及不予注册的情形消失
    - 接受6个月的培训，并经考核合格，方可依照有关规定重新申请执业注册

卫生法规-执业医师法

医疗机构管理条例及其实施细则

概述
医疗机构以救死扶伤、防病治病、为公民的健康服务为宗旨

医疗机构执业

医疗机构执业要求
- 《医疗机构执业许可证》
- 必须将《医疗机构执业许可证》、诊疗科目、诊疗时间和收费标准悬挂于明显处所

医疗机构执业规则
- 必须按照核准登记的诊疗科目开展诊疗活动
- 不得使用非卫生技术人员从事医疗卫生技术工作
- 应当加强对医务人员的医德教育
- 工作人员上岗工作,必须佩戴载有本人姓名、职务或者职称的标牌

登记和校验
- 医疗机构执业,必须进行登记,领取《医疗机构执业许可证》
- 县级以上地方人民政府卫生行政部门自受理执业登记申请之日起45日内,根据本条例和医疗机构基本标准进行审核。审核合格的,予以登记,发给《医疗机构执业许可证》;审核不合格的,将审核结果以书面形式通知申请人
- 床位不满100张的医疗机构,其《医疗机构执业许可证》每年校验1次;床位在100张以上的医疗机构,其《医疗机构执业许可证》每3年校验1次

法律责任
- 出卖、转让、出借《医疗机构执业许可证》的,由县级以上人民政府卫生行政部门没收非法所得,并可以处以5000元以下的罚款;情节严重的,吊销其《医疗机构执业许可证》
- 诊疗活动超出登记范围的,由县级以上人民政府卫生行政部门予以警告、责令其改正,并可以根据情节处以3000元以下的罚款;情节严重的,吊销其《医疗机构执业许可证》
- 使用非卫生技术人员从事医疗卫生技术工作的,由县级以上人民政府卫生行政部门责令其限期改正,并可以处以5000元以下的罚款;情节严重的,吊销其《医疗机构执业许可证》
- 出具虚假证明文件的,由县级以上人民政府卫生行政部门予以警告;对造成危害后果的,可以处以1000元以下的罚款;对直接责任人员由所在单位或者上级机关给予行政处分。没收的财物和罚款全部上交国库

母婴保健法及其实施办法

概述
- 母婴保健工作方针：以保健为中心，以保障生殖健康为目的
- 母婴保健技术服务事项：
  ①婚前医学检查；
  ②产前诊断和遗传病诊断；
  ③实施医学上需要的节育手术等

婚前保健
- 内容
  - 婚前卫生指导
  - 婚前卫生咨询
  - 婚前医学检查
- 婚前医学检查
  - 严重遗传性疾病
  - 指定传染病
  - 有关精神病

孕产期保健
- 孕产期保健的内容
  - 母婴保健指导
  - 孕妇、产妇保健
  - 胎儿及新生儿保健
- 终止妊娠
  - 胎儿患严重遗传性疾病
  - 胎儿严重缺陷，继续妊娠可能危及孕妇生命

法律责任
- 出具虚假医学证明：依法予行政处分
- 胎儿性别鉴定：
  ①卫生行政部门给予警告，责令停止；
  ②机构直接负责人员，予行政处分；
  ③进行胎儿性别鉴定两次以上的或者以营利为目的进行胎儿性别鉴定的，撤销母婴保健技术执业资格或者医师执业证书

行政管理
- 医疗保健机构的许可：县级以上地方人民政府卫生部门许可
- 保健工作人员许可：必须符合国务院卫生行政部门规定的条件和技术标准，并经县级以上地方人民政府卫生行政部门许可

卫生法规—母婴保健法及其实施办法

卫生法规 - 传染病防治法

传染病防治法

概述
- 预防为主、防治结合、分类管理、依靠科学、依靠群众
- 甲类传染病
- 乙类传染病
- 丙类传染病

传染病预防
- 预防接种：对儿童实行预防接种制度。国家免疫规划项目的预防接种实行免费
- 传染病监测
- 预警制度
- 传染病菌种、毒种管理：采集、保藏、携带、运输和使用实行分类管理

疫情报告、通报和公布
- 疫情报告：
  - 责任人：疾病控制、医疗和采供血机构；
  - 义务人：任何单位和个人
- 报告时限：
  - ①2h：甲类、乙类，向当地县级疾病预防控制机构报告；
  - ②24h：其他乙类、丙类、疑似患者
- 疫情报告管理：向附近疾病预防控制机构或机构报告
- 卫生行政部门的疫情信息公布：
  - ①国务院卫生行政部门：定期公布全国传染病疫情信息；
  - ②省、自治区、直辖市人民政府卫生行政部门：定期公布本行政区域的传染病疫情信息；
  - ③国务院卫生行政部门负责向社会公布：传染病暴发、流行

疫情控制
- 控制措施
  - 甲类传染病：
    - ①患者、病原携带者，予隔离治疗；
    - ②疑似患者，确诊前指定场所单独隔离；
    - ③医疗机构内患者、病原携带者、疑似患者密切接触者，在指定场所进行医学观察；
    - ④拒绝隔离或隔离期未满擅自脱离隔离，公安机关协助医疗机构进行强制隔离
  - 疾病预防控制机构：
    - ①传染病疫情流行病学调查；
    - ②疫点、疫区卫生处理
- 紧急措施：县级以上地方人民政府立即组织力量切断传播途径

医疗救治
- 预防医院感染的要求
- 开展医疗救治的要求

法律责任
- 疾病预防控制机构：
  - ①责令限期改正，通报批评，警告；
  - ②负有责任的，予降级、撤职、开除，吊销执业证书；
  - ③构成犯罪，予追究刑事责任
- 医疗机构：
  - ①责令改正，通报批评，警告；
  - ②造成传染病传播，对直接责任人，降级、撤职、开除，吊销执业证书；
  - ③构成犯罪，追究刑事责任

艾滋病防治条例

概述
- 防治原则：预防为主、防治结合的方针
- 不歧视规定：婚姻、就业、就医、入学等合法权益受法律保护

预防与控制
- 艾滋病监测：健全艾滋病监测网络
- 自愿咨询和检测制度：县级以上地方人民政府卫生主管部门指定的医疗卫生机构
- 患者义务：
  ①接受流行病学调查和指导；
  ②将感染或发病事实及时告知与其有性关系者；
  ③就医时，将感染或发病事实告知接诊医生；
  ④采取必要防护措施，防止感染他人，不得故意传播
- 隐私权保护：未经本人同意，不得公开
- 采集或使用人体血液、血浆、组织的管理：采集或者使用的人体血液、血浆，应进行艾滋病检测；未经检测或者阳性，不得采集或者使用

治疗与救助
- 提供防治咨询、诊断和治疗服务
- 将感染或者发病的事实告知本人；本人为无行为能力或限制行为能力的人，告知其监护人
- 母婴传播技术指导方案：母婴传播的咨询、产前指导、阻断、治疗、产后访视、婴儿随访和检测等服务
- 防止发生艾滋病医院感染和医源性交叉感染

法律责任
- 医疗机构法律责任：
  ①责令限期改正，通报批评，给予警告；
  ②造成艾滋病传播、流行，对负有责任的人员，予降级、撤职、开除，依法吊销执业许可证件；
  ③构成犯罪的，依法追究刑事责任

突发公共卫生事件应急条例

概念
突发公共卫生事件：突然发生，造成或可能造成社会公众健康严重损害的重大传染病疫情、群体不明原因疾病、重大食物和职业中毒以及严重影响公众健康的事件

报告与信息发布

机构职责：
2h内向地县级人民政府卫生行政主管部门报告
1h内县级人民政府卫生行政主管部门向国务院卫生行政主管部门报告

信息发布：
国务院卫生行政主管部门负责向社会发布突发事件的信息

法律责任
①情节严重的，吊销《医疗机构执业许可证》；
②主要直接责任人，予降级或撤职的纪律处分；
③造成传染病传播而构成犯罪的，追究刑事责任

药品管理法及其实施条例

概述
药品是指用于预防、治疗、诊断人的疾病，有目的地调节人的生理机能并规定有适应证或者功能主治、用法和用量的物质

药品管理

假药
- 所含成分与国家药品标准规定的成分不符的
- 非药品冒充药品或者以他种药品冒充此种药品的
- 变质的药品
- 所标明的适应证或者功能主治超出规定范围的

劣药
- 成分含量不符合国家药品标准规定的
- 不注明或者更改生产批号的
- 超过有效期的
- 擅自添加着色剂、防腐剂、香料、矫味剂及辅料的
- 其他不符合药品标准规定的
- 被污染的药品
- 未注明或更改有效期的

法律责任

医疗机构在药品购销中违法行为的法律责任
《药品管理法》规定，药品的生产企业、经营企业、医疗机构在药品购销中暗中给予、收受回扣或者其他利益的，药品的生产企业、经营企业或者其代理人给予使用其药品的医疗机构的负责人、药品采购人员、医师等有关人员以财物或者其他利益的，由工商管理部门处1万元以上20万元以下的罚款，有违法所得的，予以没收；情节严重的，由工商行政管理部门吊销药品生产企业、药品经营企业的营业执照

医疗机构相关人员违法行为的法律责任
医疗机构的负责人、药品采购人员、医师等有关人员收受药品生产企业、药品经营企业或者其代理人给予的财物或者其他利益的，由卫生行政部门或在本单位给予处分，没收违法所得；对违法行为情节严重的执业医师，由卫生行政部门吊销其执业证书

卫生法规 — 麻醉药品和精神药品管理条例

麻醉药品和精神药品管理条例

使用

- **使用处方权**
  - 医疗机构应当按照国务院卫生主管部门的规定对本单位执业医师进行有关麻醉药品和精神药品使用知识的培训、考核
  - 经考核合格的,授予麻醉药品和第一类精神药品处方资格

- **麻醉药品、第一类精神药品购用印鉴卡**
  - 医疗机构凭印鉴卡向本省、自治区、直辖市行政区域内的定点批发企业购买麻醉药品和第一类精神药品
  - 医疗机构取得印鉴卡的条件
    - 有专职的麻醉药品和第一类精神药品管理人员
    - 有获得麻醉药品和第一类精神药品处方资格的执业医师
    - 有保证麻醉药品和第一类精神药品安全储存的设施和管理制度

法律责任

- 医疗机构的法律责任
- 具有麻醉药品和第一类精神药品处方资格医师的法律责任
- 未取得麻醉药品和第一类精神药品处方资格的执业医师的法律责任

概述

- 精神药品分为
  - 第一类精神药品
  - 第二类精神药品

处方管理办法（一）

- **概述**
  - 处方的开具：医师应当根据医疗、预防、保健需要开具

- **一般规定**
  - **处方书写规则**
    - 每张处方限于一名患者的用药
    - 字迹清楚，不得涂改；如需修改，应当在修改处签名并注明修改日期
    - 名称应当使用规范的中文名称书写，没有中文名称的可以使用规范的英文名称书写；医疗机构或者医师、药师不得自行编制药品缩写名称或者使用代号；书写药品名称、剂量、规格、用法、用量要准确规范，药品用法可用规范的中文、英文、拉丁文或者缩写体书写，但不得使用"遵医嘱""自用"等含混不清的字句
    - 年龄应当填写实足年龄，新生儿、婴幼儿写日、月龄，必要时要注明体重
    - 西药和中成药可以分别开具处方，也可以开具一张处方，但中药饮片应当单独开具处方
    - 开具西药、中成药处方，每一种药品应当另起一行，每张处方不得超过5种药品
  - **药品剂量与数量的书写**
    - 药品剂量与数量用阿拉伯数字书写
    - 片剂、丸剂、胶囊剂、颗粒剂

- **处方权的获得**
  - 取得处方权：经注册的执业医师在执业地点取得相应的处方权
  - **开具处方的条件**
    - 医师应当在注册的医疗机构签名留样或者专用签章备案后，方可开具处方
    - 经注册的执业助理医师在医疗机构开具的处方，应当经所在执业地点执业医师签名后方有效
    - 医师取得麻醉药品和第一类精神药品处方权后，可在本机构开具麻醉药品和第一类精神药品处方，但不得为自己开具该类药品处方

- **法律责任**
  - 予以警告或责令暂停6个月以上1年以下执业活动；情节严重的吊销其执业证书
    - 未取得处方权或者被取消处方权后开具药品处方的
    - 未按照《处方管理办法》规定开具药品处方的
    - 违反《处方管理办法》其他规定的

- 处方的开具（见后）
- 监督管理（见后）

卫生法规 — 处方管理办法

处方管理办法（二）

- 概述（见前）
- 一般规定（见前）
- 处方权的获得（见前）
- 法律责任（见前）
- 处方的开具
  - 处方开具当日有效。特殊情况下需延长有效期的，由开具处方的医师注明有效期限，但有效期最长不得超过3天
  - 处方量一般不得超过7日用量；急诊处方不得超过3日用量；对于某些慢性病、老年病或特殊情况，处方量可适当延长，但医师应当注明理由
  - 为门（急）诊患者开具的麻醉药品注射剂或第一类精神药品注射剂，每张处方为1次常用量；控缓释制剂，每张处方不得超过7日常用量；其他剂型，每张处方不得超过3日常用量
  - 第二类精神药品一般每张处方不得超过7日常用量；对于慢性病或某些特殊情况的患者，处方量可以适当延长，医师应注明理由
  - 为门（急）诊癌症疼痛患者和中、重度慢性疼痛患者开具的麻醉药品注射剂或第一类精神药品注射剂，每张处方不得超过3日常用量；控缓释制剂，每张处方不得超过15日常用量；其他剂型，每张处方不得超过7日常用量
  - 为住院患者开具的麻醉药品或第一类精神药品处方应逐日开具，每张处方为1日常用量
  - 盐酸二氢埃托啡处方为1次常用量，仅限于二级以上医院内使用；盐酸哌替啶处方为1次常用量，仅限于医疗机构内使用
- 监督管理
  - 处方开具的管理
    - 应当对出现超常处方3次以上且无正当理由的医师提出警告，限制其处方权；限制处方权后，仍连续2次以上出现超常处方且无正当理由的，取消其处方权，接受6个月培训考核
  - 处方保管的管理
    - 普通处方、急诊处方、儿科处方保存期限为1年；医疗用毒性药品、第二类精神药品处方保存期限为2年；麻醉药品和第一类精神药品处方保存期限为3年。处方保存期满后，经医疗机构主要负责人批准、登记备案，方可销毁
    - 根据麻醉药品和精神药品处方开具情况，按照麻醉药品和精神药品品种、规格对其消耗量进行注册登记，登记内容包括发药日期、患者姓名、用药数量。专册保存期限为3年

卫生法规－处方管理办法

献血法

- **无偿献血制度**
  - 自愿献血：国家提倡18~55周岁健康公民自愿献血

- **医疗机构的职责**
  - 用血管理：血液必须用于临床，不得买卖，遵循合理、科学的原则
  - 用血要求：
    ①择期手术患者自身储血及社会互助献血；
    ②公民只交付采集、储存、分离、检验费用；
    ③临床需要用血，免交前款规定的费用

- **血站的职责**
  - 采血要求：每次采血量200 mL，最多不超400 mL，两次采集间隔不少于6个月
  - 供血要求：未检测或不合格血液，不得向医疗机构提供

- **法律责任**
  - 临床用血的包装、储存、运输，不符合国家规定的卫生标准和要求的，予责令改正，警告，可以并处1万元以下罚款
  - 血站违反规定，向医疗机构提供不符合标准的血液的，予责令改正；情节严重，造成疾病传播，限期整顿

侵权责任法

- **医疗机构承担赔偿责任的情形**
  - 医务人员在诊疗活动中未尽到说明义务，造成患者损害的
  - 医务人员在诊疗活动中未尽到与当时的医疗水平相应的诊疗义务，造成患者损害的
  - 医疗机构及其医务人员泄露患者隐私或者未经患者同意公开其病历资料，造成患者损害的

- **紧急情况医疗措施的实施**
  - 因抢救生命垂危的患者等紧急情况，不能取得患者或者其近亲属意见的，经医疗机构负责人或者授权的负责人批准，可以立即实施相应的医疗措施

- **对医疗行为的限制**
  - 医疗机构及其医务人员不得违反诊疗规范实施不必要的检查

- **医疗机构及其医务人员权益保护**
  - 医疗机构及其医务人员的合法权益受法律保护。干扰医疗秩序，妨害医务人员工作、生活的，应当依法承担法律责任

卫生法规 - 放射诊疗管理规定

放射诊疗管理规定

- **放射治疗的原则和实施**
  - 治疗过程中，治疗现场至少应有2名放射诊疗工作人员

- **医疗机构的法律责任**
  - 由县级以上卫生行政部门给予警告、责令限期改正，并可以根据情节处以3000元以下的罚款；情节严重的，吊销其《医疗机构执业许可证》

- **安全防护与质量保证**
  - 工作人员防护要求
    - 放射诊疗工作人员应当按照有关规定配戴个人剂量计
  - 放射诊断检查的原则和实施
    - 将核素显像检查和X线胸部检查列入对婴幼儿及少年儿童体检的常规检查项目
    - 对育龄妇女腹部或骨盆进行核素显像检查或X线检查前，应问明是否怀孕；非特殊需要，对受孕后8~15周的育龄妇女，不得进行下腹部放射影像检查

- **执业条件**
  - 安全防护装置、辐射检测仪器和个人防护用品的配备与使用
  - 设备和场所警示标志的设置

抗菌药物临床应用管理办法

概述

- **抗菌药物临床应用的原则**：抗菌药物临床应用应当遵循安全、有效、经济的原则
- **抗菌药物临床应用的分级管理**：
  - 非限制使用级抗菌药物：安全、有效，影响较小
  - 限制使用级抗菌药物：安全、有效，影响较大
  - 特殊使用级抗菌药物：明显或严重不良反应，产生耐药，价格昂贵

抗菌药物临床应用管理

- **遴选和定期评估**：
  - 遴选申请审核：抗菌药物管理工作组三分之二以上成员审议同意，并经药事管理与药物治疗学委员会三分之二以上委员审核同意后方可列入采购供应目录
  - 抗菌药物品种的清退或更换：
    - 清退意见经抗菌药物管理工作组二分之一以上成员同意后执行，并报药事管理与药物治疗学委员会备案
    - 清退或者更换的抗菌药物品种或者品规原则上12个月内不得重新进入本机构抗菌药物供应目录

抗菌药物的临床应用

- **预防感染指征的掌握**：
  - 预防感染、治疗轻度或者局部感染应当首选非限制使用级抗菌药物
  - 严重感染、免疫功能低下合并感染或者病原菌只对限制使用级抗菌药物敏感时，方可选用限制使用级抗菌药物
- **特殊使用级抗菌药物的使用**：特殊使用级抗菌药物不得在门诊使用
- **越级使用的情形**：因抢救生命垂危的患者等紧急情况，医师可以越级使用抗菌药物。越级使用抗菌药物应当详细记录用药指征，并应当于24 h内补办越级使用抗菌药物的必要手续

监督管理

- 对开具抗菌药物超常处方医师的处理：医疗机构应当对出现抗菌药物超常处方3次以上且无正当理由的医师提出警告
- **取消医师抗菌药物处方权的情形**：
  ①抗菌药物考核不合格的；
  ②限制处方权后，仍出现超常处方且无正当理由的；
  ③未按照规定开具抗菌药物处方，造成严重后果的；
  ④未按照规定使用抗菌药物，造成严重后果的；
  ⑤开具抗菌药物处方牟取不正当利益的

法律责任

- **通过开具抗菌药物牟取不正当利益的法律责任**：由县级以上地方卫生行政部门依据国家有关法律法规进行处理
- **医师违反抗菌药物临床应用规定的法律责任**：县级以上卫生行政部门按照《执业医师法》有关规定，给予警告或者责令暂停6个月以上1年以下执业活动；情节严重的，吊销其执业证书；构成犯罪的，依法追究刑事责任

卫生法规－抗菌药物临床应用管理办法

卫生法规 - 医疗机构临床用血管理办法 / 精神卫生法

医疗机构临床用血管理办法

临床用血管理
- 临床用血申请
  - <800mL，需上级医师批准
  - 800~1600mL，需科室主任批准
  - ≥1600mL，需报医务部门批准
- 签署临床输血治疗知情同意书
- 临时采集血液必须同时符合的条件：医疗机构应当在采集后10日内报告县级以上人民政府卫生行政部门

法律责任
- 医疗机构违反规定：县级以上地方人民政府卫生行政部门责令改正
- 医务人员违反规定：县级以上地方人民政府卫生行政部门责令改正

概述
- 临床输血管理委员会：监测分析和评估临床用血情况
- 输血科（血库）：负责临床用血工作

精神卫生法

概述
- 方针、原则：预防为主的方针，坚持预防、治疗和康复相结合的原则

法规责任
- 医疗机构擅自从事精神障碍诊断、治疗的法律责任：不符合《中华人民共和国精神卫生法》规定条件的医疗机构擅自从事精神障碍诊断、治疗的，由县级以上人民政府卫生行政部门责令停止相关诊疗活动，给予警告，并处5000元以上一万元以下罚款，有违法所得的，没收违法所得

精神障碍的诊断和治疗
- 开展精神障碍诊断、治疗活动应当具备的条件
- 精神障碍的住院治疗：应实行自愿原则。有下列情形之一，应当住院治疗：
  ①已经发生伤害自身的行为，或有伤害自身危险的；
  ②已经发生危害他人安全的行为，或有危害他人安全的危险的
- 再次诊断和医学鉴定：应当自收到诊断结论之日起3日内向原医疗机构或其他具有合法资质的医疗机构提出
- 病历资料及保管：病历资料保存期限不得少于30年

精神障碍的康复
- 医疗机构精神障碍康复技术指导
- 对严重的精神障碍患者建立健康档案

医疗事故处理条例（一）

概述

- **医疗事故的概念**：医疗机构及其医务人员在医疗活动中，违反医疗卫生管理法律、行政法规、部门规章和诊疗护理规范、常规，过失造成患者人身损害的事故
- **处理医疗事故的原则**：公开、公平、公正、及时、便民的原则
- **处理医疗事故的基本要求**：应当坚持实事求是的科学态度，做到事实清楚、定性准确、责任明确、处理恰当

医疗事故的预防和处置

- **病历书写、复印或者复制**：
  - 患者有权复印或者复制其门诊病历、住院志、体温单、医嘱单、化验单（检验报告）、医学影像检查资料、特殊检查同意书、手术同意书、手术及麻醉记录单、病理资料、护理记录以及国务院卫生行政部门规定的其他病历资料
  - 因抢救急危患者，未能及时书写病历的，有关医务人员应当在抢救结束后6h内据实补记，并加以注明
- **告知与报告**：发生下列重大医疗过失行为的，12h内向所在地卫生行政部门报告：
  - ①导致3人以上人身损害后果；
  - ②导致患者死亡或者可能为二级以上的医疗事故；
  - ③国务院卫生行政部门和省、自治区、直辖市人民政府卫生行政部门规定的其他情形
- **病历资料、现场实物的封存与启封**：疑似输液、输血、注射、药物等引起不良后果的，医患双方应当共同对现场实物进行封存和启封，封存的现场实物由医疗机构保管
- **尸检**：应当在患者死亡后48h内进行尸检；具备尸体冻存条件的，可以延长至7日

医疗事故的技术鉴定（见后）

医疗事故争议的处理（见后）

法律责任（见后）

医疗事故处理条例（二）

卫生法规 - 医疗事故处理条例

- **概述（见前）**
- **医疗事故的预防和处置（见前）**
- **医疗事故的技术鉴定**
  - 鉴定的提起：应当交由负责医疗事故技术鉴定工作的医学会组织鉴定
  - 鉴定组织：医疗事故的技术鉴定由医学会组织专家组进行，中华医学会可以组织疑难、复杂并在全国有重大影响的医疗事故争议的技术鉴定工作
  - 鉴定专家组：由医患双方在医学会主持下从专家库中随机抽取
  - 鉴定原则和依据：专家鉴定组人数为单数，涉及的主要学科的专家一般不得少于鉴定组成员的1/2。涉及死因、伤残等级鉴定的，应当从专家库中随机抽取法医参加专家鉴定组
  - 鉴定程序和要求：负责组织医疗事故技术鉴定工作的医学会应当自受理医疗事故技术鉴定之日起5日内通知医疗事故争议双方当事人提交进行医疗事故技术鉴定所需的材料。当事人应当自收到医学会的通知之日起10日内提交有关医疗事故技术鉴定的材料、书面陈述
  - 不属于医疗事故的情形：
    - 在紧急情况下为抢救垂危患者生命而采取紧急医学措施造成不良后果的
    - 在医疗活动中由于患者病情异常或者患者体质特殊而发生医疗意外的
    - 在现有医学科学技术条件下，发生无法预料或者不能防范的不良后果的
    - 无过错输血感染造成不良后果的
    - 因患方原因延误诊疗导致不良后果的
    - 因不可抗力造成不良后果的
- **医疗事故争议的处理**
  - 卫生行政部门对重大医疗过失行为的处理
  - 卫生行政部门对医疗事故争议的处理
- **法律责任**：对发生医疗事故的有关医务人员，除依照前款处罚外，卫生行政部门可以责令暂停6个月以上1年以下执业活动；情节严重的，吊销其执业证书

药品不良反应报告和监测管理办法

- **概述**：药品不良反应：指合格药品在正常用法用量下出现的与药品目的无关的有害反应

- **报告与处置**
  - 不良反应报告：个例药品、药品群体
  - 处置：医疗机构应当建立并保存药品不良反应报告和监测档案

- **法律责任**：所在地卫生行政部门给予警告，责令限期改正；逾期不改，处3万元以下罚款；情节严重，所在地卫生行政部门对相关责任人给予行政处分

医疗废物管理条例

- **概述**：医疗卫生机构在医疗、预防、保健以及其他相关活动中直接或者间接感染性、毒性以及其他危害性的废物

- **医疗废物管理**
  - 收集：医疗卫生机构及时收集、按照类别分置专用包装物或者密闭的容器内、有明显的警示标识和警示说明
  - 暂时贮存：不得露天存放医疗废物；暂存时间不得超过2天
  - 运送：①防渗漏、防遗撒的专用运送工具
    ②按照本单位确定的内部医疗废物运送时间、路线，将医疗废物收集、运送至暂时贮存地点
    ③运送工具使用后在指定地点及时消毒和清洁
  - 处置：①就近集中处置的原则，交由医疗废物集中处置单位处置
    ②从事医疗废物集中处置活动的单位——县级以上人民政府环境保护行政主管部门申请领取经营许可证

- **从事医疗废物集中处置活动的单位得条件**
  - 具有符合环境保护和卫生要求的医疗废物贮存、处置设施或者设备
  - 具有经过培训的技术人员以及相应的技术工人
  - 具有负责医疗废物处置效果检测、评价工作的机构和人员
  - 具有保证医疗废物安全处置的规章制度

第十八章 预防医学综合

- 绪论（418）
- 医学统计学方法（419）
- 流行病学原理及方法（420）
- 临床预防服务（420）
- 社区公共卫生（421）
- 卫生服务体系与卫生管理（助理不考）（422）

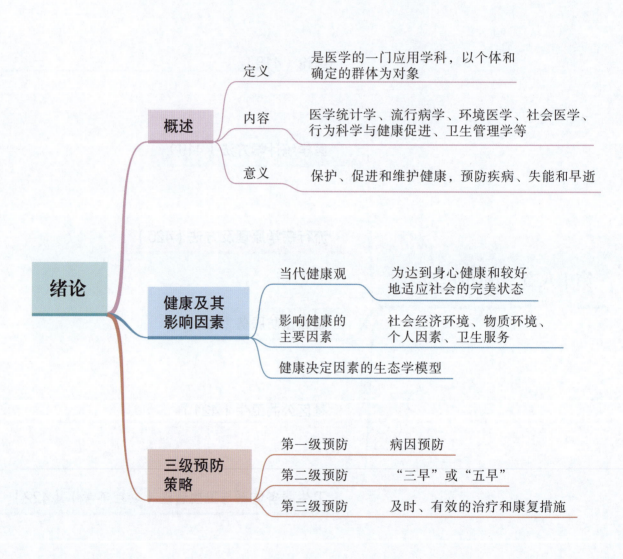

医学统计学方法

- **基本概念和基本步骤**
  - 基本概念 — 概率 — $P \leq 0.05$ 的随机事件称为小概率事件
  - 基本步骤 — 统计设计、数据整理、统计描述和统计推断

- **定量资料的统计描述**
  - 集中趋势指标 — 算术均数、几何均数、中位数与百分数
  - 离散趋势指标 — 极差、四分位数间距、方差、标准差和变异系数
  - 正态分布的特点与面积分布规律 — 正态分布曲线以均数为中心，均数在最高值，左右对称

- **定量资料的统计推断**
  - 均数的抽样误差 — 其大小可用均数的标准差描述

- **分类资料的统计描述**
  - 相对数常用指标及其意义 — 率、构成比、相对比
  - 相对数应用注意事项

- **分类资料的统计推断**
  - 率的抽样误差、总体率的可信区间及其估计方法 — 率的抽样误差大小可用率的标准误来表示
  - Z 检验和 χ^2 检验 — χ^2 检验：两个及两个以上率或构成比的比较

- **秩和检验**
  - 配对资料的秩和检验
  - 两样本比较秩和检验

- **直线回归和相关**
  - 直线回归分析 — 用于研究两个连续变量 X 和 Y 之间的线性数量依存关系
  - 直线相关分析 — 用于研究两个连续性随机变量 X 和 Y 之间的线性关系

- **统计表和统计图**
  - 统计表的基本结构和要求 — 表的结构要简洁，最好一事一表
  - 统计图的类型 — 线图、直方图、直条图、圆形图、散点图、统计地图等

预防医学综合 - 流行病学原理及方法 / 临床预防服务

流行病学原理及方法

- **概述**
  - 定义 — 研究对象：人群
  - 基本原则 — 群体原则是流行病学区别于其他医学学科最显著的特点

- **流行病学资料的来源与疾病的分布**
  - 健康相关资料的来源
  - 疾病分布常用的测量指标 — 发病率、患病率、死亡率、病死率
  - 疾病的流行强度 — 散发、流行、大流行、暴发
  - 疾病三间分布 — 地区分布、时间分布、人群分布

- **诊断试验和筛检试验**
  - 诊断试验和筛检试验的评价方法和评价指标 — 灵敏度、特异度、假阳性率、假阴性率

- **疾病监测**
  - 方法 — 被动监测、主动监测、常规报告、哨点监测

临床预防服务

- **概述**
  - 提供者——临床医务人员
  - 健康危险因素的评估 — 作为采集病史、体检和实验室检查中不可缺失的一个主要组成部分
  - 健康维护计划的制订与实施 — 主要原则：
    ①健康为导向；
    ②个性化；
    ③综合性利用；
    ④动态性；
    ⑤个人积极参与

- **健康相关行为干预**
  - 健康行为的概念 — 健康行为是健康教育的核心
  - 健康咨询的基本模式 — 健康咨询的基本模式："5A模式"
  - 烟草使用的行为干预
  - 合理营养
    - 概述 — 膳食营养素参考摄入量（DRIs）包括：平均需要量、推荐摄入量、适宜摄入量、可耐受最高摄入量
    - 平衡膳食的概念 — 又称合理膳食
    - 平衡膳食的基本要求：
      ①提供种类齐全、数量充足、比例合适的营养素；
      ②保证食物安全；
      ③科学的烹调加工；
      ④合理的进餐制度和良好的饮食习惯

社区公共卫生

传染病预防与控制

- 传染病的流行过程
  - 传染病与感染性疾病的定义（略）
  - 传染病发生的条件：病原体、宿主、感染过程及感染谱
  - 传染病流行过程的三个环节：传染源、传播途径、易感人群
  - 影响传染病流行过程的因素：气候变化、人口迁移等
- 传染病预防控制的策略：预防为主
- 计划免疫
  - 定义：以控制和消灭某种传染病为目的
  - 预防接种的种类：人工自动免疫、人工被动免疫、被动自动免疫
  - 免疫规划的内容与效果评价："接种四苗，预防六病"

环境卫生

- 概念（略）
- 环境污染及其来源
  - 由环境严重污染引起的地区性疾病称公害病
  - 来源：空气污染、水污染、土壤污染
- 环境有害因素对健康的危害

职业卫生

- 职业卫生的概念（略）
- 职业人群健康监护：医学监护

食品安全

- 食品中常见的污染物：黄曲霉毒素、农药、兽药、有毒重金属、亚硝胺、多环芳烃化合物
- 常见的食物中毒：以细菌性食物中毒占绝大部分

突发公共卫生事件及其应急策略

- 突发公共卫生事件的概念：重大传染病疫情、群体性不明原因疾病、重大食物中毒和职业中毒及其他严重影响公众健康的事件
- 群体性不明原因疾病应急处理
- 急性化学中毒的应急处理
- 电离辐射损伤的应急处理

卫生服务体系与卫生管理（助理不考）

- **卫生系统及其功能**
  - 卫生系统及卫生组织机构 —— 以改善健康为目的
  - 公共卫生体系
  - 医疗保健体系 —— 为居民提供医疗、保健和康复服务

- **医疗保障**
  - 医疗保险概述
  - 中国医疗保障体系 —— 城镇职工基本医疗保险、城镇居民基本医疗保险、新型农村合作医疗、补充医疗保险、商业医疗保险、社会医疗救助等
  - 医疗费用控制措施

第十九章　内科学　外科学　妇产科学　儿科学（助理不考）

- 诊断学（424）
- 内科学（428）
- 外科学（440）
- 妇产科学（444）
- 儿科学（447）

发热

- **发热分度**
  - 人的正常体温一般为36~37℃，口腔为36.3~37.2℃，腋下为36.5~37.7℃
  - 低热：37.3~38℃
  - 中等度热：38.1~39℃
  - 高热：39.1~41℃
  - 超高热：41℃以上

- **稽留热**：体温持续在39~40℃以上达数天或数周，24小时内波动范围不超过1℃。见于肺炎链球菌肺炎和伤寒等

- **弛张热**：体温常在39℃以上，而波动幅度大，24小时内波动范围达2℃以上，但最低体温仍高于正常水平。见于败血症、湿热、重症肺结核和化脓性炎症等

- **间歇热**：体温骤升达高峰，持续数小时后，骤降至正常，经过1天至数天的无热期（间歇期）后，又骤然升高，如此高热期与无热期反复交替发作。见于疟疾、急性肾盂肾炎等

- **波状热**：体温逐渐升高达39℃或以上，持续数天后逐渐下降至正常水平，数天后又逐渐上升，如此反复交替发作多次。见于布鲁氏菌病

- **回归热**：体温骤升达39℃或以上，持续数天后又骤降至正常水平，数天后又骤然升高，持续数天后又骤降，如此反复发作。见于回归热、霍奇金淋巴瘤等

- **不规则热**：发热无一定规律。见于结核病、风湿热、支气管肺炎、渗出性胸膜炎等

胸痛

- **心绞痛**：心肌缺血引起，非尖锐性质的不适，体力活动或情绪激动时发生
- **急性心肌梗死**：性质相近但更严重而持久的胸痛，可能无明显诱因
- **急性心包炎**：尖锐胸痛，左胸，持续数小时至数天，深吸气、吞咽、翻身、转身或弯腰加重
- **主动脉夹层**：突然出现的持续性、非常剧烈的撕裂样胸痛，放射到背部，延伸到腹部、腰部甚至下肢
- **食管疾病**：与进食或吞咽动作有关，位于胸骨下段后方或剑突下，烧灼样，餐后仰卧位时易出现
- **剧烈干咳**：刺激气管黏膜上的神经末梢可引起胸骨后疼痛
- **肋间肌肉损伤**：剧咳、外伤等引起
- **肋骨骨折**：外伤，有时见于长时间剧烈咳嗽
- **肋软骨炎**：好发于第2、3、4肋软骨，局部肿胀或包块，有压痛
- **骨转移瘤、多发性骨髓瘤**：侵犯肋骨引起疼痛
- **肋间神经炎**：表浅的刀割样疼痛，病变区域有痛觉过敏或麻木
- **带状疱疹**：烧灼样疼痛，沿肋间神经走行部位分布
- **根性痛**：由神经后根的压迫和炎症刺激引起，剧痛或钝痛，活动尤其是咳嗽加重

咳嗽、咳痰

- **病因**
  - 呼吸系统感染：如急性上呼吸道感染、肺炎、肺结核
  - 非感染性呼吸系统疾病：如哮喘、COPD、肺癌
  - 其他原因：心力衰竭、胃食管反流、药物副作用
- **干咳**：常见于急性上、下呼吸道感染，肺炎支原体肺炎、病毒性肺炎、胸膜病变、吸入刺激性烟雾或异物
- **咳痰**：铁锈色痰（肺炎链球菌肺炎）、砖红色胶冻样痰（肺炎克雷伯菌肺炎）、带臭味的脓性痰（厌氧菌感染）

咯血

- **分类**
  - 小量咯血：小于100ml/24h
  - 中等量咯血：100~500ml/24h
  - 大咯血：大于500ml/24h或大于100ml/次
- **支气管炎、支气管肺癌**：咯血量较小
- **支气管扩张、空洞性肺结核**：严重时可以发生大咯血和呼吸衰竭
- **急性左心衰竭**：肺泡出血

呼吸困难

- **吸气性呼吸困难**：刺激性干咳或吸气性喉鸣，吸气相延长和三凹征
- **呼气性呼吸困难**：小气道狭窄，呼气相延长和哮鸣音
- **混合性呼吸困难**：气体交换面积减少，呼吸浅快，呼吸音异常
- **左心衰竭**：夜间阵发性呼吸困难，端坐呼吸
- **右心衰竭**：慢性肺源性心脏病，心包积液等
- **库斯莫尔呼吸**：代谢性酸中毒时的深大呼吸
- **周期性呼吸**：重症颅脑疾病，如脑血管意外
- **低通气**：呼吸中枢抑制，呼吸肌无力

腹痛

- **部位**：通常与病变部位一致，如胃、十二指肠疾病在中上腹
- **性质和程度**：刀割样痛常见于溃疡穿孔，绞痛常见于胆石症
- **发作时间**：餐后痛可能与胆胰疾病有关，饥饿痛见于消化性溃疡
- **诱发因素**：油腻饮食可能诱发胆囊炎，腹部手术可能引起肠梗阻
- **与体位的关系**：特定体位可能加剧或减轻疼痛，如胃黏膜脱垂左侧卧位减轻疼痛

头痛

- **紧张型头痛**：轻中度的持续性钝痛，无搏动性，也无恶心、呕吐、畏光和畏声；疼痛部位可有压痛点，不影响日常生活
- **偏头痛**：中-重度搏动样头痛，持续4小时至3天，伴有恶心、呕吐、畏光、畏声，睡眠后减轻，而简单日常活动则会加重头痛

紫癜

- **血管壁结构和功能异常**
  - 遗传性：遗传性出血性毛细血管扩张症、Ehlers-Danlos综合征
  - 获得性：感染（如肾综合征出血热）、免疫因素（如过敏性紫癜）、药物、生物因素（如蛇毒）、代谢因素（如维生素C缺乏）、机械性损伤
- **血小板数量或功能异常**
  - 血小板减少：生成减少（如再生障碍性贫血）、破坏过多（如免疫性血小板减少症）、分布异常（如脾功能亢进）
  - 血小板增多：原发性（病因未明）、继发性（如炎症性疾病、血液病、肿瘤）
  - 血小板功能缺陷：遗传性（如巨大血小板综合征）、获得性（如尿毒症、药物因素）
- **凝血异常**
  - 凝血因子缺乏或异常：遗传性（如血友病）、获得性（如重症肝脏病）
  - 纤维蛋白溶解亢进：原发性、继发性（如弥散性血管内凝血）
  - 血液循环抗凝物质：如抗凝血因子抗体、肝素样物质增多
- **综合因素**：DIC（弥散性血管内凝血）

淋巴结肿大

- **良性淋巴结肿大**
  - 细菌感染（如结核）、病毒感染（如带状疱疹）、其他感染（如弓形虫病、沙眼衣原体、梅毒）
  - 异种蛋白反应（如血清病）、药物过敏、风湿性疾病（如系统性红斑狼疮）
  - 组织细胞性坏死性淋巴结炎、嗜酸性粒细胞淋巴肉芽肿
- **恶性淋巴结肿大**
  - 霍奇金淋巴瘤和非霍奇金淋巴瘤
  - 急性和慢性淋巴细胞白血病
  - 多发性骨髓瘤、华氏巨球蛋白血症
- **介于良恶性之间的淋巴结肿大**：血管滤泡性淋巴结增生症又称Castleman病

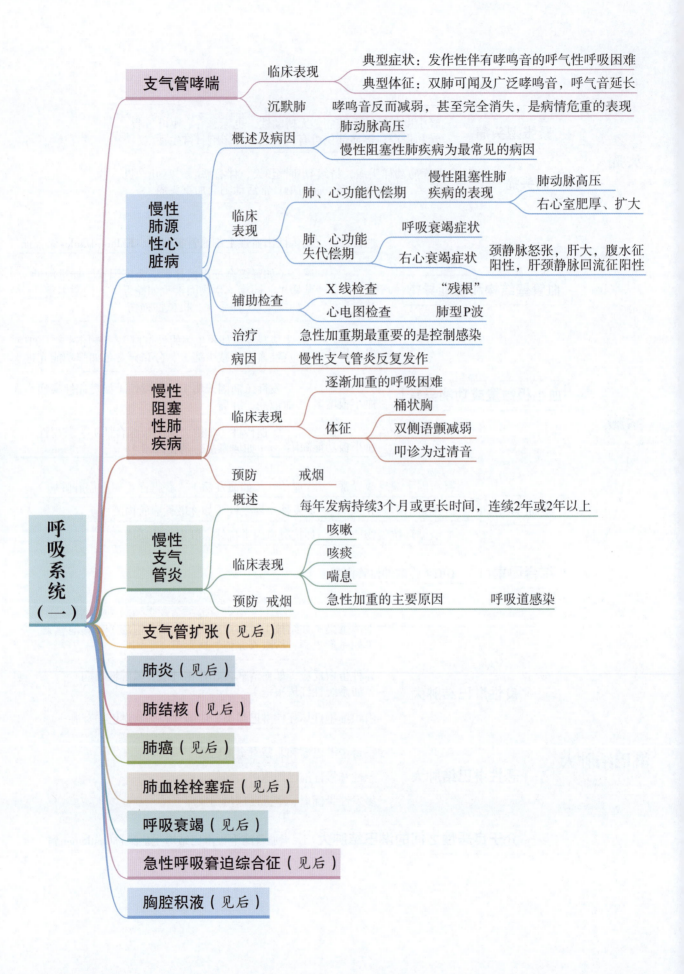

呼吸系统（二）

- **支气管哮喘**（见前）
- **慢性肺源性心脏病**（见前）
- **慢性阻塞性肺疾病**（见前）
- **慢性支气管炎**（见前）

支气管扩张

- 病因：婴幼儿期曾经患过麻疹、百日咳、支气管肺炎
- 临床表现：慢性咳嗽伴大量脓痰（痰液分三层）和反复咯血
- 辅助检查
  - X线表现：蜂窝状
  - 高分辨率CT：确诊
  - 纤维支气管镜：发现出血部位或阻塞原因
  - 支气管造影：可明确病变部位及范围
- 治疗：控制感染

肺炎

- 临床表现：稽留热、痰呈铁锈色
- 体征：急性热病容，典型肺实变体征，语颤增强
- 治疗：青霉素

肺结核

- 临床表现
  - 呼吸系统：咳嗽、咳痰、咯血
  - 全身系统：发热为最常见的症状，午后潮热、乏力、盗汗、体重减轻
- 辅助检查：痰培养法——金标准
- 肺结核鉴别诊断
  - 原发型肺结核：哑铃形阴影
  - 血行播散型肺结核：粟粒状阴影
  - 浸润性肺结核：成人最常见，多发生在肺尖和锁骨下
  - 空洞性肺结核：痰中经常排菌
  - 纤维空洞性肺结核：垂柳状
- 肺结核化疗原则：早期、规律、全程、适量、联合

肺癌

- 临床表现
  - 原发肿瘤引起的症状和体征
    - 刺激性干咳或金属音调咳嗽
    - 痰中带血或咯血：中央型肺癌
  - 肺外胸内扩展引起的症状和体征
    - 压迫喉返神经：声带麻痹，声音嘶哑
    - Horner综合征：引起病侧眼睑下垂、瞳孔缩小、眼球内陷，同侧额部与胸壁少汗或无汗

- **肺血栓栓塞症**（见后）
- **呼吸衰竭**（见后）
- **急性呼吸窘迫综合征**（见后）
- **胸腔积液**（见后）

内科学

呼吸系统（三）

- 支气管哮喘（见前）
- 慢性肺源性心脏病（见前）
- 慢性阻塞性肺疾病（见前）
- 慢性支气管炎（见前）
- 支气管扩张（见前）
- 肺炎（见前）
- 肺结核（见前）
- 肺癌（见前）
- 肺血栓栓塞症
  - 临床表现
    - 症状：呼吸困难、活动后明显（最多见），胸痛，咯血
  - 实验室检查：螺旋CT：确诊
  - 治疗方案及原则：抗凝、溶栓
  - 预防：禁止对肢体进行按摩
- 呼吸衰竭
  - Ⅰ型呼吸衰竭 $PaO_2 < 60\ mmHg$
  - Ⅱ型呼吸衰竭 $PaO_2 < 60\ mmHg$，$PaCO_2 \geq 50\ mmHg$
  - 慢性呼吸衰竭急性加重的常见诱因：感染
- 急性呼吸窘迫综合征（ARDS）
  - ARDS最早出现的症状是呼吸增快
  - 一旦诊断为ARDS应尽早进行机械通气
- 胸腔积液
  - 血胸
    - 进行性血胸判定标准：闭式胸腔引流引流量每小时超过200 mL，持续3 h；胸腔引流液迅速凝固
    - 确诊：胸膜腔穿刺抽出血液
  - 脓胸
    - 急性脓胸：高热、白细胞增多；确诊：胸腔穿刺抽得脓液
    - 慢性脓胸：长期低热，一般无盗汗

心血管系统（一）

冠状动脉粥样硬化性心脏病

- **病因**：最常见——不稳定斑块破溃，继发血栓形成阻塞
- **临床表现**：疼痛、全身症状、胃肠道症状、低血压和休克、心力衰竭、相应体征
- **辅助检查**
  - 心电图：特征性图形——坏死性Q波、损伤性ST段改变、缺血性T波改变
  - 心肌酶：肌红蛋白、肌钙蛋白I（cTnI）、肌钙蛋白T（cTnT）肌酸激酶同工酶、(CK-MB)
- **诊断和鉴别诊断**
  - 诊断：胸痛症状、典型心电图改变、心肌坏死标记物明显增高
  - 鉴别诊断：心绞痛、急性肺动脉栓塞、急性心包炎
- **并发症**：乳头肌功能失调或断裂、心脏破裂、室间隔破裂、栓塞、心室壁瘤、心肌梗死后综合征
- **治疗原则**：尽早开通梗死相关血管、挽救濒死心肌、缩小梗死面积、保护心功能、防治并发症、改善预后

高血压急症

- 高血压急症：原发性或继发性高血压患者血压突然显著升高（>180/120mmHg）+伴有心，脑，肾器官功能不全
- 高血压亚急症：只有血压显著升高，但不伴有把细胞损害

心绞痛

- 原因：冠状动脉粥样硬化
- 诱因：劳累，运动
- 临床表现：心前区或胸骨后压榨感，紧缩感
- 心电图：发作时呈节段性分布的ST段水平或下斜型压低
- 治疗
  - 药物治疗：抗血小板治疗、抗心绞痛治疗、调血脂治疗
  - 介入治疗；冠脉搭桥

心搏骤停

- 心脏射血功能突然终止
- 原因：最常见室速或室颤
- 临床表现
  - 前驱期：胸痛、疲乏、心悸等非特异性症状
  - 终末期：心血管儿急剧变化~心脏骤停发生前（瞬间~1小时）
- 处理：抢救成功的关键：尽早心肺复苏、快速除颤

自体瓣膜感染性心内膜炎（见后）

原发性高血压（见后）

心血管系统（二）

- **冠状动脉粥样硬化性心脏病**（见前）
- **高血压急症**（见前）
- **心绞痛**（见前）
- **心搏骤停**（见前）

自体瓣膜感染性心内膜炎

- **常见致病微生物**
  - 急性者：金黄色葡萄球菌
  - 亚急性者：草绿色链球菌
- **临床表现**
  - 发热
  - 心脏杂音
  - 周围体征：瘀点、指和趾甲下线状出血、Janeway损害、Osler结节、Roth斑
  - 动脉栓塞
- **并发症**：心脏病变、细菌性动脉瘤、迁移性脓肿、神经系统病变、肾脏病变
- **辅助检查**
  - 金标准：血培养
  - 超声心动图：赘生物
- **抗生素用药原则**：早期应用、充分用药、静脉用药为主

原发性高血压

- **临床表现**：头晕、头痛、血压升高
- **诊断**：3次非同日血压≥140/90 mmHg
- **治疗**
  - 一般治疗
  - 药物治疗：利尿药、β受体拮抗剂、钙通道阻滞剂、血管紧张素转换酶抑制剂、血管紧张素Ⅱ受体拮抗剂

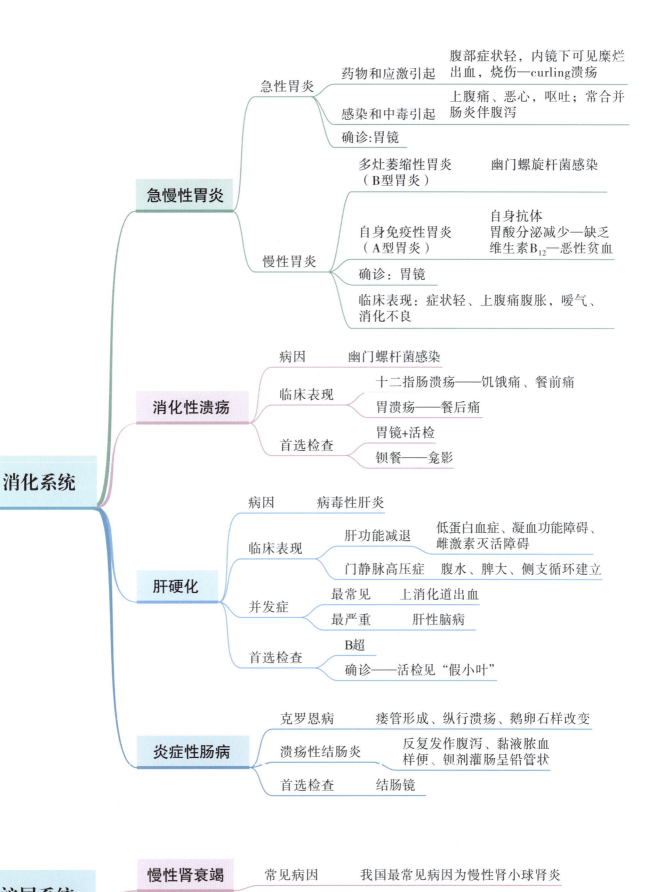

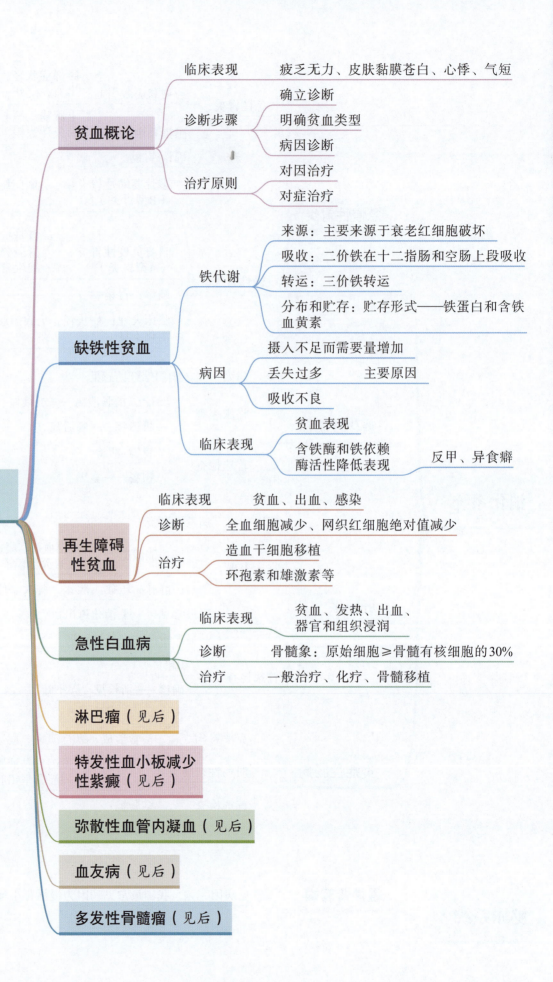

血液系统（二）

- **贫血概论**（见前）
- **缺铁性贫血**（见前）
- **再生障碍性贫血**（见前）
- **急性白血病**（见前）
- **淋巴瘤**
  - 病理分类
    - 霍奇金淋巴瘤 —— R-S细胞
    - 非霍奇金淋巴瘤
  - 临床分期：Ⅰ期、Ⅱ期、Ⅲ期、Ⅳ期
  - 临床表现：无痛性淋巴结进行性肿大
- **特发性血小板减少性紫癜**
  - 定义：多种机制共同参与的获得性自身免疫性疾病
  - 发病机制
    - 免疫介导的血小板过度破坏
    - 巨核细胞数量和质量异常
  - 诊断：血小板计数减少+脾不大+骨髓巨核细胞成熟障碍+排除继发性血小板减少症
- **弥散性血管内凝血**
  - 临床表现：出血、栓塞、微循环障碍及微血管病性溶血
  - 诊断：血小板计数<100×10⁹/L、3P试验阳性
  - 治疗：肝素、普通肝素
- **血友病**
  - 临床表现：出血 —— 软组织或深部肌肉内血肿
  - 诊断：APTT可延长；FIX抗原及活性减低或缺乏
- **多发性骨髓瘤**
  - 临床表现
    - 骨骼损害 —— 主要症状：骨痛
    - 贫血
    - 肾功能损害
    - 高钙血症
    - 感染
  - 诊断
    - 骨髓单克隆浆细胞比例≥10%
    - 血清和/或尿出现单克隆M蛋白
    - 骨髓瘤引起的相关表现

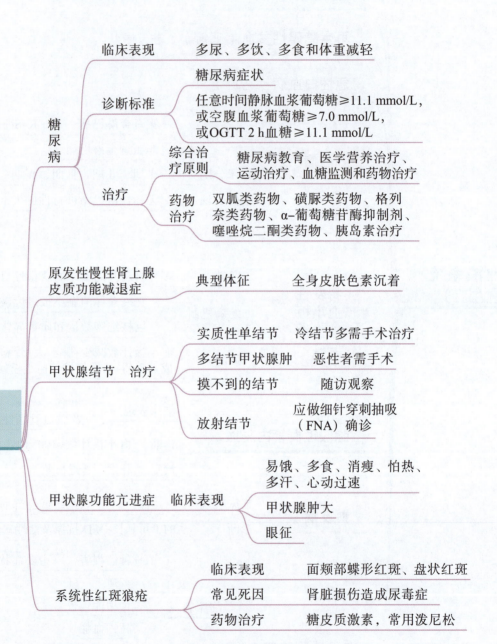

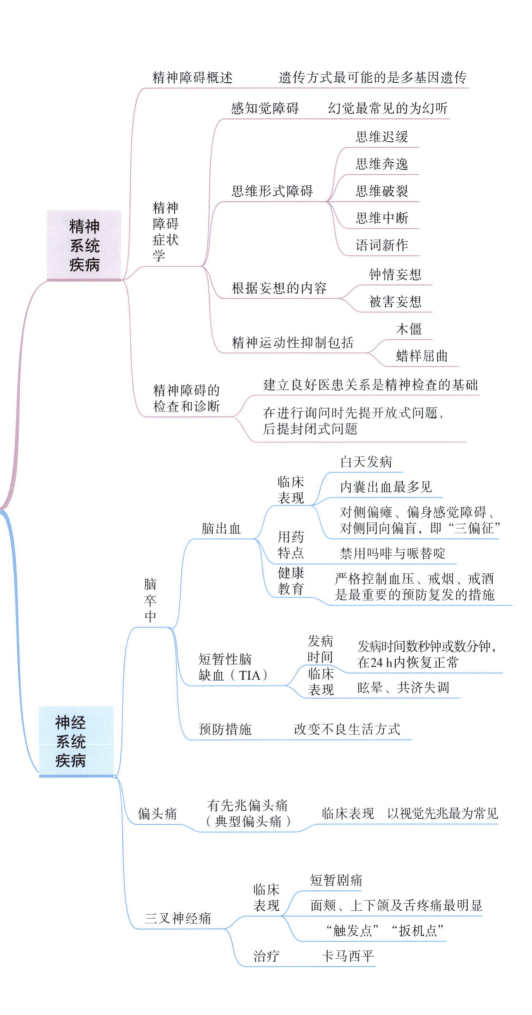

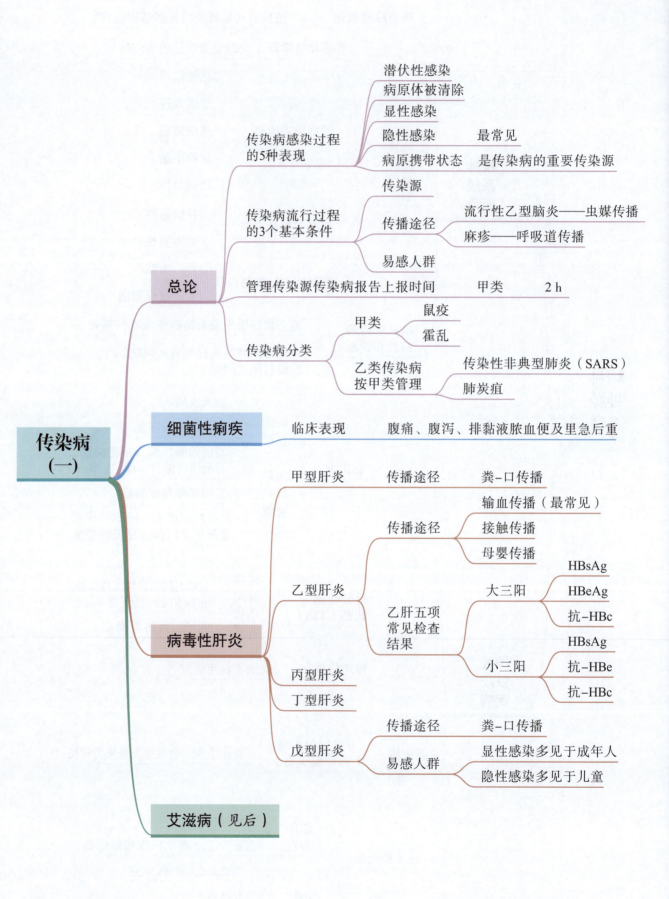

传染病（二）

- 总论（见前）
- 细菌性痢疾（见前）
- 病毒性肝炎（见前）
- 艾滋病
  - 临床表现
    - 急性期：感染后6个月内，可检测到p24抗原与HIV RNA，CD4/CD8 T淋巴细胞比例倒置
    - 无症状期：一般持续4~8年。无明显临床症状，可出现淋巴结肿大。血清中可检测到HIV RNA、p24抗原和抗-HIV抗体
    - 艾滋病期
      - 呼吸系统：肺孢子菌肺炎（PCP）等
      - 消化系统：口腔炎、食管炎、溃疡等
      - 神经系统：头痛、癫痫、痴呆等
      - 皮肤黏膜：卡波西肉瘤、舌乳头状瘤等
      - 眼部：巨细胞病毒视网膜炎、弓形虫视网膜炎等
  - 诊断
    - 流行病学史：急性期和婴幼儿HIV感染的重要参考
    - 实验室检查：HIV抗体检测是诊断的金标准
  - 预防
    - 管理传染源：积极治疗HIV感染者和AIDS患者
    - 切断传播途径：避免不安全性接触、避免不安全血液或血制品接触
    - 保护易感人群
    - 暴露后预防：暴露于高感染风险后尽早（不超过72小时）服用抗病毒药物

水和钠的代谢紊乱

- **等渗性缺水**
  - 病因　消化液的急性丧失等
  - 临床表现　脱水表现、血容量不足症状、休克
  - 诊断　临床表现、血清钠 135~145 mmol/L
  - 治疗　首选静脉滴注平衡盐溶液

- **低渗性缺水**
  - 病因　胃肠道消化液持续性丢失等
  - 临床表现　疲乏、休克、脑水肿
  - 诊断　临床表现、血清钠 <135 mmol/L
  - 治疗　静脉滴注含盐溶液或高渗盐水

- **高渗性缺水**
  - 病因　摄入水分不够、水分丧失过多
  - 临床表现　口渴
  - 诊断　临床表现、血清钠 >150 mmol/L
  - 治疗　静脉滴注5%葡萄糖溶液或低渗的0.45%氯化钠溶液

- **水中毒**
  - 病因　抗利尿激素分泌过多、肾功能不全、机体摄入水分过多
  - 临床表现　颅内压增高表现
  - 诊断　血液检查、血浆渗透压降低
  - 治疗　停止水的摄入、应用利尿药

低钾血症

- 病因　摄入不足、排出增多
- 临床表现　肌无力、肠麻痹、心律失常、代谢性碱中毒
- 治疗　补钾治疗

代谢性酸中毒

- 临床表现　呼吸深而快
- 诊断　血液pH和HCO_3^-明显下降
- 治疗　输液、补碳酸氢钠

休克

- 临床表现：口渴、皮肤苍白、肢体发凉、血压下降、心率增快、尿量减少、神志异常
- 诊断与监测
  - 一般检测：血压、休克指数、尿量
  - 特殊监测：中心静脉压（CVP）、肺毛细血管楔压（PCWP）、肺动脉压（PAP）
- 治疗：补充血容量
- 低血容量休克：补充血容量和积极处理原发病、制止出血
- 感染性休克：重点保护心肺肾

感染

- 外科感染
  - 诊断脓肿的主要依据：波动征
  - 局部压痛：深部化脓性感染
- 浅组织细菌性感染
  - 疖
    - 局部治疗：脓头尚未破溃者或有波动感时应及时切开引流；面部疖应尽量避免做切开
  - 痈
    - 注意事项：唇痈不宜切开，会导致海绵窦血栓形成；切开一般用"+""++"或"川"形切口(无"井"字切口)
  - 急性蜂窝织炎：口底、颌下和颈部的急性蜂窝织炎，应尽早切开引流
  - 丹毒
    - 局部表现：片状红疹，颜色鲜红，中间较淡，边缘清楚且略隆起
    - 治疗：抬高患肢，首选青霉素
- 特殊性感染
  - 破伤风
    - 临床表现：咀嚼肌受影响（最先抽搐）；呼吸肌受影响（死亡）
    - 治疗：伤口处理（最重要）
  - 气性坏疽
    - 临床表现：皮肤表面可出现如大理石斑纹
    - 治疗：手术
- 骨与关节化脓性感染
  - 急性化脓性骨髓炎
    - 诊断：局部分层穿刺，涂片检查与细菌培养
    - 治疗：大剂量抗生素
- 脓毒症：寒战、高热时抽血进行细菌培养，较易发现细菌

创伤

- 创伤和战伤：在急救时首要的是抢救生命；软组织挫伤早期局部冷敷，后期温敷和理疗
- 火器伤：清创后不宜一期缝合。应保持伤口引流通畅3~5天
- 热烧伤（见后）

```
创伤
├─ 创伤和战伤（见前）
├─ 火器伤（见前）
└─ 热烧伤
    ├─ 烧伤面积 ─ 新九分法
    │   ├─ 头、面、颈 3、3、3
    │   ├─ 双手、双前臂、双上臂 5、6、7
    │   ├─ 躯干前、躯干后、会阴 13、13、1
    │   └─ 双臀、双足、双小腿、双大腿 5、7、13、21
    │
    ├─ 烧伤深度分度
    │   ├─ Ⅰ度烧伤：表皮；无水疱；红斑状；烧灼感；3~7天；脱屑愈合，无瘢痕
    │   ├─ 浅Ⅱ度烧伤：真皮乳头层；大小不一的水疱；红润；感觉过敏；1~2周；无瘢痕，多有色素沉着
    │   ├─ 深Ⅱ度烧伤：真皮深层；可有小水疱；红白相间；感觉迟钝；3~4周；瘢痕愈合
    │   └─ Ⅲ度烧伤：皮肤全层；无水泡；焦黄、焦痂；感觉消失；>4周；植皮
    │
    ├─ 成人烧伤补液计算
    │   ├─ 第一个24h补液量：体重(kg)×烧伤面积×1.5（成人）+基础需水量2000 mL
    │   └─ 第一个8h补液量：前8 h输入总量的一半
    │
    └─ 烧伤面积分度
        ├─ 轻度烧伤：Ⅱ度烧伤总面积9%以下
        ├─ 中度烧伤
        │   ├─ Ⅱ度烧伤面积10%~29%
        │   └─ Ⅲ度烧伤面积不足10%
        ├─ 重度烧伤
        │   ├─ 烧伤总面积30%~49%
        │   ├─ Ⅲ度烧伤面积10%~19%
        │   └─ Ⅱ度、Ⅲ度烧伤面积虽不达上述百分比，但已发生休克等并发症、呼吸道烧伤或有较重的复合伤
        └─ 特重烧伤
            ├─ 烧伤总面积50%以上
            └─ Ⅲ度烧伤20%以上
```

- **气胸**
  - 闭合性气胸 —— 空气不能自由进入胸膜腔
  - 开放性气胸 —— 空气自由进出胸膜腔 —— 立即将开放性气胸变成闭合性气胸
  - 张力性气胸 —— 空气只进不出 —— 立即穿刺排气

- **急性胆囊炎**
  - 病因 —— 胆囊结石+感染
  - 临床表现 —— 突发性右上腹阵发性绞痛，Murphy征阳性
  - 首选检查 —— B超

- **腹部损伤**
  - 脾破裂最多见
  - 检查 —— 疼痛不移动、诊断性穿刺

- **急性阑尾炎**
  - 临床表现 —— 转移性右下腹疼痛、麦氏点压痛及反跳痛
  - 首选检查 —— B超

- **颅内肿瘤**
  - 治疗
    - 降低颅内压
    - 手术
  - 实验室检查 —— 首选核磁
  - 死亡的直接原因 —— 脑疝

外科学

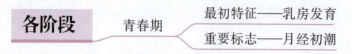
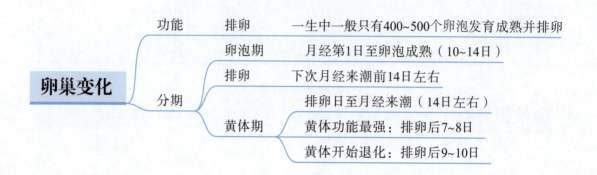
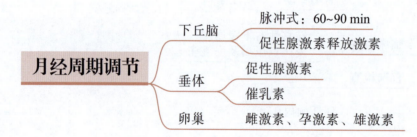
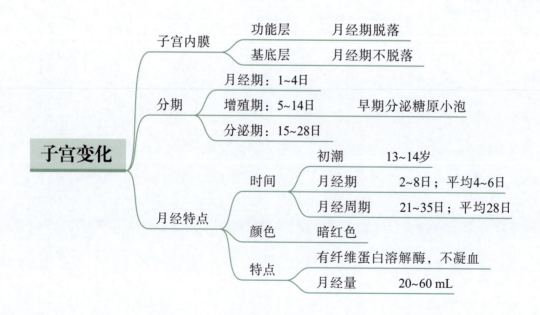

胎儿附属物

- **胎盘**
  - **结构**：羊膜、叶状绒毛膜、底蜕膜
  - **功能**
    - 气体交换：简单扩散
    - 供应营养，排出代谢产物
    - 防御：胎盘屏障
    - 合成激素
      - 人绒毛膜促性腺激素（hCG）
        - 妊娠8~10周达到高峰
        - 产后2周消失
      - 人胎盘生乳素
- **胎膜**
  - 内层：羊膜
- **脐带**
  - **特点**
    - 长度：30~100 cm；平均55 cm
    - 直径：0.8~2.0 cm
    - 颜色：灰白色
  - **结构**：一条脐静脉，两条脐动脉
- **羊水**
  - **来源**：早期：母体血清；中期：胎儿尿液；晚期：肺参与羊水生成
  - **量**：妊娠38周最多：1000 mL；40周：800 mL

母体

- **子宫**
  - **宫体**：容量：增加1000倍；重量：增加20倍
  - **子宫峡部**
    - 非孕时：约1 cm
    - 临产时：7~10 cm；又称子宫下段
- **乳房**：蒙氏结节：乳晕色深，皮脂腺结节状隆起
- **循环系统**：心排出量、血容量：妊娠32~34周达高峰

胎儿发育

- **妊娠全过程**
  - 末次月经第一日计算——280日
  - 受精日计算——266日
- 最早发育的内分泌腺：甲状腺

受精

- 部位：输卵管壶腹部与峡部连接处
- 时间：4天入宫腔；6~7天着床

未怀孕

- **功能失调性子宫出血**
  - 无排卵性功能失调性子宫出血　单相型体温；经期紊乱
  - 黄体功能不足　双相型体温；月经频发
  - 子宫内膜不规则脱落　双相型体温；经期延长
- **子宫肌瘤**
  - 临床表现　月经改变（最常见）、下腹部包块
  - 分类
    - 肌壁间肌瘤　最常见
    - 浆膜下肌瘤　易扭转
    - 黏膜下肌瘤　月经量多
- **激素避孕**
  - 机制　抑制排卵；改变宫颈黏液性状；改变子宫内膜、输卵管功能
  - 禁忌证　各种疾病；哺乳期等
- **宫颈癌**
  - 病因　人乳头瘤病毒
  - 临床表现　接触性出血、阴道分泌物增多
  - 直接蔓延　最常见
  - 诊断　筛检：宫颈刮片；确诊：宫颈活检

怀孕后

- **自然流产**
  - 病因
    - 早期：染色体异常
    - 晚期：宫颈内口松弛
  - 临床表现：停经后阴道流血+腹痛
  - 首选检查：B超
  - 分类
    - 先兆流产 宫口闭；子宫大小=周数
    - 难免流产 宫口开；子宫大小=周数
    - 不全流产 宫口开；子宫大小<周数
    - 完全流产 宫口闭；子宫大小正常
- **异位妊娠**
  - 病因：慢性输卵管炎症
  - 临床表现
    - 停经+腹痛+阴道流血+晕厥与休克
    - 阴道后穹隆饱满、宫颈举痛、子宫漂浮感、肛门坠胀感
  - 检查：阴道后穹隆穿刺
- **妊娠期高血压疾病**
  - 妊娠期高血压：血压≥140/90 mmHg
  - 子痫前期
    - 轻度：血压≥140/90 mmHg+蛋白尿（+）
    - 重度：血压≥160/110 mmHg+蛋白尿（+++）
  - 子痫：高血压+蛋白尿+抽搐
- **前置胎盘**
  - 临床表现：无痛性阴道流血
  - 检查：B超
  - 分类
    - 完全性前置胎盘　28周出血
    - 部分性前置胎盘
    - 边缘性前置胎盘　37~40周出血

妊娠诊断

- 从末次月经第一日开始计算妊娠全过程280天，即40周
- 早期—13周末前；中期—14~27周；晚期妊28周后
- 停经：最早最重要的症状
- 早孕反应：停经6周左右出现，12周左右自行消失
  尿频：妊娠12周以后自然消失
  乳房变化：自妊娠8周起，有蒙氏结节出现
  黑加征：子宫体逐渐增大变软，5~6周呈球形；8非孕时2倍；12周时约为非孕时3倍
- **妊娠诊断**
  - 早期
    - 妊娠试验血或尿中HCG含量，协助诊断早期妊娠
    - 超声：最早在5周时可见妊娠囊，6周可见胎芽和原始心管搏动；是诊断早期妊娠快速、准确方法
  - 中期
    - 胎动妊娠18~20周，妊娠28周后胎动210次/2h
    - 胎心音：妊娠18~20周，110~160次/分
    - 胎体：妊娠20周后，可触及，妊娠24周后可区分，判断胎产式、胎先露和胎方位

分期

- 胎儿期：从精子和卵子结合形成受精卵开始至胎儿出生为止
- 新生儿期：脐带结扎至出生后28天；死亡率高
- 婴儿期：出生至1周岁之前；体格生长的第一个高峰
- 幼儿期：1~3岁；智能发育迅速
- 学龄前期：3~7岁；性格形成关键期
- 青春期：体格生长的第二个高峰

生长发育

- **规律**
  - 上→下；近→远；粗→细；低级→高级；简单→复杂
  - 发育最早：神经系统；发育最晚：生殖系统

- **体格生长**
  - 体重
    - 反映近期营养
    - 公式
      - 3~12月龄：体重(kg)=[年龄(月)+9]/2
      - 1~6岁：体重(kg)=年龄(岁)×2+8
      - 7~12岁：体重(kg)=[年龄(岁)×7−5]/2
  - 身高
    - 反映长期营养
    - 公式
      - 2~6岁：身体(cm)=年龄(岁)×7+75
      - 7~10岁：身体(cm)=年龄(岁)×6+80
  - 头围
    - 测量：经眉弓上缘到枕骨结节环绕一圈
    - 1岁：头围=胸围=46 cm

- **骨骼发育**
  - 颅骨发育
    - 前囟：菱形；最迟2岁闭合
    - 后囟：三角形；生后6~8周闭合
    - 颅缝：生后3~4个月闭合
  - 脊柱发育
    - 3个月：颈椎；第一个生理弯曲
    - 6个月：胸椎；第二个生理弯曲
    - 1岁：腰椎；第三个生理弯曲
  - 骨化中心发育
    - 骨化中心数目=年龄+1
    - 1岁出2个，共10个

- 运动语言发育

儿科学

常见疾病

- **维生素D缺乏性佝偻病**
  - 病因：缺乏维生素D
  - 临床表现：激期：颅骨软化、方颅、鸡胸、漏斗胸等
  - 实验室检查：血清25-(OH)D_3

- **川崎病**
  - 特点：中小动脉全身血管炎
  - 临床表现：皮肤发红、多形红斑、球结膜充血、草莓舌、淋巴结肿大

- **急性上呼吸道感染**
  - 咽结合膜热 —— 腺病毒感染
  - 疱疹性咽峡炎 —— 柯萨奇A组病毒感染

婴儿喂养

- 牛乳和人乳的区别：最大的区别：人乳有免疫球蛋白
- 辅食：汁、泥、破、碎

儿童营养

- 营养
  - 小儿特有：生长发育所需能量
  - 婴儿每天所需能量：100 kcal/kg（1kcal=4.184kJ）
  - 婴儿每天需水量：150 mL/kg

儿童保健原则

- 儿童计划免疫种类：卡介苗、乙肝疫苗、脊髓灰质炎疫苗、百白破疫苗、麻疹疫苗

儿童肺炎

- **分类**
  - 病理分类
    - 支气管肺炎
    - 大叶性肺炎
    - 间质性肺炎
  - 病情分类
    - 急性肺炎：病程1个月内
    - 迁延性肺炎：病程1~3个月
    - 慢性肺炎：病程3个月以上

- **急性支气管肺炎**
  - 症状：发热、咳嗽、气促
  - 体征：呼吸困难与呼吸增快、发绀、肺部啰音
  - 并发症：脓胸、脓气胸、肺大疱